Haug

EMDR für Heilpraktiker

Andreas Zimmermann

38 Abbildungen

Karl F. Haug Verlag · Stuttgart

Anschrift

Andreas **Zimmermann**
Innauenstr. 5
94060 Pocking
Deutschland

Bibliografische Information der Deutschen Nationalbibliothek
Die Deutsche Nationalbibliothek verzeichnet diese Publikation in der Deutschen Nationalbibliografie; detaillierte bibliografische Daten sind im Internet über http://dnb.d-nb.de abrufbar.

Ihre Meinung ist uns wichtig! Bitte schreiben Sie uns unter:
www.thieme.de/service/feedback.html

Rüdigerstr. 14
70469 Stuttgart
Deutschland

www.haug-verlag.de

Printed in Germany

Umschlaggestaltung: Thieme Group,
unter Verwendung von © 85259767/stock.adobe.com
Zeichnungen: Heike Hübner, Berlin
Redaktion: Stefanie Teichert, Itzehoe
Satz incl. Satzsystem: Sommer Media GmbH & Co.KG, Feuchtwangen
gesetzt in Arbortext APP-Desktop 9.1 Unicode M180
Druck: Westermann Druck Zwickau GmbH, Zwickau

DOI 10.1055/b-006-163709

ISBN 978-3-13-241375-7   1 2 3 4 5 6

Auch erhältlich als E-Book:
eISBN (PDF) 978-3-13-241376-4
eISBN (epub) 978-3-13-241377-1

Widmung

Für meine Töchter Anna und Clara

Vorwort

Seit 1996 arbeite ich als Heilpraktiker für Psychotherapie. Die Jahre davor und danach waren geprägt von Aus- und Weiterbildungen in den unterschiedlichsten Verfahren. Mein Wurzeln habe und hatte ich immer im humanistischen Weltbild, das geprägt ist von Wertschätzung, Empathie und Authentizität. Darüber hinaus lernte ich in all den Jahren interessante und wirksame Methoden kennen, die ich in der Praxis bis heute einsetze. Das Spektrum reicht von lösungsorientierten Verfahren über systemische Methoden bis hin zu imaginativen und hypnotherapeutischen Methoden. Dieser Weg war gekennzeichnet von der andauernden Suche nach weiteren Methoden und therapeutischen Schätzen. So gerne ich mit den oben genannten Methoden über viele Jahre gearbeitet habe, so faszinierend war es für mich, in der Arbeit mit EMDR (Eye Movement Desensitization and Reprocessing) meine methodische Heimat zu finden. Einer meiner größten persönlichen Werte ist Freiheit, und diese Freiheit wünsche ich mir natürlich auch in der Arbeit mit Menschen. In der Arbeit mit EMDR habe ich genau diese Freiheit gefunden.

So soll dieses Buch zum einen den Leser mit dieser wunderbaren Methode vertraut machen und ihn zum anderen ganz pragmatisch an die Arbeitsweise des EMDR heranführen. Dieses Buch erhebt dabei nicht den Anspruch, eine grundlegende, verantwortungsvolle und qualitativ notwendige Ausbildung in EMDR zu ersetzen – kein Mensch lernt Auto fahren, Ski laufen oder irgendeine andere Tätigkeit durch das Lesen eines Buches. Angelesenes Wissen ist immer geborgtes Wissen!

Wer verantwortungsvoll mit EMDR arbeiten will, für den ist eine selbsterfahrungsorientierte und umfangreiche Ausbildung unerlässlich. Um mit dieser Methode arbeiten zu können, benötigt der Anwender ein gesundes Maß an Vertrauen im Umgang mit dieser Methode. Und da Vertrauen in erster Linie auf Erfahrung basiert, sollte er auf seinem eigenen Ausbildungsweg die notwendige Sicherheit durch eigene Erfahrungen und Supervision erlangen. Dann kann sich die Sicherheit auch auf die Arbeit mit seinen Klienten übertragen. Entsprechend ist dieses Buch nicht als didaktisches Lehrbuch gedacht, da das verantwortungsvolle Lernen und Anwenden von EMDR ausschließlich durch eine profunde Ausbildung sichergestellt werden kann.

Dieses Buch richtet sich an EMDR-Interessierte, die einen Überblick über die vielfältigen Einsatzmöglichkeiten dieser Methode erhalten möchten, sowie an Kollegen, die bereits eine EMDR-Ausbildung absolviert haben. Angesprochen werden sollen dabei in erster Linie Heilpraktiker und Heilpraktiker für Psychotherapie, daher gehe ich nach einer kurzen Einleitung zu Beginn dieses Buches auf die Mythen, die diesbezüglich rund um EMDR kursieren, sowie auf die Möglichkeiten, Grenzen und rechtlichen Rahmenbedingungen bei der Anwendung von EMDR in der Heilpraktikerpraxis ein. Das Buch soll Neugier und Interesse wecken und veranschaulichen, wie strukturiert und kreativ EMDR in der (Heilpraktiker-)Praxis eingesetzt werden kann. Dem erfahrenen Anwender bietet es zudem die Möglichkeit, über die bisherige Anwendung der Standardarbeit mit EMDR Impulse und Anregungen zu weiteren synergistischen Verknüpfungen mit anderen Arbeitsformen zu erlangen.

Ich bedanke mich von ganzem Herzen bei jedem meiner Patienten und Klienten – mit jeder

Zusammenarbeit eröffneten sich auch mir neue Erkenntnisse und Entwicklungen. Dankbarkeit und Demut, die „weisen inneren Instanzen", denen ich auf meinem beruflichen Weg begegnet bin, bleiben in mir lebendig.

Ich danke Francine Shapiro, die am 18.06.2019 viel zu früh gegangen ist, für die Entwicklung dieser wunderbaren Methode, die meinen gesamten beruflichen Weg verändert und geprägt hat.

Ich bedanke mich bei meiner Mitarbeiterin, Daniela Meyer, die dieses Buch voller Geduld und Eifer für mich auf dem Computer geschrieben hat – mit meiner 4-Finger-Technik hätte es ansonsten vermutlich ewig gedauert.

Mein besonderer Dank gilt auch meiner Lektorin, Stefanie Teichert, die mit dem nötigen objektiven Blick, hoher Kompetenz und umfassendem Engagement einen maßgeblichen Beitrag zu diesem Buch geleistet hat.

Ebenso gilt mein Dank Herrn Christian Böser, der mich geduldig, wertschätzend und konstruktiv bei meinem gesamten Buchprojekt begleitet hat, und ebenso Frau Désirée Schwarz als Projektmanagerin des Thieme Verlags.

Von ganzem Herzen dankbar bin ich meiner Frau Ulrike, die mir den Rücken zum Schreiben freigehalten hat, mir mit ihrer fachlichen Kompetenz immer zum Austausch zur Verfügung steht und mich immer wieder kreativ und intuitiv in der Arbeit mit EMDR inspiriert.

Pocking, im Juni 2020
Andreas Zimmermann

Inhalt

Autorenvorstellung

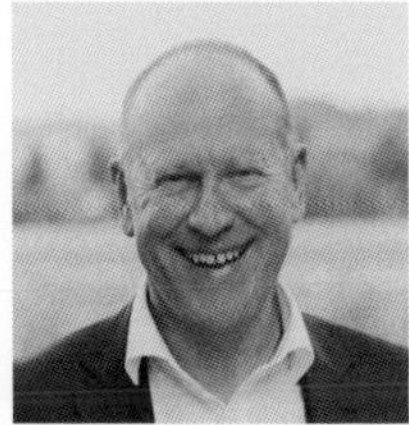

Andreas Zimmermann absolvierte 2001 die offizielle und von EMDRIA e. V. anerkannte EMDR-Ausbildung. Seit 2004 bildet er in seinem Institut in Niederbayern, das er gemeinsam mit seiner Frau leitet, in EMDR und dem von beiden entwickelten Verfahren Brainlog aus. Sein Institut hat sich spezialisiert auf die Ausbildung von Heilpraktikern (auch für Psychotherapie) und Coaches.

Eingebettet in die Naturlandschaft des Inntals werden dort auch Hunde und Pferde zur Tiergestützten Therapie eingesetzt.

Neben dieser Dozententätigkeit berät er Firmen und Organisationen in den Bereichen Führung und Change Management.

Teil 1
EMDR für Heilpraktiker

1 Einleitung: Was ist EMDR?

Beim Eye Movement Desensitization and Reprocessing, kurz EMDR, erfolgt – vereinfacht ausgedrückt – über gelenkte Augenbewegungen eine Desensibilisierung und psychische Verarbeitung von sog. „belastendem Material". In der Anfangszeit des EMDR bezog sich die Arbeit spezifisch auf belastendes Material im Sinne psychischer Traumatisierungen (Kap. 4). Im Laufe der Jahre fand eine deutliche Erweiterung der Anwendung auf viele weitere Indikationen (Kap. 9) statt, sodass mittlerweile Einschränkungen im emotionalen, kognitiven, körperlichen und verhaltensorientierten Bereich unter diesem Begriff subsumiert werden.

Ein Kernelement des EMDR ist die bilaterale Stimulation, also die wechselseitige Stimulation der Sinne, durch die eine Synchronisation der Gehirnhälften sowie eine innere Reorganisation des dysfunktional wirkenden Traumaerlebens erreicht wird (Kap. 5.2). Die nicht verarbeiteten Traumafragmente, die im impliziten Gedächtnis gespeichert und im Alltag triggerbar sind, werden dabei in das explizite Gedächtnis transportiert und damit bewusst zugänglich. Im Prinzip funktioniert die Verarbeitung im Gehirn nicht viel anders als im Schlaf während der Rapid-Eye-Movement-Phasen (REM-Phasen) – mit dem kleinen Unterschied, dass das Ganze im Tagesbewusstsein stattfindet.

Durch die Namensgebung „Eye Movement" kann möglicherweise der Eindruck entstehen, dass die bilaterale Stimulation allein durch Augenbewegungen, d. h. über die visuelle Stimulation durch Winkbewegungen, erfolgt. Da aber jeder Mensch unterschiedlich auf bilaterale Stimulation reagiert, haben sich mittlerweile ebenfalls taktile, auditive und olfaktorische Stimulationen etabliert (Kap. 8.2.3).

In zahlreichen Studien konnte nachgewiesen werden, dass mit EMDR deutlich weniger Behandlungssitzungen nötig sind, um ähnliche Verbesserungen zu erreichen, als mit anderen herkömmlichen Therapiemethoden, insbesondere der systematischen Desensibilisierung der Verhaltenstherapie (umfassende Studien hierzu findet der Leser bei Francine Shapiro (2012) [34]; Kap. 21.2).

Auch wenn die unterschiedlichsten Prozesse im Körper und Gehirn, die durch die bilaterale Stimulation in Gang gesetzt werden, und die heilende Wirkung des EMDR bis zum heutigen Zeitpunkt nicht allumfassend wissenschaftlich nachgewiesen sind, sprechen die Ergebnisse eine deutliche Sprache. Im Laufe der letzten Jahre sind immer mehr Erkenntnisse in unterschiedlichen Studien veröffentlicht worden, die in ihrer Gesamtheit Stück für Stück als einzelne Mosaiksteine betrachtet werden können, die vielleicht irgendwann dazu führen werden, ein umfassendes Gesamtbild über die Wirkung bilateraler Stimulation darzustellen (Kap. 5.2.3).

2 Mythen rund um das EMDR

Über kaum eine andere psychotherapeutische Methode kursieren seit Anbeginn so viele Mythen wie über EMDR. Das reicht von der Erwartungshaltung, eine Phobie in nur einer Sitzung „wegwinken" zu können, über Retraumatisierungen, die durchaus in einschlägigen Internetforen zum Ausdruck gebracht werden, bis hin zu den Möglichkeiten, EMDR zu lernen und anzuwenden. Insofern kann es spannend sein, einen Blick auf die einzelnen Mythen zu werfen, um sie von der Warte des gesunden Menschenverstands, aber auch auf Basis rechtlicher Grundsätze richtigzustellen.

2.1 Mythos 1: EMDR dürfen nur approbierte Ärzte und Kassentherapeuten lernen und anwenden

Es existiert das offizielle EMDR-Netzwerk von Francine Shapiro, das weltweit über die einzelnen Kontinente bis in die einzelnen Länder klare Ausbildungsrichtlinien im Sinne der Qualitätssicherung vorschreibt. Diese Netzwerke wie EMDRIA Deutschland e.V. hier in Deutschland sind eingetragene Vereine. Vereine haben ausschließlich bezogen auf ihre Vereinsmitglieder eine rechtliche Verbindlichkeit. Sie können sich selbstverständlich Satzungen und Regeln geben, die jedoch keinerlei Außenwirkung haben. Die EMDRIA-interne Ausbildung wird sichergestellt durch spezifische Ausbilder, die sich den Anforderungen von EMDRIA verpflichtet haben. Diese haben ihrerseits als Unternehmer das Recht, festzulegen, wen sie in ihrer Ausbildung aufnehmen und wen nicht. Die von EMDRIA anerkannte Ausbildung sieht vor, dass ausschließlich approbierte Ärzte und Kassentherapeuten von diesen Instituten ausgebildet werden. Das ist völlig legitim.

Es ist hingegen ein Trugschluss, dass andere qualifizierte Personen diese Methode nicht lernen dürfen. Gott sei Dank haben die Gründungsväter der Bundesrepublik Deutschland aus den Erfahrungen des Dritten Reiches gelernt und unseren Grundrechten eine enorme Bedeutung verliehen. Zu diesen Grundrechten gehört das Recht der Lehr- und Lernfreiheit. Das bedeutet, ich kann als Interessierter alles lernen, was ich lernen will, wenn ich hierzu einen entsprechenden Lernweg finde. Das zweite Grundrecht, dass hier berührt wird, ist das Recht der Berufsfreiheit. Wenn ich dieses Grundrecht gemäß seiner Bestimmung ausüben will, gehört dazu, die eigene Kompetenz auch im beruflichen Kontext anwenden zu können.

Eine Einschränkung erfahren diese Grundrechte durch andere rechtliche Regelungen, z. B. die Sorgfaltspflicht eines Heilpraktikers oder Heilpraktikers für Psychotherapie. Diese Sorgfaltspflicht beinhaltet, dass ich bei der Arbeit mit

Menschen nur Methoden einsetze, die ich lege artis, d. h. vorschriftsmäßig erlernt habe. Lege artis heißt in diesem Fall, dass die Ausbildung selbsterfahrungsorientiert, von Supervisionen begleitet und mit entsprechend notwendigen Ausbildungsinhalten versehen ist. Darüber hinaus braucht es natürlich auch entsprechende Erfahrung und didaktische Kompetenz des Ausbildungsinstituts. Demzufolge begibt sich jeder auf rechtlich dünnes Eis, der sich entweder ohne Ausbildung oder mit einer Ausbildung, die gerade einmal 2–4 Tage dauert, an die Behandlung von Menschen heranwagt.

Merke

Auch Heilpraktiker für Psychotherapie und Coaches dürfen EMDR lernen und damit arbeiten. Voraussetzung ist eine Ausbildung lege artis.

2.2 Mythos 2: EMDR unterliegt dem markenrechtlichen Schutz

Ein weiterer Mythos ist, dass die Bezeichnung „EMDR" markenrechtlich geschützt sei. Psychotherapeutische Methoden wie auch die Psychoanalyse, die Verhaltenstherapie oder andere Verfahren lassen sich nicht als Wortmarke schützen. Zu EMDR gibt es diesbezüglich eine klare Entscheidung des Marken- und Patentamtes, das sich darauf bezieht, dass diese Methode ein viel zu großes Interesse der Öffentlichkeit mit sich bringt, als dass eine einzelne Person EMDR für sich als Wortmarke reklamieren könnte (nachzulesen im Recherchebereich des deutschen Marken- und Patentamtes). Weiterhin gibt es ein Gerichtsurteil, das in seinem Tenor eindeutig herausstellt, dass derjenige, der angemessen in EMDR ausgebildet wurde, sowohl mit dieser Methode arbeiten als auch in seinem öffentlichen Auftritt als EMDR-Therapeut darauf hinweisen darf.

Merke

EMDR ist nicht als Wortmarke geschützt.

2.3 Mythos 3: EMDR darf nicht im Coaching eingesetzt werden

Darüber hinaus kursiert immer wieder der Mythos, EMDR dürfe nicht im Coaching eingesetzt werden. Solange ein Coach nicht mit den Regelungen des Gesetzes über die berufsmäßige Ausübung der Heilkunde ohne Bestallung (Heilpraktikergesetz) in Konflikt gerät, hat er grundsätzlich absolute Methodenfreiheit.

Laut dem Heilpraktikergesetz darf ein Coach weder Krankheiten diagnostizieren noch sie gemäß dieser Diagnose behandeln. Das schließt sämtliche krankheitsspezifischen Diagnosen der internationalen statistischen Klassifikation der Krankheiten und verwandter Gesundheitsprobleme in der 10. Revision (ICD-10) oder adäquater Klassifizierungssysteme ein. Beschränkt sich der Coach auf Themen der klassischen Lebensbewältigungshilfe, der Zielerreichung, des Erfolgscoachings sowie den Umgang mit nicht pathologischen Themen und Konflikten, darf er selbstverständlich auch das EMDR als Methode nutzen.

Da durch die bilaterale Stimulation im Rahmen des EMDR sogar schwere Traumata und anderen Pathologien einer Therapie zugänglich gemacht werden können, liegt es nahe, dass das Wirkprinzip der bilateralen Stimulation umso mehr Erfolg bei leichteren Themen und Alltagsproblemen generieren dürfte. Mittlerweile existieren auf dem Markt unterschiedliche Coachingkonzepte auf der Basis bilateraler Stimulation, die allesamt sehr wirksam sind.

2.4 Mythos 4: Das große Ausbildungsangebot in EMDR spiegelt dessen Nutzen wider

Wo ein Markt ist, da blüht ein Angebot, und so hat sich auch das Ausbildungsangebot in EMDR in den letzten Jahren vervielfacht. Für manche Anbieter scheint es interessanter zu sein, Geld mit Ausbildungen zu verdienen anstatt durch die Arbeit mit Klienten. Und so habe ich es erlebt, dass Ausbildungsteilnehmer an einem Sonntag den letzten Tag ihrer Ausbildung abgeschlossen haben und bereits tags darauf, am Montag, ihre Homepage mit eigenem Ausbildungsangebot ins Netz gestellt haben. Ich habe auch erlebt, dass vor dem Hintergrund des finanziellen Aufwands einer EMDR-Ausbildung, Anbieter mit 2- bis 4-tägigen Kursen zu Dumpingpreisen eine EMDR-Ausbildung anbieten. Leider führt dies zu einer starken Verzerrung auf dem Markt. Und bestärkt auch all jene in ihrer Meinung, die sagen, die Ausbildung in EMDR gehöre ausschließlich in das Netzwerk von Francine Shapiro. Wesentlich schlimmer ist allerdings der Schaden, der durch falsch und schlecht ausgebildete Anwender verursacht wird: Dann sind im Bereich der Psychotherapie Retraumatisierungen vorprogrammiert – einmal abgesehen von dem Imageschaden, den EMDR dabei nehmen kann.

Basis für eine verantwortungsvolle therapeutische Arbeit mit EMDR ist eine qualitativ hochwertige Ausbildung durch Ausbilder mit EMDR-spezifischem Erfahrungshintergrund. Unabhängig davon, bei welchem Institut jemand die Ausbildung absolvieren will, sollte er sich eingehend darüber informieren, welche Kompetenz der Ausbilder hat, wo er seine Ausbildung absolviert hat, wie viel Zeit zwischen seiner eigenen Ausbildung und seiner Dozententätigkeit vergangen ist (um genügend Erfahrungen sammeln zu können, sollten einige Jahre dazwischenliegen) und ob der Ausbilder spezifische Erfahrungen im Bereich der Traumatherapie hat. Ferner stellt sich die Frage, ob das Institut von einem seriösen Dachverband (z. B. Verband Deutscher Heilpraktiker e. V.) anerkannt ist. Ergänzend sollte der Ausbilder über eine Zulassung zur Psychotherapie verfügen, die schon einige Jahre besteht, damit sichergestellt ist, dass er über einen entsprechenden Erfahrungshorizont verfügt. Eine EMDR-Ausbildung sollte zudem immer selbsterfahrungsorientiert sein (in 2–4 Tagen sind die Möglichkeiten, eigene substanzielle Erfahrungen mit dieser Methode zu gewinnen, doch stark eingeschränkt). Entsprechend sollte sich eine Ausbildung über mindestens zwei Module erstrecken, sodass der Ausbildungsteilnehmer zwischen den Modulen Zeit und Raum hat, Erfahrungen bei der Anwendung von EMDR zu sammeln und diese im zweiten Modul ggf. supervidieren zu lassen.

Wenn EMDR im Coaching als Ausbildung angeboten wird, stellt sich zu den vorgenannten Kriterien noch die Frage, ob der Ausbilder selbst eine profunde Ausbildung absolviert hat, ob er über einen professionellen mehrjährigen Hintergrund im Businessbereich oder eine entsprechende Klientel verfügt und ob er selbst in einer adäquaten Position tätig war, um auf eigene Erfahrungen zurückgreifen zu können.

Auf alle diese Fragen sollte der Ausbildungsinteressent schlüssige und nachweisbare Antworten erhalten, damit er sich mit einem guten Gefühl und der entsprechenden Sicherheit in dieser Methode ausbilden lassen kann.

Merke
Nur eine qualitativ hochwertige Ausbildung gibt dem Anwender die notwendige Kompetenz und rechtliche Sicherheit.

2.5 Mythos 5: EMDR ist eine „Wundertherapie"

Gerade in einschlägigen Foren im Internet oder auch durch unseriöse Aussagen mancher EMDR-Anwender wird EMDR immer wieder als „Wundertherapie" deklariert. Somit entsteht die unrealistische Erwartungshaltung, dass ein Problem oder auch eine Pathologie in einer Sitzung einfach „weggewinkt" werden könnte.

Mir ist zwar in den vielen Jahren meiner Aus- und Weiterbildung keine andere Methode begegnet, die aus meiner Sicht so schnell, so intensiv und auch so nachhaltig gewirkt hat wie EMDR, aber es wäre gefährlich und verantwortungslos, daraus eine Erwartungshaltung oder einen Anspruch an diese Methode ableiten zu wollen. Jeder Klient hat seinen eigenen Rhythmus, sein eigenes Tempo, seinen eigenen Weg. Manche Klienten können tatsächlich in wenigen EMDR-Sitzungen ihr Thema lösen, andere brauchen für ihre Themen unter Umständen wesentlich mehr Zeit.

An der Fragestellung, wie schnell eine Therapiemethode wirkt, ist die eigentliche Methode nur zu einem geringen Prozentsatz beteiligt. Wesentlich wichtiger sind die gute Beziehung zwischen Klient und Therapeut sowie die Haltung und weiteren Wirkaspekte, die im Klienten selbst liegen. Dazu zählen sein Problembewusstsein, seine Beziehungsfähigkeit, seine Ressourcen und sein Zugang zu diesen Bereichen.

Eine ungefähre Aussage über die Zeitdauer einer Therapie mit EMDR lässt sich nur auf der Basis einer intensiven Anamnese treffen – und selbst dann kann sich der Zeitplan während des Arbeitens in die eine oder andere Richtung verändern.

Merke

EMDR ist alles andere als eine Wundertherapie. In der Hand eines qualifizierten Therapeuten lassen sich jedoch – sollte sich der Klient mit dieser Methode wohlfühlen – sehr kraftvolle Heilungswege gehen.

3 EMDR in der Heilpraktikerpraxis

EMDR kann sowohl in der Heilpraktikerpraxis als auch für den Heilpraktiker für Psychotherapie eine ausgezeichnete Ergänzung bieten. Die Arbeit mit EMDR ist gekennzeichnet von spezifischen Protokollen, die sich wiederum auf spezielle Indikationen beziehen. So gibt es Protokolle für Traumata, Angststörung, Phobien, Trauer, Psychosomatik, Sucht und viele mehr (Kap. 9). Insofern geben die einzelnen Protokolle durch ihre klare Struktur ein hohes Maß an Sicherheit bei der Anwendung. Gleichwohl ist es so, dass z. B. ein Suchtprotokoll oder die Einsatzmöglichkeit verschiedener Traumaprotokolle aus dem Behandler nicht automatisch einen kompetenten Sucht- bzw. Traumatherapeuten macht. Die Anwendung von EMDR sollte somit immer eng verknüpft sein mit der angestammten Kompetenz des Praktizierenden.

In der Regel unterscheidet sich die Arbeit des Heilpraktikers oder Heilpraktikers für Psychotherapie deutlich von der klinischen psychotherapeutischen Arbeit. Unterschiede liegen oftmals im Setting der Therapie, der Kostenübernahme und der Intensität der Pathologie. Daher können wir davon ausgehen, dass in die Praxis des Heilpraktikers oder Heilpraktikers für Psychotherapie oftmals auch andere Patienten oder Klienten kommen. Das können sowohl „leichtere Fälle“, die den klassischen psychotherapeutischen Weg scheuen, als auch sehr schwere Fälle sein, die oftmals schon eine psychotherapeutische Odyssee hinter sich haben oder aufgrund langer Wartelisten keinen Therapieplatz bekommen. Dadurch ist die Klientel sehr heterogen und setzt beim Behandler ein hohes Maß an Selbstreflexion bezüglich der eigenen Behandlungsmöglichkeiten voraus.

Die Arbeit in der Heilpraktikerpraxis weist einige Vorteile gegenüber der kassenärztlich finanzierten Versorgung auf. Zu nennen ist die Methodenfreiheit, d. h. die Wahl der Arbeitsweise, die nicht auf die vom Kassensystem auserkorenen Methoden beschränkt bleibt; vielmehr kann der Heilpraktiker unter dem Gesichtspunkt der Fragestellung, welche Arbeitsweise dem Klienten den größtmöglichen Nutzen bietet, die adäquate Methode frei wählen. Darüber hinaus können die Rahmenbedingungen für das Arbeiten frei gestaltet werden. Das betrifft auch die Dauer der Therapiesitzung. Der Heilpraktiker ist nicht begrenzt auf 1-stündige Therapiesitzungen einmal in der Woche oder alle 14 Tage, die in der Regel auch nur 45 oder 50 Minuten dauern. Vielmehr kann er die Zeitstrukturen auf den Klienten zuschneiden, was gerade in der Arbeit mit EMDR Sinn ergibt. Für eine EMDR-Sitzung sollte sich der Behandler immer 90 Minuten Zeit nehmen.

3.1 Rechtliches

Zusammenfassend gelten für Heilpraktiker und Heilpraktiker für Psychotherapie in der Arbeit mit EMDR folgende Grundsätze. Ausschlaggebend ist – gerade im Kontext der öffentlichen Diskussion zur Qualitätssicherung in dieser Berufsgruppe – die Regelung des Heilpraktikergesetzes und der damit verbundenen vertraglichen und nebenvertraglichen Verpflichtungen der behandelnden Person. Auch wenn diese Verpflichtungen im Heilpraktikergesetz nicht explizit benannt sind, bilden sie eine unumstößliche rechtliche Basis für die heilkundliche Tätigkeit mit Menschen.

Einer der wichtigsten Grundsätze findet sich in der vertraglichen Sorgfaltspflicht des Heilpraktikers. Dies beinhaltet, dass er ausschließlich mit Indikationen und Krankheitsbildern arbeitet, für die er nachweislich geschult ist. So ersetzt eine rein methodische Ausbildung in EMDR niemals die Kompetenz, mit traumatisierten Menschen zu arbeiten. Vielmehr benötigt der Behandler als Ergänzung zur EMDR-Methode eine traumaspezifische Ausbildung.

Darüber hinaus stellt sich bei der Anwendung einer Methode immer die Frage, ob der Behandler über eine Ausbildung nach bestehenden, allgemein anerkannten fachlichen Standards (lege artis) verfügt. Kriterien für eine solche Ausbildung sind Dauer, Umfang und Inhalte in Verbindung mit der Kompetenz und Erfahrung des ausbildenden Instituts.

Ein weiteres Kriterium ist die offizielle Anerkennung durch einen Berufsverband, z. B. den VDH (Verband Deutscher Heilpraktiker e. V.). Ausbildungen, die von Personen geleitet werden, die selbst erst kürzlich ihre Ausbildung absolviert haben, oder Kurse, die im Schnellverfahren in 2–4 Tagen versuchen, EMDR zu vermitteln, können die oben genannten Kriterien keinesfalls erfüllen. In diesem Fall ist der Einsatz von EMDR nicht nur verantwortungslos, sondern auch rechtlich problematisch.

Zwar wird eine rechtliche Konsequenz erst dann greifen, wenn „das Kind in den Brunnen gefallen ist" und der Patient den Behandler in Regress nimmt, jedoch führt der nicht verantwortungsvolle Einsatz einerseits zur Verwässerung des hohen Qualitätsanspruchs an die Arbeit mit EMDR, andererseits wird damit ein – vor allem für die Patienten folgenschweres – hohes Gefahrenpotenzial für Retraumatisierung und Falschbehandlung geschaffen. Letztendlich bleibt dabei auch noch die Frage zu klären, inwieweit im Einzelfall auch unseriöse Ausbildungsinstitute in die Haftung genommen werden können.

Ganz abgesehen davon kann jedoch derjenige, der eine umfangreiche, kompetente und selbsterfahrungsorientierte Ausbildung genossen hat, die den hohen Qualitätsstandards entspricht, auf rechtlich sicherer Basis EMDR in seiner Praxis einsetzen und auch in seinem öffentlichen Auftritt im Rahmen der werbe- und wettbewerbsrechtlichen Anforderungen an Heilberufe auf diese Methode hinweisen.

3.2 Möglichkeiten und Grenzen

Zwar hat EMDR seinen Ursprung in der Traumatherapie, wurde aber anhand von Erfahrungen in anderen Indikationsbereichen fortwährend weiterentwickelt. Bemerkenswert ist, dass diese Weiterentwicklung in vielen Fällen von wissenschaftlichen Überprüfungen und Studien begleitet wurde, um die Wirksamkeit von EMDR auch über die Traumabehandlung hinaus bei anderen Indikationen nachzuweisen. So sind in den letzten Jahren EMDR-spezifische Methoden und Protokolle entstanden, die gerade für die Heilpraktikerpraxis ein breites Anwendungsfeld bieten. Und es ist davon auszugehen, dass sich in den nächsten Jahren die Einsatzbereiche von EMDR noch deutlich erweitern werden.

Gleichwohl ist EMDR natürlich keine Wundertherapie oder „Eier legende Wollmilchsau". Wie jede andere Methode auch sollte sie zum Behandler passen und vor allen Dingen zum Klienten. Getreu der Warnung „Wer einen Hammer in der Hand hält, für den sieht alles aus wie ein Nagel" sollte auch EMDR eingebunden sein in einen gut sortierten therapeutischen Handwerkskoffer. Das faszinierende an dieser Methode ist, dass sich EMDR wunderbar mit anderen Verfahren kombinieren lässt.

Eine Grenze findet EMDR – wie jedes andere traumaspezifische Verfahren auch – in der Stabilität und Arbeitsfähigkeit des Patienten sowie durch spezifische Kontraindikationen, auf die in Kap. 7.1 noch ausführlich eingegangen wird.

4 Entwicklung des EMDR

EMDR wurde als Methode in den Jahren 1987–1991 von Dr. Francine Shapiro entwickelt. Das Kernelement dieser Methode ist die sog. „bilaterale Stimulation“, die allerdings so alt ist wie die Menschheit selbst. So ist Laufen oder Gehen nichts anderes als taktile (körperliche) bilaterale Stimulation. In Kap. 4.2 zur Geschichte der bilateralen Stimulation wird deutlich, dass sie untrennbar sowohl mit der menschlichen Geschichte als auch mit modernen Heilverfahren verknüpft ist. Das wirklich Herausragende, was Shapiro geschaffen hat, ist zum einen die Verknüpfung der bilateralen Stimulation und der damit verbundenen Wirkprinzipien mit einer komplexen und gut strukturierten Arbeitsweise und zum anderen die Überprüfung der Wirksamkeit dieser Methode mit anderen wirksamen und etablierten Therapieverfahren. Dazu gehört nicht nur ein gewisses Maß an Genialität, sondern auch eine gehörige Portion Überzeugung und Mut, EMDR dieser Evaluierung auszusetzen.

4.1 Entwicklung der Methode durch Francine Shapiro

Zu eigentlich jeder guten amerikanischen Methode gehört auch eine Vorgeschichte ihrer Entstehung, und so ist es auch beim EMDR. Dr. Shapiro bemerkte bei einem Spaziergang im Park, dass Ängste und stark belastende Gedanken, die sie aufgrund einer bei ihr diagnostizierten Krebserkrankung hatte, ohne eine im Moment auszumachende Ursache verschwanden und auch nicht wieder auftraten. Dieser Zufall inspirierte sie zu weiteren Nachforschungen und sie versuchte herauszufinden, was an diesem Spaziergang anders war als sonst. Sie erkannte, dass es die Bewegungen ihrer Augen waren, zu denen sie durch die speziellen Lichtverhältnisse verleitet worden war. Das warf bei ihr die Frage auf, ob die Bewegung der Augen ursächlich für die Stimmungsverbesserung und das Schwinden der negativen Gedanken war.

Aus der ursprünglich zufälligen Augenbewegung entwickelte Dr. Shapiro das Konzept gezielter Augenbewegungen und erprobte es zunächst an Freunden, Bekannten und Kollegen. Nach dem erfolgreichen Einsatz in diesem Personenkreis führte sie die bilaterale Stimulation bei den ersten Klienten mit gleichermaßen guten Ergebnissen durch. Danach erfolgten eingehende Studien mit Personen – insbesondere Kriegsveteranen und Missbrauchsopfer –, die unter einer posttraumatischen Belastungsstörung (PTBS) litten.

Seit dieser Zeit finden fortwährend intensive Bemühungen statt, EMDR zu evaluieren und die Wirkungsweise dieser Methode wissenschaftlich zu untermauern. Mittlerweile konnten mithilfe dieser Studien, die auch längere Zeiträume umfassen, die hohe Effektivität und die nachhaltige Wirkung von EMDR nachgewiesen werden, sodass EMDR inzwischen weltweit als Behandlungsmethode anerkannt ist.

In Deutschland übernehmen die gesetzlichen Krankenkassen unter bestimmten Bedingungen die Kosten von EMDR bei der Indikation „PTBS bei Erwachsenen“. Eine Kostenübernahme für „PTBS bei Kindern“ erfolgt bislang nicht. Vermutlich werden aber in den nächsten Jahren die erforderlichen Studien erbracht, die eine Kostenübernahme ermöglichen. Ähnliches gilt für den Einsatz von EMDR in der Schmerzbehandlung.

Auch wenn eine Übernahme der Kosten von EMDR bei gesetzlich Krankenversicherten für Heilpraktiker weniger relevant ist, besteht durchaus die Möglichkeit, dass Privatkassen ihre Leistungskataloge bei nachgewiesener hoher Wirksamkeit und Nachhaltigkeit von EMDR anpassen und die Kosten übernehmen werden. Die fortlaufenden Studien zum EMDR sind auch diesbezüglich von großem Nutzen.

4.2 Zur Geschichte der bilateralen Stimulation

Wie bereits eingangs des Kapitels erwähnt, ist die bilaterale Stimulation ein Prinzip, das untrennbar mit der menschlichen Entwicklungsgeschichte verbunden ist. So finden wir die bilaterale Stimulation in alten schamanistischen Techniken wieder. Gleichermaßen scheint sie auch ein wichtiges Prinzip der grundsätzlichen Verarbeitung von Belastungen im Sinne der Psychohygiene des Menschen in allen Jahrtausenden gewesen zu sein. Das Interessante ist, dass wir in der heutigen, modernen Zeit die Möglichkeit haben, diese Wirkungsweise nach wissenschaftlichen Kriterien zu erforschen und zu begründen.

4.2.1 Archaische Erkenntnisse

Wenn wir uns auf sehr frühe Zeiten der menschlichen Existenz zurückbesinnen, waren die Menschen damals darauf angewiesen, ohne spezielle psychotherapeutische Interventionen mit belastenden und traumatischen Erlebnissen zurechtzukommen. Wenn sich beispielsweise einige Männer zur damaligen Zeit zur Jagd oder zu Beutezügen aufgemacht haben, war das ein extrem gefährliches Unterfangen. Nie war garantiert, dass ein paar Tage später wieder alle Männer der Gruppe zurückkehren würden, weil auf dieser Expedition der eine oder andere sein Leben lassen musste. So liegt die Vermutung nahe, dass das Laufen und Zurücklegen langer Wegstrecken den Überlebenden dabei geholfen haben könnte, mit diesen Verlusten umzugehen und das Erlebte zu verarbeiten. Wenn sie dann ihre Dorfgemeinschaft wieder erreicht hatten, wurde in der Regel getanzt, getrommelt und gerasselt. Und auch dies ist nichts anderes als taktile und auditive bilaterale Stimulation.

Nicht umsonst dürfte es sich über Jahrtausende hinweg gehalten haben, dass Soldaten ausdauernd marschieren. Bei der Vielzahl traumatischer Erlebnisse, denen sie ausgesetzt sind, könnte diese Form taktiler bilateraler Stimulation eine wichtige Rolle bei deren Verarbeitung spielen.

Sogar in alten christlichen Ritualen hat sich die auditive bilaterale Stimulation fortgeschrieben. In heute eher selten praktizierten wechselseitigen Choralgesängen sitzen Frauen und Männer getrennt im Kirchengestühl und stimmen wechselseitig ihre Gesänge an. Wer das selbst einmal erlebt hat, kann die tiefe Wirkung dieser Form der bilateralen Stimulation nachvollziehen.

Darüber hinaus existieren interessante evolutionsgeschichtliche Hypothesen. So gibt es die Annahme, dass die Menschheit, solange sie als Laufvolk unterwegs war, grundsätzlich recht friedlich eingestellt war. Von dem Zeitpunkt an, an dem der Mensch das Pferd als Transportmittel und insbesondere als Waffe einsetzte, veränderte sich die Menschheitsgeschichte. Reitervölker waren in der Lage, schnell, effektiv und aggressiv gegen andere Völker vorzugehen und neues Land zu erobern, womit ein neues Kapitel in der Menschheitsgeschichte begann.

Bemerkenswert ist, dass wir auch heute noch – wenn auch sehr selten – auf unterschiedlichen Kontinenten dieser Welt auf Laufvölker treffen können, z. B. die ursprünglichen Aborigines in

Australien. Diese Laufvölker verfügen einerseits über Fähigkeiten, die uns schon lange abhandengekommen sind, wie das Wahrnehmen von Wild oder auch das mentale Kommunizieren über große Distanzen hinweg. Andererseits kennen diese Völker kein persönliches Eigentum. Erzähle ich einem Aborigine, dass das Land, auf dem ich wohne, mir gehört, wird er entweder ein amüsiertes Lächeln oder völliges Unverständnis für mich bereithalten. Wenn wir berücksichtigen, dass – damals wie heute – ein Großteil der Konflikte um das Thema persönliches Eigentum kreist, lässt sich erahnen, wie friedlich es sein könnte, wenn dieses Thema keine Rolle spielte. Es gäbe vermutlich deutlich weniger Konflikte und Kriege, und auch über das Klima und die Umwelt müssten wir uns weniger Sorgen machen. Interessant ist hierzu das Buch von Thom Hartmann [13] *Nimm Dein Problem und geh los!*

4.2.2 Mesmerismus

Der Erste, der gezielt die bilaterale Stimulation in der Heilbehandlung einsetzte, war Mitte des 18. Jahrhunderts **Franz Anton Mesmer**. Mesmer arbeitete sowohl mit einzelnen Patienten wie auch auf Massenveranstaltungen.

Offizielles Wirkprinzip seiner Arbeit war das sog. „Mesmer'sche Fluidum" bzw. der „animalische Magnetismus". Durch Streichungen mit seinen Händen oder mit aufgeladenen Eisenstäben im Bereich der Aura seiner Patienten „übertrug" er diesem Wirkprinzip zufolge seine heilenden Energien. Inwieweit dabei ein Placebo-Effekt eine Rolle gespielt haben kann, mag dahingestellt sein, denn Mesmer wurde als unglaublich charismatischer Mensch beschrieben. Und ob er wirklich heilende Energien übertragen hat, lässt sich heute nicht mehr nachweisen.

Eines aber scheint im Kontext des EMDR von besonderer Bedeutung zu sein: Im späten Alter vertraute Mesmer seinem Biografen James Wyckoff an, dass er in der Einzelarbeit mit Patienten gezielte Winkbewegungen vor deren Augen vornahm und er genau dies als wirksamsten Teil seiner Behandlung betrachtete.

4.2.3 Neurohypnose

James Braid wirkte gegen Ende des 19. Jahrhunderts und gilt als Vater der Hypnose, da er als Erster den Begriff der Neurohypnose verwendete. Braid war inspiriert von der Arbeit Mesmers und setzte sich intensiv mit den Wirkfaktoren der Mesmer'schen Arbeit auseinander.

Braid lernte bei einem Schüler Mesmers, Charles Lafontaine, und kam letztendlich zu dem Schluss, das der Magnetismus überbewertet werde und das eigentliche Wirkprinzip die Winkbewegung vor den Augen des Patienten sei. Hierfür benutzte er eine pendelnde Taschenuhr und bat seine Patienten, sich auf ihr Problem zu konzentrieren, während sie mit den Augen den Pendelbewegungen der Uhr folgten.

Auch Braid erlangte ein hohes Maß an Bekanntheit, und die Erfolge seiner Arbeit eilten ihm voraus. Letztendlich prägte er damit ebenfalls die nachfolgenden therapeutischen Generationen.

4.2.4 Hypnose

Ein maßgeblicher Vertreter der bilateralen Stimulation war **Sigmund Freud** in seinen frühen Jahren des Schaffens. Von ihm wird berichtet, dass gerade die Zeit, in der er vor allem mit Hypnose arbeitete, seine therapeutisch erfolgreichste Zeit war. So setzte er z. B. bei „hysterischen Patientinnen" gemeinsam mit seinem Mentor Breuer das wechselseitige Ausstreichen der Körperhälften ein, um die Patientinnen zu beruhigen – oft mit großem Erfolg. Er nutzte somit die taktile bilaterale Stimulation.

In seiner weiteren Arbeit als Hypnosetherapeut setzte Freud auch die visuelle bilaterale Stimulation ein. Während seine Patienten mit den Augen den Bewegungen des Pendels folgten, stiegen sie in ihr Problem ein, und Freud begleitete den Prozess mit Trance- und Heilsuggestionen.

Freud selbst ließ sich außerdem von Techniken bekannter Bühnenhypnotiseure inspirieren. Dazu gehörten unterschiedliche Klopftechniken an bestimmten Körperstellen wie Stirn, Wange und Schlüsselbein. Hier schließt sich der Kreis zu den

Klopftechniken, z. B. den Emotional Freedom Techniques (EFT), der Mental Field Therapy (MFT) und vergleichbaren Verfahren.

Zu Beginn des 20. Jahrhunderts schien die heilende Hypnose in einen Dornröschenschlaf zu verfallen. Die Gründe hierfür könnten in der damaligen Angst vor dem Mystischen und der Unsicherheit im Umgang mit dieser Methode gelegen haben, jedenfalls erfuhr der therapeutische Einsatz der Methode einen Einbruch.

Für Freud bedeutete das, dass er sich – mit Sicherheit auch getragen von persönlichen Motiven – der Entwicklung der unterschiedlichen psychologischen Konzepte und Theorien (Neurosenlehre, Entwicklungspsychologie, Instanzenmodell und viele andere Schätze, die er der Nachwelt hinterlassen hat) widmete, bis hin zur Entstehung der Psychoanalyse als psychotherapeutische Methode.

4.2.5 Neurolinguistisches Programmieren

Mitte des 20. Jahrhunderts erweckte **Milton H. Erickson** die Welt der Hypnose mit seiner eigenen Form der Hypnotherapie aus dem Dornröschenschlaf. Er prägte auf diese Weise nachhaltig ganze therapeutische Generationen, was sich schon recht früh in der Human-Potential-Bewegung zeigte.

Davon inspiriert entwickelten **Richard Bandler** und **John Grinder** Anfang der 1970er-Jahre eine neue Arbeitsform, die sie Neurolinguistisches Programmieren (NLP) nannten. Ein Baustein dieser Arbeitsweise sind Scheibenwischer-artige Winkbewegungen vor den Augen des Patienten, die im Rahmen der sog. „Eye Motion Therapy“ (EMT) eingesetzt werden. Diese Technik ist dabei nur ein kleiner Bestandteil des riesigen Methodenbaukastens, der das gesamte Instrumentarium des NLP ausmacht und der seitdem ebenfalls ständig weiterentwickelt wird.

Merke

In den unterschiedlichsten modernen Verfahren wie Hypnose, NLP, Psycho-Kinesiologie und anderen Methoden finden wir das Element der bilateralen Stimulation als nachhaltiges Wirkprinzip und Bestandteil der Arbeit.

4.3 Einordnung des EMDR in den Kontext bifokaler multisensorischer Methoden

In den letzten Jahren hat sich rund um die Anwendung unterschiedlicher Arbeitsweisen der Begriff „bifokale multisensorische Methoden“ herausgeprägt. Diese Formulierung bietet unterschiedlichen, gerade in den letzten Jahren bekannter gewordenen Verfahren ein Zuhause. Darunter fallen Arbeitsweisen wie diverse Klopftechniken (EFT, MFT etc., Kap. 4.2.4), aber auch Techniken, die auf einer Weiterentwicklung oder Ableitung von EMDR beruhen bzw. diesem ähnlich sind. Dazu zählen Eye Movement Integration (EMI), Brainspotting nach David Grand und Brainlog (Kap. 16).

Im Zuge des zunehmenden Einsatzes verschiedener Klopftechniken sowie bilateraler Stimulation wird sich in den nächsten Jahren vermutlich noch eine größere Methodenvielfalt ergeben. Bei diesen Methoden geht es nicht um die Frage, was besser wirkt, sondern ausschließlich darum, was zu mir als Anwender und vor allem zu meinem Klienten passt.

Alle genannten Methoden haben Vor- und Nachteile und bieten gleichzeitig eine wunderbare synergistische Ergänzung. Insofern ergibt es durchaus Sinn, einige dieser Methoden im eigenen Handwerkskoffer bereitzuhalten.

5 Wirkprinzipien des EMDR

Um die Wirkprinzipien des EMDR zu erschließen, ist es notwendig, sich eingehender mit den Erkenntnissen der modernen Gehirnforschung zu befassen. Einschränkungen bestehen – frei nach dem Spruch „Wenn der Mensch in der Lage wäre, sein Gehirn und sich selbst in aller Gänze zu verstehen, dann wäre er zu dumm dazu" – in dem systemischen Grundsatz, dass sich ein komplexes System nicht aus sich selbst heraus erklären lässt. Insofern wird es mit Sicherheit Faktoren geben, die die Wirkung von EMDR positiv beeinflussen, und mit Sicherheit wirkt EMDR auch bei unterschiedlichen Patienten sehr verschieden: Jeder Patient hat seinen eigenen Rhythmus, sein Tempo, seine Intensität und seine individuelle Art, Belastungen zu verarbeiten.

Im Folgenden geht es zunächst darum, welche allgemeinen Faktoren Einfluss auf die Psychotherapie nehmen (Kap. 5.1), um danach der Frage nachzugehen, welche spezifische Wirkung durch EMDR erzielt wird (Kap. 5.2).

5.1 Allgemeine Einflussfaktoren

Hierbei handelt es sich um Einflussfaktoren, die nicht an einer bestimmten Methode festzumachen sind. Eine große Anzahl von Therapeuten und Forschern (Duncan et al. (2004) [9]; Hubble et al. (2001) [16]) konnte als allgemeine Einflussfaktoren die Beziehung zwischen Patient und Therapeut, die Erwartungshaltung des Patienten sowie die Ressourcen des Patienten identifizieren.

5.1.1 Beziehung zwischen Patient und Therapeut

Ein zentraler Satz in der Psychotherapie lautet: „Die Beziehung ist der Quell der Heilung." Die Beziehung zwischen Patient und Therapeut scheint somit einen zentralen Einfluss auf die Durchführung und das Ergebnis der Therapie zu haben. Sie sollte geprägt sein von einigen entscheidenden Elementen, die auch Grundlage der humanistischen Therapie sind: Zu nennen sind hier Empathie, Echtheit und Selbstkongruenz sowie die absolute Wertschätzung des Klienten. Dies verlangt seitens des Therapeuten Wärme, Verständnis, Bestätigung und Annehmen des Patienten. Nur auf dieser Basis können das nötige Vertrauen und die erforderliche Sicherheit in der Arbeit mit EMDR entstehen.

5.1.2 Erwartungshaltung des Patienten

Die Hoffnung und Erwartungshaltung des Patienten, die er selbst in die Therapie mit einbringt, prägt maßgeblich das Ergebnis, das sich mit einer Methode wie EMDR erreichen lässt. Hierzu gehört die innere Haltung und Einstellung des Patienten in Bezug sowohl auf die Kompetenz des Therapeuten als auch die Methode. Letztendlich geht es auch um den Glauben an die eigene Selbstwirksamkeit.

5.1.3 Ressourcen des Patienten

Die mit Abstand größte Kraft zur Heilung und Veränderung liegt mit Sicherheit im Patienten selbst. Dazu gehören sein Weltbild, sein Problembewusstsein, seine Beziehungsfähigkeit und sein Reflexionsvermögen. Ganz entscheidend sind die Ressourcen eines Patienten, sein Bewusstsein hierfür und der Zugang zu ihnen. Ferner sind an dieser Stelle auch seine Motivation, seine Ich-Stärke und die Schwere der Störung zu berücksichtigen.

5.1.4 Haltung des Therapeuten

Ein meines Erachtens entscheidender Aspekt, der in den eingangs genannten Studien nicht berücksichtigt wurde, ist die Haltung des Therapeuten in Bezug auf den Ausgang der Therapie.

Wichtig scheint mir an dieser Stelle der Blick auf den Rosenthal-Effekt, auch Pygmalion-Effekt genannt, sowie die daraus resultierenden Erkenntnisse Watzlawicks.

Rosenthal-/Pygmalion-Effekt

Um den Hintergrund dieser Namensgebung zu verdeutlichen, sei an dieser Stelle kurz auf die Geschichte Pygmalions eingegangen. **Pygmalion** war ein Künstler, der von Ovid beschrieben wurde. Aufgrund schlechter Erfahrungen mit Frauen wandte sich Pygmalion vom weiblichen Geschlecht ab und erschuf eine wunderschöne Elfenbeinstatue, in die er sich schließlich verliebte. Bei einem Fest zu Ehren der Venus bat Pygmalion Athene, die Göttin der Liebe, die Statue zum Leben zu erwecken. Athene erfüllte ihm diesen Wunsch und letztendlich wurde die Liebe der beiden durch ein gemeinsames Kind gekrönt. Diese kleine Geschichte steht als Metapher dafür, dass das, was ein Mensch in seinen Gedanken schafft, durchaus zum Leben erweckt werden kann.

Robert Rosenthal griff diese Idee auf und stellte sich bereits Ende der 1960er-Jahre die Frage, ob das, was ein Versuchsleiter über den Ausgang eines Experiments denkt, also seine Erwartungshaltung, das Ergebnis beeinflussen könnte. Er schickte daraufhin einige seiner Studenten zu einer amerikanischen Highschool, um dort mit den Schülern einer Klasse Intelligenztests durchzuführen. Den Lehrern wurde anschließend vollkommen wahllos gesagt, dass Schüler A, B und C hochintelligent seien und man in der Zukunft noch viel von ihnen zu erwarten habe. Anderen Schülern wurde ebenso wahllos ein geringer bis normaler Intelligenzquotient (IQ) zugeschrieben. Nach einem Jahr traten diese Studenten erneut in dieser Highschool an und führten mit denselben Schülern wieder Intelligenztests durch. Das überaus interessante Ergebnis zeigte, dass ausschließlich die Schüler, denen ein hoher IQ attestiert wurde, nach einem Jahr einen höheren IQ hatten als vorher. Bei den anderen Schülern stellten sich keine Veränderungen ein. Auswertungen von Videos und Tonmitschnitten der Unterrichtsstunden zeigten, dass die Lehrer mit den vermeintlich intelligenten Schülern anders kommunizierten als mit dem Rest der Klasse. Dies zeigte sich in vermehrtem Lob, größerer Anerkennung, höherer Wertschätzung und Ermutigung.

Kritiker Rosenthals entgegneten, dies sei ein typischer „menschlicher Faktor“, der sich auf andere Versuchsanordnungen nicht übertragen lasse. Rosenthal schleuste daraufhin einige seiner Studenten in Versuche mit vermeintlich intelligenten und dummen Ratten ein. Es handelte sich um vorab weder getestete noch selektierte Ratten aus North Dakota – der einzige Unterschied bestand darin, dass sich die einen in einer Kiste mit der Aufschrift „dumm“ und die anderen in einer Kiste mit der Aufschrift „intelligent“ befanden.

Auch hier bestätigten sich die Erfahrungen Rosenthals an der Highschool, da die vermeintlich intelligenten Ratten eher in der Lage waren, die Herausforderungen der Versuchsanordnung zu bewältigen, als die Ratten, die vorab als dumm betitelt worden waren. Auch hier zeigte sich, dass die Studenten mit den vermeintlich intelligenten Ratten wohlwollender umgingen als mit den vermeintlich dummen. Rosenthal setzte seine Versuche sogar mit „intelligenten“ und „dummen“ Regenwürmern fort und erzielte dabei dasselbe Ergebnis.

Dieses Phänomen wurde nachfolgend als Rosenthal-Effekt bezeichnet und war richtungsweisend für den Doppelblindversuch in der Forschung.

Rosenthal-Effekt in der Psychotherapie

Paul Watzlawick erlangte Kenntnis von diesen Studien und bildete die Hypothese, dass der Rosenthal-Effekt vor der Tür von Ärzten und Therapeuten nicht haltmacht. So lud er in sein Institut nach Palo Alto zwei angesehen, erfahrene und etablierte Psychiater ein. Beiden erzählte er getrennt voneinander, der andere sei ein Schizophrener mit Größenwahn, der glaube, Psychiater zu sein. Watzlawick filmte beide in einem Raum und befragte sie anschließend über ihre Wahrnehmung. Beide bestätigten die Diagnose, bei dem anderen handelte es sich um einen Schizophrenen mit einem gehörigen Schuss von Größenwahn. Letztendlich begannen sich beide in der Sitzung zu behandeln, und je therapeutischer sich der eine verhielt, umso verrückter erschien er in den Augen des anderen.

Watzlawick krönte dieses Experiment mit einem weiteren Versuch. Er schickte fünf seiner Studenten in fünf unterschiedliche psychiatrische Kliniken. Die Studenten stellten sich dort vor und erzählten, dass sie Stimmen hörten, die dumpf, hohl und leer seien, was sich vorzüglich für Interpretationen eignete. Die Studenten wurden stationär aufgenommen und erzählten nach drei Tagen, dass sie Studenten der Uni in Palo Alto seien und definitiv keine Stimmen hörten. Keiner der Studenten konnte ohne das Zutun der Uni wieder die Klinik verlassen. Die Studenten führten nach wissenschaftlichen Grundlagen Protokoll über ihre Erkenntnisse; in den Patientenakten stand dazu vermerkt: „Der Patient ist wieder mit seinem undefinierbaren Geschreibsel beschäftigt.“

Diese Erfahrungen führten vermutlich dazu, dass Watzlawick kein großer Freund klinischer Diagnosen war und die Ansicht vertrat, dass die Diagnose selbst das Symptombild eines Patienten verstärken kann.

Innere Haltung des Therapeuten gegenüber dem Patienten

Sowohl die Arbeiten von Rosenthal als auch von Watzlawick verdeutlichen, wie wichtig die innere Haltung des Therapeuten dem Patienten gegenüber ist. Vor jeder therapeutischen Sitzung sollte sich ein Therapeut daher folgende Fragen stellen, um sich durch eine möglichst objektive und konstruktive Haltung auf den Patienten einzustimmen:

- Was denke ich über meinen Patienten?
- Was denke ich hinsichtlich seines Therapieziels?
- Was denke ich hinsichtlich seiner Ressourcen?
- Was denke ich hinsichtlich seiner heilenden inneren Instanz?

Ich bin zutiefst davon überzeugt, dass jeder Mensch über seine individuelle Landkarte verfügt, dass er alle Ressourcen hat, die er braucht, und dass die innere, heilende Instanz des Patienten sehr viel weiser ist als der Therapeut mit den ihm zur Verfügung stehenden Interventionen. Letztendlich heißt das: Der Therapeut sollte Abschied nehmen von seinem Therapeuten-Ego.

5.1.5 Hormonelle Einflüsse – zur Wirkung von Oxytozin

Wie wichtig und einflussreich Vertrauen und Sicherheit für die therapeutische Arbeit und deren Erfolg sind, zeigen die Forschungen zum Einsatz von Oxytozin, dem „Bindungshormon“, in der Psychotherapie. In einer Studie mit traumatisierten Personen konnte bei gleichzeitiger Gabe von Oxytozin, das mithilfe von Nasenspray appliziert wurde, eine deutlich höhere Heilungsrate nachgewiesen werden. Eine Studie mit Autisten, bei der ebenfalls Oxytozin als Nasenspray Anwendung fand, zeigte einen Zuwachs von Vertrauen und Emotionalität bei den Betroffenen. Bekannt ist, dass Oxytozin das Geborgenheitsgefühl erhöht, Vertrauen schafft, die Regenerationsfähigkeit fördert und die Aktivität der Amygdala reduziert (Spengler et al., 2019 [35]). Die Amygdala ist Teil des limbischen Systems und das zentrale Bewertungsorgan. Ihre Bewertung erfolgt sehr schnell, ist jedoch ungenau – dies dient in seinem Ursprung der unmittelbaren Einschätzung einer Gefahrensituation und setzt klassische Stressabläufe wie Kampf-oder-Flucht-Reaktionen in Gang. Bei traumatisierten Menschen kann eine Hyperaktivierung der Amygdala bestehen; sie ist somit in dauernder Alarmbereitschaft.

Da es hinsichtlich der Oxytozinanwendung mittels Nasenspray noch keine Langzeitstudien gibt, werden der therapeutische Einsatz von Oxytozin und auch die Ergebnisse der Studien kontrovers diskutiert. Nicht bekannt ist z. B., welche Auswirkungen die Langzeitsubstitution von Oxytozin auf das Gehirn hat. Einer Hypothese zufolge besteht die Möglichkeit, dass bei andauernder Substitution kein eigenes Oxytozin mehr produziert wird.

Vor diesem Hintergrund scheint es mehr als interessant zu sein, eine natürliche Oxytozinsteigerung bei Patienten zu bewirken. Neben bereits bekannten Verfahren wie Meditation, Yoga und Musizieren sind hierbei vor allem die menschliche Vertrauensbildung und das Mitgefühl für den Patienten von Bedeutung. Genau das zu bewirken, ist die Aufgabe des Therapeuten.

> Info
>
> **Allgemeine Einflussfaktoren**
> - Beziehung zwischen Patient und Therapeut
> - Erwartungshaltung des Patienten
> - Ressourcen des Patienten
> - Haltung des Therapeuten
> - hormonelle Einflüsse – Wirkung von Oxytozin

5.2 Spezifische Wirkung

Geht es um die Frage der spezifischen Wirkung, liegt der Fokus immer auf der betrachteten Methode. In sämtlichen Studien zu den Einfluss- und Wirkfaktoren in der Psychotherapie wurde der Methode eindeutig der geringste Effekt zugeschrieben (Duncan et al., 2004 [9]; Hubble et al., 2001 [16]). Der maximale Wirkfaktor bei diesen Studien lag bei 15 %. Das relativiert alle Diskussionen, die um die Haltung kreisen: „Meine Methode ist die beste!“ Bei aller Nachhaltigkeit und Effektivität, die EMDR in vielen Studien zugeschrieben werden, scheint es mir angebracht, die Forschungsergebnisse auch für die Methode EMDR gelten zu lassen. Bei aller Begeisterung für EMDR muss die Methode sowohl zum Therapeuten als auch zum Patienten passen.

Genauso, wie wir über eine innere Instanz verfügen, die Wunden und Verletzungen heilt, besitzen wir eine innere Instanz, die seelische Verletzungen heilt. Ist beispielsweise ein Finger gebrochen und sitzt an der richtigen Stelle, reicht in der Regel 3- bis 4-wöchiges Tapen, und der Finger ist wieder heil und belastbar. So verfügt auch das Gehirn über eine spezifische Wirkweise. Belastende Erlebnisse werden vom impliziten ins explizite Gedächtnis transportiert. Ist die Belastung zu groß, wird die Erfahrung nicht ganzheitlich verarbeitet und Traumafragmente bleiben im impliziten Gedächtnis zurück. Hier bedarf es dann der Unterstützung durch eine traumaspezifische Methode wie EMDR. Vergleichbar ist das mit dem Bespiel des gebrochenen Fingers: Sitzt er nicht an der richtigen Stelle, bedarf es in der Regel der medizinischen Korrektur, damit der Heilungsprozess seinen Lauf nehmen kann.

Den seelischen Heilungsprozess, der durch EMDR initiiert wird, nannte Francine Shapiro Accelerated Information Process (APS); übersetzt heißt das „Prozess der beschleunigten Informationsverarbeitung“. Hierbei kommen 3 Wirkprinzipien zusammen: die Entkonditionierung, die Aufmerksamkeitsteilung und die Veränderung des synaptischen Potenzials durch die mittels äußerer Stimuli erzeugten neuronalen Impulse.

5.2.1 Entkonditionierung

In der Regel stellt sich während einer EMDR-Sitzung eine entspannende Wirkung ein, d. h., der Parasympathikus wird aktiviert. Da der Patient zu Beginn der Stimulationsphase in der Regel gebeten wird, mit dem Bild des schlimmsten Moments seiner Belastung zu starten, und gleichzeitig während der Sitzung ruhiger und entspannter wird, tritt während der EMDR-Sitzung ein ähnlicher Effekt auf wie bei der systematischen Desensibilisierung in der Verhaltenstherapie.

Bei der systematischen Desensibilisierung erstellt der Patient z. B. eine Angsthierarchie und erlernt gleichzeitig eine Entspannungsmethode, in der Regel progressive Muskelrelaxation (PMR) nach Jacobson. Dann beginnt er mit dem geringsten Belastungsgrad und entspannt gleichzeitig gezielt seinen Körper. Ist diese Vorstellung für ihn belastungsfrei möglich, arbeitet er sich gezielt nach der gleichen Strategie auf der Belastungshierarchie nach oben.

Dieser Effekt tritt bei EMDR ganz nebenbei und doch wirkungsvoll auf. Somit führt EMDR verstärkt zu einer Löschung konditionierter physiologischer Reaktion, d. h., die Reaktion auf die Reaktion wird gelöscht.

5.2.2 Aufmerksamkeitsteilung

Eine besondere Rolle bei EMDR kommt der Aufmerksamkeitsteilung zu. Der Patient wird zu Beginn der Stimulationsphase aufgefordert, mit einem Teil seiner Aufmerksamkeit in seiner Vorstellung bei dem belastenden Erlebnis zu sein und mit dem anderen Teil seiner Aufmerksamkeit gezielt den Fingerbewegungen des Therapeuten zu folgen. Somit findet während der Arbeit eine permanente Orientierung im Hier und Jetzt statt. Das wiederum kann für den Patienten eine vollkommen neue und stärkende Erfahrung sein.

Von Personen mit der Diagnose PTBS ist bekannt, dass ihnen beim Auftreten von Flashbacks und Intrusionen die Orientierung im Hier und Jetzt unmöglich erscheint. Das Trauma der Vergangenheit überlagert die jetzige Realität. Sie sind gefangen in den traumatischen Vorstellungen und Emotionen. Viele Patienten berichten nach einer EMDR-Sitzung, dass es für sie eine Schlüsselerfahrung gewesen sei, sich einerseits den belastenden Gedanken, Bildern und Gefühlen auszusetzen und sich andererseits in der Gegenwart auf die bilaterale Stimulation zu konzentrieren. Diese Erfahrung nehmen sie aus der Sitzung mit und sie gibt ihnen die Hoffnung, dass genau das nicht nur in der therapeutischen Sitzung, sondern auch im Alltag möglich ist.

5.2.3 Veränderung des synaptischen Potenzials

Donald Hepp formulierte bereits Ende der 1940er-Jahre den Satz „Neurons that fire together, wire together“ (Grawe, 2004 [12], S. 31) – Neuronen, die zusammen abgefeuert werden, arbeiten vernetzt miteinander. Hepp formulierte damit einen Kernsatz der heutigen Gehirnforschung. Kommunikation im Gehirn findet immer durch Überwindung des synaptischen Spalts statt. Das heißt, für diese Überwindung benötigt das Gehirn entweder elektrische oder biochemische Impulse. Die biochemische Übertragung wird gesteuert durch spezifische Botenstoffe. So gibt es Botenstoffe, die die Kommunikation verhindern, z. B. das Stresshormon Kortisol, und es gibt Botenstoffe, die die Kommunikation ermöglichen, auf die im weiteren Verlauf noch näher eingegangen wird. Vorab ist es wichtig, sich mit den Erkenntnissen der Gehirnforschung, insbesondere mit der Arbeit von Eric Kandel, zu befassen. Kandel erhielt im Jahr 2000 den Medizinnobelpreis für die Erforschung der Neuroplastizität. Er erbrachte u. a. den Nachweis, dass bei gleichzeitiger prä- und postsynaptischer Aktivität Botenstoffe zum Zellkern gelangen, die dort für den Transport von Eiweißen zur postsynaptischen Membran und für deren weiteren Ausbau sorgen. Der gleiche Prozess tritt auch präsynaptisch ein. Das heißt, je höher die Aktivität ist, desto größer werden die synaptischen Verknüpfungen. Damit erbrachte Kandel den Beweis für die **Langzeitpotenzierung** im Gehirn (Kandel, 2007 [23]). Mehrere Faktoren beeinflussen die Langzeitpotenzierung, insbesondere regelmäßige Wiederholung sowie starke Emotionen. Lernt ein Schüler einmalig 50 Lateinvokabeln und fragt man ihn nach 3 Monaten, wird er von diesen 50 vermutlich noch 5–10 im Gedächtnis behalten haben; wiederholt er jedoch nach dem ersten Lernen die Vokabeln regelmäßig, wird er auch nach 3 Monaten vermutlich alle 50 benennen können. Wie wichtig Emotionen für das Gedächtnis sind, können all jene bestätigen, die sich auch nach 30, 40 oder 50 Jahren noch detailgetreu an ihren ersten Kuss erinnern können.

Im Gehirn laufen während der bilateralen Stimulation unterschiedliche Vorgänge ab. Wichtig ist hierbei, dass für unser Gehirn jede **Vorstellung** real ist. Schließen Sie für einen Moment die Augen und stellen Sie sich vor, wie Sie in ein saftiges, saures Zitronenviertel beißen. Sie werden erleben, dass es zum sofortigen Speichelfluss kommt, und vermutlich wird Ihr Umfeld Veränderungen Ihrer Mimik wahrnehmen – dabei ist keine Zitrone in Ihrem Mund. Das Gehirn reagiert allerdings auf diese Vorstellung mit der Kontraktion der Muskeln und der Ausschüttung von Botenstoffen, die den Speichelfluss bewirken. Somit wirken auch Veränderungen, die ein Patient in seiner Vorstellungswelt während der Therapie erlebt, auf neuronaler Ebene.

Der erste Effekt, der durch die bilaterale Stimulation im Gehirn zu benennen ist, ist die **Synchronisation der Hemisphären** über die Aktivierung der Amygdala. Ganz allgemein können wir uns die Frage stellen, wann die Lösung einer Problematik oder auch die für den eigenen Therapieprozess notwendigen Erkenntnisse wahrscheinlicher sind – wenn nur eine Gehirnhälfte aktiv ist oder wenn wir aus dem vollen Potenzial beider Gehirnhälften schöpfen und diese sogar noch kooperieren? Bei Flashbacks traumatisierter Menschen zeigte sich, dass diejenige Gehirnhälfte, in der unser Sprachzentrum sitzt, deutlich inaktiv, und die Gehirnhälfte, in der schwerpunktmäßig innere Bilder und Emotionen verarbeitet werden, hyperaktiv ist. Durch die wechselseitige Aktivierung der Amygdala als paariges Organ wird dieser wechselseitige Impuls der bilateralen Stimulation an beide Großhirnhälften weitergegeben. Diese werden wechselseitig stimuliert, aktiviert und der ganzheitliche Verarbeitungsvorgang im Gehirn angeregt. Somit gilt der Grundsatz: Was wechselseitig verarbeitet werden will, sollte auch wechselseitig eingegeben werden. So wirkt EMDR auf der Ebene tiefer Hirnstrukturen über die Aktivierung der Amygdala, des Hippocampus und des orbitofrontalen Kortex des limbischen Systems. Dabei entsteht ein assoziativer Zugang zu den betroffenen neuronalen Netzwerken. Insofern wirkt EMDR auch jenseits des sprachlichen Zugriffs.

Für die **Traumaverarbeitung** ist insbesondere der Transport vom Hot-System (implizites Gedächtnis) zum Cool-System (explizites Gedächtnis) essenziell. Die Traumafragmente, die im Hot-System nach der Traumatisierung zurückgeblieben sind, werden durch den beschleunigten Verarbeitungsvorgang mit EMDR zu einer ganzheitlichen Erfahrung, die im expliziten Gedächtnis abgespeichert ist, und somit zu einem Teil der eigenen Lebensgeschichte. Eine Metapher mag diesen Prozess verdeutlichen: Der Computer, auf dem dieses Buch gerade geschrieben wird, verfügt über einen Arbeitsspeicher von 16 GB und eine Festplatte von 1 TB. Wenn die Informationen für den Arbeitsspeicher zu groß sind und dort nicht verarbeiten werden können, kommt es in der Regel zu einem Systemabsturz, vergleichbar mit einem Flashback. EMDR sorgt dafür, dass diese Informationsfragmente aus dem Arbeitsspeicher in die Dateistruktur der Festplatte transportiert werden. Der Betroffene kann somit die Datei öffnen, sie betrachten, sie als belastende Erfahrung wahrnehmen und auch wieder schließen. Dies hat zur Folge, dass das Trauma von damals heute keine Macht mehr über ihn hat. Bei diesem Prozess kommt einem Gehirnbotenstoff eine besondere Bedeutung zu. Forscher stellten fest, dass in den REM-Phasen unseres Schlafes, d. h. genau in den Phasen, in denen sich die Augen unter den Liddeckeln bewegen, Azetylcholin ausgeschüttet wird (Schubbe, 2016 [31], S. 93). Interessanterweise ist Azetylcholin neben seinen vielen anderen Funktionen zuständig für die Verarbeitung von Affekten und Assoziationen. Diese Ergebnisse aus der Schlafforschung lassen den Schluss zu, dass die bilaterale Stimulation vermutlich die Produktion von Azetylcholin fördert.

Forschungsergebnisse der Universität von Ottawa von Alvarez-Saavedra et al. (2016) [1] zeigten bei Mäusen, die sich intensiv in einem Laufrad bewegen, intensive Veränderungen im Gehirn. Die Versuchsmäuse litten alle unter einer Schädigung der Myelinschicht von Nervenzellen. Bei den Mäusen, die sich regelmäßig bewegten (Laufen ist nichts anderes als taktile bilaterale Stimulation), kam es zu einer Regeneration der Myelinhülle. Allerdings hielt der Effekt nur so lange an, wie die Mäuse in Bewegung waren. Ursache für diese Regeneration ist laut Meinung der Forscher ein Eingriff in den Hirnstoffwechsel, der den Wachstumsprozess neuer Gehirnzellen initiiert. Der entscheidende Hirnbotenstoff dabei ist das Neuropetid VGF (Nerve Growth Factor Inducible Protein), das bei den laufenden Mäusen massiv ausgeschüttet wurde (Alvarez-Saavedra et al., 2016 [1]). Bekannt ist, das VGF sowohl den Hirnstoffwechsel als auch die Stimmung positiv beeinflusst und Heilungsprozesse in Gehirnarealen anstößt.

Ähnliche Ergebnisse ergaben sich in Studien von Prof. Richard Dodel (Deutsche Gesellschaft für Neurologie). In diesen konnte nachgewiesen werden, dass bei Muskelaktivität das Muskelhormon Irisin freigesetzt wird und über den Blutkreiskauf ins Gehirn gelangt (Lourenco et al., 2019 [26]). Die Steigerung der Irisinkonzentration führte im Tierexperiment zu einer Verbesserung der synaptischen Plastizität. Beim Menschen könnte also ein ähnlicher Mechanismus zugrunde liegen. Da die neuronale Plastizität einen herausragenden Anteil an Lern- und Heilungsprozessen hat, werfen diese Studien ein ganz neues Licht auf die taktile bilaterale Stimulation. Mit entsprechender wechselseitiger Bewegung und Muskelaktivierung könnten so Verarbeitungsprozesse im Gehirn gefördert werden.

Diese veränderten Aktivitäten in neuronalen Netzwerken werden von Patienten manchmal sogar körperlich wahrgenommen. Sie beschreiben oft, dass es sich so anfühle, als ob da im Kopf etwas arbeite und sich neu ordne.

5.2.4 Ressourcen

Ressourcen scheinen nicht nur in der Psychotherapie das eigentlich wirksame Element der Heilung zu sein. Wenn wir uns vergegenwärtigen, das gerade beim Traumaerleben die Kompetenzen und Ressourcen des Patienten nicht ausgereicht haben, um die Situation zu bewältigen, so ist es in der Therapie umso wichtiger, die jeweiligen Ressourcen bewusst zu machen und deren Kraft zu verstärken.

Ich bin zutiefst überzeugt davon, dass grundsätzlich jeder Mensch über ein unglaubliches Reservoir an Ressourcen verfügt, erlebe jedoch oftmals in der Therapie, dass der Zugang zu ihnen versperrt zu sein scheint. Hier setzt die Verantwortung des Therapeuten an, indem er seine Bemühungen darauf ausrichtet, den Patienten zu stärken und wachsen zu lassen. Schon Abraham Lincoln hat gesagt: „Man hilft den Menschen nicht, wenn man für sie etwas tut, was sie selbst tun könnten." Das bedeutet in der Psychotherapie ein konsequentes Fokussieren auf die Stärken des Patienten, und es verbietet sich gleichzeitig das Abrutschen in ein Helfersyndrom. Auf die Dauer führt die Übernahme der Retterrolle dazu, „das Opfer" kleinzuhalten, und irgendwann muss es sich gegen den eigenen Retter wehren. Das bedeutet für den Therapeuten, ein Stück weit Abschied zu nehmen vom Therapeuten-Ego – im Idealfall klopft sich nicht der Therapeut nach der Sitzung auf die Schulter, sondern der Patient. Das erfordert ein hohes Maß an Vertrauen in die Ressourcen des Patienten. Dieses Vertrauen entsteht zum großen Teil auf der Basis von Erfahrung, daher ist ein großer Erfahrungsraum des Therapeuten, in dem sich eine innere gefestigte Haltung entwickeln kann, unbedingte Voraussetzung für die Arbeit mit EMDR. Als prozessorientierte Methode bietet EMDR für den Patienten wiederum einen eigenen Raum, und vor allem in der Reprocessing-Phase können die individuellen Ressourcen des Patienten in seinem Tempo und in seiner individuellen Art aufsteigen und wirken. Dadurch, dass sich der Therapeut in dieser Phase nicht auf eine Intervention konzentrieren muss, kann er seine ganze Energie der Präsenz widmen, um auf diese Weise den Prozess bestmöglich im Sinne des Patienten zu begleiten. Gerade dann kann die innere Instanz, die innere Heilkraft des Patienten wirken, die den Therapeuten oftmals demütig Zeuge des Wirkens dieser großartigen inneren Kraft sein lässt.

Der Zugang zu den Ressourcen des Patienten ist für mich unabdingbare Voraussetzung für die Arbeit mit EMDR. Aus diesem Grund sollte bereits in der Anamnese intensiv auf das Etablieren der individuellen Ressourcen des Patienten Wert gelegt werden. Eine asiatische Weisheit lautet: „Betrachte den Menschen als ein Bergwerk, reich an Edelsteinen von unschätzbarem Wert." In diesem Sinne ist der Therapeut Schatzsucher. Er begibt sich auf eine Entdeckungsreise zu den Ressourcen seiner Patienten. Diese mögen manchmal an der Oberfläche liegen, sodass der Zugang zu ihnen leicht, unmittelbar und selbstverständlich ist; manchmal braucht es jedoch auch tiefes Graben mit Ausdauer, Anstrengung und dem Vertrauen, zur rechten Zeit fündig zu werden.

Merke

Neurons that fire together, wire together!

Wenn wir das Prinzip von Donald Hepp „Neurons that fire together, wire together" zugrunde legen, dann muss es natürlich auch für unsere Arbeit gelten. Es bildet die Grundlage für das **bipolare Prinzip**, das besagt, dass in einem seelischen Heilungsprozess das neuronale Belastungsnetzwerk mit dem neuronalen Ressourcennetzwerk interferiert. Diese Netzwerke verbinden sich durch die Arbeit mit EMDR derart intensiv und nachhaltig, dass nach erfolgreicher Therapie das Belastungsnetzwerk nicht mehr ohne das Ressourcennetzwerk aktiviert werden kann (**Abb. 5.1**). Die Folge sind neue Gedanken, Bewertungen, Emotionen und letztendlich Verhaltensweisen in Bezug auf die belastende Erfahrung.

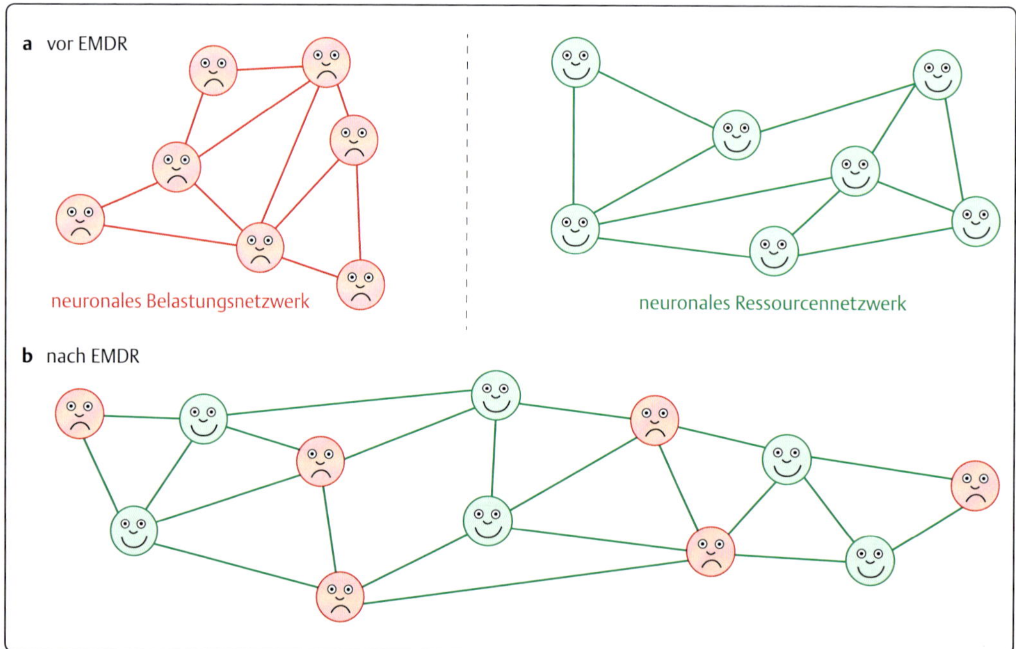

Abb. 5.1 Belastungs- und Ressourcennetzwerk.
a Vor der Behandlung mit EMDR.
b Nach der Behandlung mit EMDR.

Fallgeschichte

Hundephobie

Herr P. konsultierte mich wegen seiner ausgeprägten Hundephobie. In seiner Nachbarschaft lebte eine stattliche Bordeauxdogge, und wenn er dieser begegnete, setzte eine klassische Panikreaktion ein. Das bedeutet, dass auf neuronaler Ebene ausschließlich das Belastungsnetzwerk mit den entsprechenden Reaktionen wie Kampf, Flucht oder absoluter Erstarrung aktiv wird. Wenn sich Begegnungen nicht vermeiden ließen (Rückzug), erstarrte er und fühlte sich der Situation handlungsunfähig ausgeliefert.

Dieser Patient verfügte über viele Ressourcen, die er in seinem Leben entwickelt hatte. So betrieb er bereits sein ganzes Leben lang Kampfsport, er war also keineswegs ängstlich und zudem trainiert darin, auf plötzliche Veränderungen und „Gefahren" angemessen zu reagieren. Zudem konnte er – zumindest in abstrakten Situationen wie dem Betrachten von Filmen und Fotos – die Körpersprache von Hunden recht gut einschätzen. Das Dramatische war, dass er in Situationen, in denen er mit der Bordeauxdogge konfrontiert war, absolut keinen Zugang zu einer dieser Ressourcen hatte.

Nach erfolgreicher Therapie war es ihm möglich, besagter Bordeauxdogge angstfrei zu begegnen, ihre Körpersprache zu lesen – um letztlich festzustellen, dass dieses Tier ein sanftes, gutmütiges und friedvolles Wesen hatte. Somit bestand für ihn kein Grund, vor dieser Bordeauxdogge Angst zu haben. So wird es ihm auch in Zukunft möglich sein, in Kontakt mit Hunden ein adäquates Verhalten zu zeigen, begleitet von rationalen Bewertungen, konstruktiven Gedanken und angemessenen Emotionen.

Im Nachfolgenden gebe ich einen Überblick über einige Ressourcen, die mir bei der Arbeit mit Patienten wichtig erscheinen – ohne den Anspruch auf Vollständigkeit, denn ich bin in all diesen Jahren immer wieder von neuen kreativen Ressourcen meiner Patienten überrascht worden.

Allgemeine Ressourcen

Zu den allgemeinen Ressourcen zähle ich den Mut, die Hoffnung und das Vertrauen, die ein Patient in seinem Leben schon gezeigt und erfahren hat. Letztendlich bedarf es oftmals genau dieser Eigenschaften, um sich überhaupt der Verarbeitung belastender Erfahrungen zu stellen.

Ferner lassen sich Ressourcen aus dem Weltbild des Patienten ableiten. Gibt es so etwas wie eine höhere Kraft, an die er glaubt? Ist er religiös oder auf andere Art spirituell? Gibt es für ihn so etwas wie eine höhere Sinnhaftigkeit? Ist er eingebettet in einen tiefen, konstruktiven Glauben? Antworten auf diese Fragen können letzten Endes den Zugang zu einem mehr oder minder starken Optimismus eröffnen, der eine große Kraft im Heilungs- und Veränderungsprozess bewirken kann. Es gibt Evolutionsforscher, die davon ausgehen, dass gerade der Glaube an etwas, das größer ist als der Mensch selbst, zu dem Optimismus geführt hat, der es dem Homo sapiens im Gegensatz zu anderen humanoiden Daseinsformen ermöglicht hat, sich hin bis zum heutigen Menschsein zu entwickeln und Gefahren und Krisen zu überstehen.

Existenzielle Ressourcen

Ressoucen dieser Form entwickeln sich in der Regel aus der eigenen Lebensgeschichte heraus. Sie haben somit für den Patienten oftmals eine sehr individuelle und kraftvolle Bedeutung. Das können Ressourcen wie Kreativität und Sensibilität sein. Das können aber auch Abwehrmechanismen des Patienten sein.

Der Begriff „Abwehrmechanismus" hat oftmals einen negativen Beiklang. Im Grunde sind Abwehrmechanismen jedoch Fähigkeiten, die bei den meisten Menschen nicht nur das Überleben gesichert haben, sondern auch Grundlage für den eigenen Lebensplan und -weg waren. Allein die Generation unserer Eltern und Großeltern, die noch den Wahnsinn und den Schmerz des Krieges miterlebt haben, fand nur selten den Weg in die psychotherapeutische Praxis, um das Erlebte aufzuarbeiten. Das Einzige, was sie hatten, waren eben diese Abwehrmechanismen. Damit haben sie das Land wiederaufgebaut, Familien gegründet und die Zukunft aktiv gestaltet.

Abwehrmechanismen bieten uns eine Möglichkeit, heilend und stärkend ohne therapeutische Hilfe den eigenen Lebensweg zu beschreiten. Wenn nötig, schützen sie uns – gleichzeitig haben wir die Möglichkeit, die eigenen Ressourcen wirken zu lassen, Veränderungswegen im Leben zu folgen, Entscheidungen zu treffen, die uns wachsen lassen, um so eine eigene „heilende" Vita zu leben, in der das Zusammenwirken von Abwehr und der bewusste Einsatz weiterer Ressourcen ein dynamisches Wechselspiel bildet.

Fallgeschichte

Tödlicher Autounfall des eigenen Kindes

Einer meiner Freunde verlor bei einem tragischen Autounfall eines seiner Kinder – vermutlich das Schlimmste, was Eltern passieren kann. In diesem Fall stand ich meinem Freund zu nah, um gemeinsam mit ihm therapeutisch arbeiten zu können. Statt dessen begleitete ich ihn in den ersten Tagen mit viel Trost, Zuwendung und war als Freund für ihn da. In dieser Zeit setzten die ersten Stabilisierungsprozesse bei ihm ein. Vitalfunktionen wie Essen, Trinken und Schlafen regulierten sich und insbesondere seine sozialen und familiären Ressourcen konnten beginnen zu wirken. Er hat bis heute nie eine einzige Stunde Psychotherapie zu diesem Thema in Anspruch genommen, gleichwohl merkt man in heutigen Gesprächen, dass er dieses traumatische Erleben als Teil seiner eigenen Lebensgeschichte integriert hat. Dies ist ein Beispiel für gut funktionierende Verarbeitungsprozesse mit eigenen Ressourcen ohne die Notwendigkeit einer Psychotherapie.

Eine weitere berührende Lebensgeschichte zeigt, welche Kraft in Abwehrprozessen stecken kann.

Fallgeschichte

Gefangenschaft nach dem Krieg

Frau E. lebte während des 2. Weltkriegs in einer Stadt in der Nähe von Sankt Petersburg und war Vorzimmerdame eines deutschen Offiziers. Als die Russen Sankt Petersburg zurückeroberten, entschied sie sich, ihre Mutter nicht allein zurückzulassen – in der Hoffnung, ihr werde schon nichts geschehen, da sie selbst kein Nazi gewesen sei und nichts Böses getan habe. Dies stellte sich als fatale Fehleinschätzung heraus, die in einem 10-jährigen Aufenthalt in einem sibirischen Straflager mündete. In all den Jahren hielt sie ein einziger Gedanke am Leben (sie hatte erst kürzlich geheiratet), nämlich die Liebe zu ihrem Mann und die Hoffnung, ihn eines Tages wiederzusehen.

Als sie über einen Gefangenenaustausch endlich freikam, holte sie ihr Mann am Bahnhof ab und offenbarte ihr, dass er im Glauben, sie sei tot, wieder geheiratet habe. Wenn sie darauf bestünde, würde er diese Ehe aber annullieren lassen. Sie schickte ihn auf der Stelle weg und entschied noch auf dem Bahnsteig, dass es die letzten 10 Jahre in ihrem Leben nicht gegeben hatte.

Nun kann man sich vorstellen, dass eine Frau, die so lange Zeit in Gefangenschaft verbracht hat, nicht unbedingt jünger aussehen müsste, doch wirkte ihre innere Haltung so intensiv und nachhaltig, dass sie bis ins hohe Alter von ihrem Umfeld immer deutlich jünger geschätzt wurde. Sie heiratete noch einmal, bekam Kinder und lebte bis zum letzten Atemzug ein glückliches, humorvolles und kraftvolles Leben. Am Beispiel von Frau E. wird deutlich, welche ressourcenvolle Kraft in unseren Abwehrmechanismen liegen kann.

Äußere Ressourcen

Zu den äußeren Ressourcen zählen wir das **soziale Umfeld** des Betroffenen, somit auch seine Freunde und seine Familie. Insofern ist auch das intensive Erkunden dieses Umfelds elementarer Bestandteil der Anamnese. Gerade hier können die intensiven emotionalen positiven Beziehungen und Bindungen enorme Kraft entfalten und – wenn nötig – gezielt in die Arbeit eingebunden werden.

Fallgeschichte

Erfolglosigkeit eines Fußballers

Ein Stürmer der ersten Fußball-Bundesliga suchte im Beisein seines Coachs meine Praxis auf, da es ihm seit geraumer Zeit nicht mehr gelang, den Ball ins Tor zu bringen. Alle bisherigen Coachinginterventionen waren fruchtlos geblieben, und am Ende kamen beide zu dem Schluss, dass ein tieferliegendes traumatisches Erleben aus der Kindheit ursächlich für den Erfolgseinbruch sein könnte.

Die Unfähigkeit, ein Tor zu schießen, setzte interessanterweise mit der Geburt seines Kindes ein. Bei der therapeutischen Arbeit offenbarten sich starke Traumatisierungen durch den Vater, die geprägt waren von Gewalterfahrungen und Übergriffen auf seine Mutter. Während der EMDR-Behandlung zeigte sich ganz von selbst die unglaublich große Liebe zu seinem Kind. Hier setzte ein neuer Bewusstseins- und Bewertungsprozess ein mit der Erkenntnis, dass er seinem Kind niemals das antun könnte, was sein Vater ihm angetan hatte. Somit hat hier eine kraftvolle soziale Ressource gewirkt – die Liebe. Mit dieser Erkenntnis und der damit verbundenen Ressourcenanbindung war es ihm wieder möglich, erfolgreich als Stürmer Tore zu schießen. Diese selbstorganisierte Ressourceneingebung (die Liebe zu seiner neugeborenen Tochter) zeigt, wie wirkungsvoll unsere „innere Intelligenz" sein kann.

Weitere äußere Ressourcen können die Therapie selbst, aber auch Selbsthilfegruppen sein. Die **Therapie** als Ressource kann für den Patienten Sicherheit, Vertrauen, Hoffnung und Bindung darstellen, die ihn durch die schweren Zeiten tragen. **Selbsthilfegruppen** sehe ich ein Stück weit ambivalent. Einerseits finden sich in Selbsthilfegruppen Menschen mit einem ähnlichen, spezifischen Hintergrund; so fühlen sich oftmals Eltern, die ihre Kinder verloren haben, nur in einem Kreis von Personen verstanden, die dieses Schicksal ebenfalls erlebt haben. Andererseits besteht die Gefahr, dass bei einer zu hohen Identifikation sowohl mit der Gruppe als auch mit dem Symptombild ein Herauswachsen aus der Gruppe in ein freieres Leben erschwert wird.

Fallgeschichte

Unfalltod beim S-Bahn-Surfen

Eine Mutter hatte den tragischen Unfalltod ihres Sohnes miterleben müssen. Er war beim S-Bahn-Surfen in den Oberleitungen zu Tode gekommen. Die Mutter kam an den Unfallort, und die Stadtwerke schafften es erst nach einer halben Stunde, den Strom abzuschalten. So lange musste sie mit ansehen, wie der tote Körper ihres Sohnes in den Oberleitungen hing. Nach diesem schrecklichen Erleben fand sie eine Selbsthilfegruppe verwaister Eltern und erfuhr dort viel Verständnis, Trost und Stabilisierung.

Als sie so weit war, nahm sie psychotherapeutische Hilfe in Anspruch und verarbeitete das Erlebte. Mittlerweile (das Erlebnis liegt Jahre zurück) hat sie die Leitung dieser Selbsthilfegruppe übernommen. Die Lebensgeschichte dieser Frau weist darauf hin, dass sich selbst eine lebenslange Beschäftigung mit dem ursprünglichen Traumaerleben später (nach erfolgter Integration des Erlebten) in eine Ressource für andere und vielleicht auch für sich selbst verwandeln kann.

Fallgeschichte

Unterstützende Behandlung bei Multipler Sklerose (MS)

Einer meiner Ausbildungsteilnehmer arbeitete seit vielen Jahren intensiv mit Hypnose. Seine Frau war an MS erkrankt. MS ist dadurch gekennzeichnet, dass sich durch entzündliche Prozesse die Myelinscheiden der Nerven auflösen, wodurch Störungen der dahinterliegenden Nervenbahnen ausgelöst werden. Es lässt sich vergleichen mit Stromkabeln, bei denen sich die Isolierschicht ablöst, sodass es zu einem Kurzschluss durch die blanken Kabel kommt. Der Ehemann der Erkrankten legte sich ein profundes Wissen über das menschliche Nervensystem zu und führte täglich 2-stündige Hypnosesitzungen durch, in denen er das Nervensystem seiner Frau über lange Zeit hinweg quasi neu „verkabelte“ und „isolierte“. Die Folge war, dass in Verbindung mit einer spezifischen Rohkostdiät die MS-Schübe ausblieben und sich sogar Residualzustände teilweise wieder zurückentwickelten, was laut allgemeiner Lehrmeinung als nahezu unmöglich gilt.

Die Ehefrau selbst war Mitglied einer MS-Selbsthilfegruppe. Dort wurde ihr vorgehalten, MS sei unheilbar und sie befinde sich wieder in ihrer MS-spezifischen Euphorie. Anscheinend kamen in dieser Gruppe zwei Dinge zum Tragen: Einerseits wirkte vermutlich der gruppendynamische Aspekt, kein Mitglied der Gruppe zu verlieren; andererseits mag der Gedanke der Gruppenmitglieder im Raum gestanden haben: „Da wird jemand mit dem gleichen Krankheitsbild wie ich geheilt, ich aber nicht – das kann nicht sein.“

Beide Fallgeschichten zeigen das Für und Wider von Selbsthilfegruppen. Letztendlich werden sie immer von Menschen gemacht und stehen und fallen genau mit diesen menschlichen Aspekten, die in Selbsthilfegruppen gelebt werden. Zudem hängt es maßgeblich von der Leitung einer solchen Gruppe ab; entscheidend ist dabei die nötige hohe Qualifikation durch Ausbildung und Erfahrung.

Allgemein können äußere Ressourcen auch **Einrichtungen** und **Gruppierungen** sein, in denen es Menschen möglich ist, stärkende soziale Bindungen und Kontakte zu knüpfen. Dazu gehören Sportvereine, Kindergärten, Schulen sowie das berufsbezogene Umfeld. Hier begegnen wir Menschen, mit denen wir mehr oder weniger regelmäßig viel Zeit verbringen, die uns vertraut sind und mit denen wir gemeinsam in entsprechende Strukturen eingebunden sind.

Fallgeschichte

Suizid des Vaters

Ein Schüler, 12 Jahre alt, fand morgens seinen Vater, der Suizid begangen hatte. Die Mutter entschloss sich, den Jungen am selben Tag in die Schule zu bringen. Dort informierte sie die Klassenlehrerin, woraufhin diese einen außerplanmäßigen Wandertag auf die Tagesordnung setzte. So verbrachte sie den gesamten Vormittag wandernd mit den Kindern, hatte Zeit für viele Fragen, die auftauchten, und konnte sich stabilisierend dem Jungen widmen. Hier zeigt sich, wie eine gute Intervention der Lehrerin in Verbindung mit Laufen (taktile bilaterale Stimulation) recht unmittelbar zu einer deutlichen Reduzierung der Belastung beitragen kann.

Pathologische Ressourcen

Ein wichtiger Bereich, der oftmals unterschätzt oder vergessen wird, ist die Ressourcenfunktion pathologischer Symptome. So kann die **Dissoziation** eine enorm schützende, vielleicht sogar lebensrettende Funktion für den Betroffenen haben. Gerade bei schwersten Komplextraumatisierungen stellen sich unterschiedlichste Dissoziationsformen ein, die zwar ein Symptom, gleichzeitig aber auch Schutz bieten. So kann es sein, dass ein Traumatisierter keine Erinnerungen an Teile des Geschehens oder auch die gesamte Traumatisierung zeigt. Diese Amnesie schützt ihn vor den zu belastenden Erlebnisinhalten.

Oder es werden im Zusammenhang mit einer Traumatisierung Gefühle abgespalten, zu denen dann kein Zugang mehr möglich ist. Durch die

Abspaltung dieser emotionalen Anteile wird der Patient u. a. vor einer emotionalen Überflutung, der er hilflos ausgesetzt wäre, geschützt.

> **Fallgeschichte**
>
> **Zwang zur Selbstverletzung**
>
> Eine junge Frau, 28 Jahre alt, kam in meine Praxis, da sie unter dem Zwang litt, ihre Hände regelmäßig mit kochendem Wasser zu überbrühen. Im Rahmen der Anamnese stellte sich heraus, dass sie ursprünglich keine Erinnerung an die gesamte Zeit ihrer Kindheit besaß. Sie war alleinerziehende Mutter, litt grundsätzlich unter keiner spezifischen Symptomatik und war hochgradig daran interessiert, herauszufinden, wie ihre Kindheit gewesen war.
>
> Mit dieser Zielsetzung suchte sie eine Reinkarnationstherapeutin auf mit der Bitte, sie in Trance in die Kindheit zurückzuführen. Bei jeder Sitzung, die sie abhielten (und es waren viele), übersprang sie die Kindheit und landete „in einem früheren Leben". Bei einem vereinbarten Sitzungstermin rief die Therapeutin vorher an und sagte: „Mir ist heute was dazwischengekommen. Ich muss den Termin verschieben. Aber du weißt ja, wie das geht; du kannst das heute mal selber machen, und wir sprechen nächste Stunde darüber." Das setzte die Patientin auch in die Tat um, wählte eine autosuggestive Tranceinduktion und landete prompt in der Kindheit.
>
> In diesem ungeschützten Setting durchlebte sie noch einmal die schwersten Traumatisierungen ihrer Kindheit. Sie musste erfahren, dass sie als Kind in einem sehr abgeschotteten Familiensystem in abgelegener ländlicher Gemeinschaft von Eltern, Großeltern, Onkeln und Tanten schon als kleines Kind gezwungen worden war, an zutiefst verstörenden Ritualen teilzunehmen, bei denen Tiere getötet wurden und sexuelle Übergriffe stattfanden. Mit diesem Erleben war sie vollkommen allein und von nun an schutzlos den Bildern und Emotionen ausgeliefert. Circa 3 Monate später entwickelte sich die Zwangsstörung.

Einmal abgesehen von dem fahrlässigen Verhalten der Therapeutin verdeutlicht das Beispiel die extrem wichtige Funktion unsere Schutzsysteme. Es darf niemals darum gehen, sie „mit der Brechstange" durchlässig zu machen. Dazu ist eine erfahrene, behutsame und kompetente Begleitung des Traumatherapeuten erforderlich.

Gerade EMDR bietet hier – neben dem Einsatz traumaspezifischer Protokolle – einen auf den Patienten abgestimmten Behandlungsweg, der gekennzeichnet ist von Stabilität, Sicherheit und einem Heilungsweg, der dem Rhythmus und der Persönlichkeit des Patienten entspricht.

Vor dem Hintergrund des oben beschriebenen Falles wird außerdem deutlich, dass auch andere Symptome durchaus eine schützende Funktion haben können. Dazu gehören selbstverletzendes Verhalten wie **Ritzen**. Auch wenn das Symptombild dramatisch erscheint, ist es mir als Therapeut tausendmal lieber, der Patient ritzt sich „an der Oberfläche", als dass er sich selbst einen tödlichen Schnitt beibringt. Ebenso verhält es sich mit dem **Alkoholismus**; hier wird auch von „protrahiertem Suizid", also einer in die Länge gezogenen Selbsttötung mittels Alkohol, gesprochen und beim Rausch von der „Antizipation des Todes". Das zeigt die nahe Verbindung zum Thema Suizid, und auch in diesem Fall ist es mir als Therapeut lieber, dass der Patient eine Suchtthematik mitbringt, aber noch am Leben ist.

Körperressourcen

Den Körperressourcen kommt in der Arbeit mit EMDR eine besondere Bedeutung zu. Zum einen erfolgt im Rahmen des EMDR-Protokolls der sog. **„Body-Scan"**, der den Patienten einlädt, wahrzunehmen, ob es irgendeine Stelle im Körper gibt, die er mehr wahrnimmt als den Rest des Körpers. Zum anderen hat der Therapeut die Aufgabe, während der gesamten Protokollarbeit immer wieder auf Körperempfindungen zu achten sowie deren Qualität und auch mögliche Veränderungen in den Fokus zu rücken.

Bedenkt man zudem, dass oftmals bei Traumatisierungen der Körper auch „Tatort" war, wird nachvollziehbar, warum Traumatisierte oft ein spezielles Verhältnis zu ihrem eigenen Körper aufweisen. Körperlichkeit kann ganz oder teilweise abgespalten werden, oder der Körper wird einfach nur als Objekt betrachtet. Bei der Arbeit mit EMDR haben wir die Möglichkeit, Körpererinnerungen gezielt als Wahrnehmungshilfen zu nutzen, spezielle Ressourcenempfindungen im Körper zu verankern oder einfach nur das Ausbreiten kraftvoller Empfindungen im Körper zu unterstützen.

Somit profitieren wir in zweierlei Hinsicht von der ressourcenorientierten Körpereinbindung in die Therapie: Einerseits haben wir eine gezielte spezifische Ressource für unsere Arbeit, andererseits bewirkt der Einsatz dieser Ressource den Heilungsprozess auf Körperebene.

Leistungsressourcen

Die Leistungen eines Menschen, die er im Laufe seines Lebens erbracht hat oder auch täglich immer wieder vollbringt, bieten sich nahezu von selbst dafür an, als Ressourcen in die Therapie integriert zu werden. Insofern ist ein essenzieller Bestandteil der Anamnese, gezielt diese Leistungsressourcen zu erkunden. Oftmals stelle ich dabei fest, dass sie dem Patienten wenig oder nicht bewusst sind oder er diese selbst nicht wertschätzt.

Leistungsressourcen können sich aus dem schulischen und beruflichen Werdegang sowie den weiteren Ausbildungen eines Menschen ergeben. Oftmals zeigen sich diese Ressourcen auch in außerberuflichen Lebensfeldern wie Sport, Kunst, Musik oder anderen Leidenschaften und Hobbys. Leistungsressourcen können sich aber auch darin zeigen, intensive Herausforderungen im Leben bewältigt zu haben.

Fallgeschichte

Anpassungsstörung

Ein sehr erfolgreicher Projektmanager eines großen deutschen Automobilherstellers kam mit den Symptomen einer Anpassungsstörung in meine Praxis. Im Rahmen der Ressourcenexploration fragte ich ihn, inwieweit er sich mit seiner eigenen Thematik schon einmal mit dem Know-how als Projektmanager auseinandergesetzt habe. Die Antwort war: „Bisher noch gar nicht." Interessant war, dass er diese hohe Kompetenz, die er im beruflichen Umfeld besaß, nicht auf die Lösung seiner derzeitigen Problematik anwendete. Dieser Gedanke war ihm bis zu diesem Zeitpunkt nicht in den Sinn gekommen. So erhielt er von mir die Aufgabe, bis zur nächsten Sitzung einen Projektmanagementplan zu seiner eigenen persönlichen Thematik anzufertigen. In der nächsten Sitzung erschien er genau mit diesem Plan, und es zeigte sich, dass er alle Kompetenzen, die er für die erforderlichen Veränderungsschritte benötigte, bereits in sich trug.

Info

Ressourcen

- allgemeine Ressourcen
- existenzielle (aus der Lebensgeschichte entwickelte) Ressourcen
- äußere Ressourcen (soziales Umfeld)
- pathologische Ressourcen (die positive Absicht der Symptomatik)
- Körperressourcen
- Leistungsressourcen

 **Merke**

Der Zugang zu Ressourcen ist eine Grundvoraussetzung für die Arbeit mit EMDR.

5.2.5 Musterunterbrechung

Eine weitere Wirkung der Behandlung mit EMDR ist der Musterunterbrechung zuzuschreiben. Diese wirkt, wie wir sehen werden, in unterschiedlicher Art und Weise. Eine alte asiatische Weisheit lautet: „Wenn du etwas Großes verändern willst, dann beginne, etwas Kleines zu verändern." Genau hier setzt die Musterunterbrechung bei der Arbeit mit EMDR an. Sie ist eher hintergründig subtil. Die Basis von Musterunterbrechungen, egal ob subtil oder als gezielte Intervention gesetzt, ist immer Rapport (die gute Beziehung zum Patienten). Sie sollte immer ressourcenfokussiert sein. Musterunterbrechung führt hirnphysiologisch zur Reorganisation und schafft die Bedingungen dafür, dass etwas Neues entsteht. Dabei geht es nicht darum, dass der Therapeut Muster durchbricht, sondern allein der Patient. Muster finden wir

- interaktiv, also in der lebendig gestalteten Beziehung zwischen zwei Menschen,
- kognitiv, in der Art und Weise wie ich über mich, andere und generell denke,
- physiologisch, d. h. in der Reaktion meines Körpers auf spezifische Trigger, und
- emotional, also wie wir hinsichtlich eines bestimmten Erlebens fühlen.

Somit zeigen sich Musterunterbrechungen oftmals in Bewertungen, verbunden mit neuen Gedanken und Emotionen, die sich letztendlich auch in einem veränderten Verhalten ausdrücken. Beim Einsatz von Musterunterbrechungen arbeiten wir in der Regel am Bewusstsein vorbei; informierten wir den Patienten vorab über Musterunterbrechungen, würde es nicht funktionieren. Laut systemischen Theorien verändern Systeme dann ihr Muster, wenn sie kurz vor dem Zusammenbruch und somit vor der Veränderung stehen. Dabei weisen sie interessanterweise schon unmittelbar vor einer spezifischen Intervention Merkmale von Musterunterbrechungen auf. Somit stellt sich die Frage, ob den subtilen EMDR-spezifischen Musterunterbrechungen vertraut oder gezielt Techniken zur Musterunterbrechung eingesetzt werden sollten.

Bei EMDR spielt im Kontext der Musterunterbrechung der Bewertungsblock des Protokolls eine besondere Rolle. Hier werden bereits vor der Traumakonfrontation negative Gedanken und belastende Emotionen ausformuliert. Auf diese Weise wird das explizite Gedächtnis angesprochen. Das Benennen dieser Themen führt zu einer Aktivierung des Sprachzentrums im Gehirn. Dadurch werden schon vor dem Reprocessing erste Verarbeitungsprozesse in Gang gesetzt. Innerhalb des Bewertungsblocks wird der Patient dann aufgefordert, eine positive Kognition, d. h. einen positiven Gedanken, über sich selbst, zu formulieren, der oftmals auch auf den kognitiven Zielaspekt der Sitzung verweist. Diese positive Kognition stellt eine deutliche Abweichung vom bisherigen Umgehen mit dem Belastungskontext dar. Ich habe in all den Jahren keinen Patienten vor der Arbeit mit EMDR erlebt, der angesichts seiner traumatischen Belastungssituation direkt einen positiven und kraftvollen Gedanken oder Satz formuliert hätte. Hier wirkt auf subtile Art und Weise das bipolare Prinzip. Die Erinnerung an die Belastung aktiviert das neuronale Belastungsnetzwerk, die positive Kognition initiiert das Ressourcennetzwerk. Auf diese Weise können bereits erste neuronale Netzwerke geschaffen werden, auf deren Basis dann unter Zuhilfenahme der bilateralen Stimulation der Heilungsprozess erfolgen kann.

Auch die bilaterale Stimulation selbst stellt eine Musterunterbrechung dar. Für den Patienten ist es in der Regel außergewöhnlich, sich auf seine Belastung zu konzentrieren und gleichzeitig mit den Augen den sich bewegenden Fingern des Therapeuten zu folgen. Manche empfinden das als kurios, seltsam, ungewöhnlich, anstrengend oder auch lächerlich. Vielleicht entsteht gerade durch dieses ungewöhnliche Erleben im Hier und Jetzt in Verbindung mit der Traumaexposition eine nachhaltig wirkende Musterunterbrechung, die dabei untrennbar mit der Aufmerksamkeitsteilung verknüpft ist (Kap. 5.2.2).

6 Standards der Trauma-Arbeit

Da EMDR seinen Ursprung in der Traumatherapie hat, sind Grundkompetenzen im Bereich der Trauma-Arbeit unabdingbar. Eine EMDR-Ausbildung wird zwar keine umfassende traumatherapeutische Ausbildung ersetzen können, sie kann jedoch auf Basis grundlegender Kenntnisse zum Trauma ein effektives und nachhaltiges Instrument sein, um Menschen auf ihrem Heilungsweg zu begleiten. Insofern gehe ich in den folgenden Ausführungen auf traumaspezifische Inhalte ein, die ein Anwender von EMDR meines Erachtens kennen sollte.

Was ist ein **Trauma**? In den offiziellen Klassifizierungssystemen finden sich folgende Definitionen des Traumas bzw. des traumatischen Ereignisses. Nach der Internationalen statistischen Klassifikation der Krankheiten und verwandter Gesundheitsprobleme, 10. Revision, German Modification (ICD-10-GM) wird als Trauma „eine verzögerte oder protrahierte Reaktion auf ein belastendes Ereignis oder eine Situation kürzerer oder längerer Dauer, mit außergewöhnlicher Bedrohung oder katastrophenartigem Ausmaß, die bei fast jedem eine tiefe Verzweiflung hervorrufen würde" definiert (DIMDI, 2020 [5]). In dem aktuellen, an die 4. Aufl. angelehnten Änderungsvorschlag zum Diagnostic and Statistical Manual of Mental Disorders, 5. Aufl. (DSM-5) wird der Auslöser eines Traumas wie folgt beschrieben (ESTSS, 2017 [11]): „Die Person war mit einem der folgenden Ereignisse konfrontiert: Tod, tödliche Bedrohung, schwere Verletzung, angedrohte schwere Verletzung, sexuelle Gewalt, angedrohte sexuelle Gewalt"; hierbei war sie dem Ereignis direkt (z. B. als Opfer, Augenzeuge) oder indirekt ausgesetzt oder hatte Kenntnis von Details des Ereignisses (z. B. als Ersthelfer, Polizist). Vereinfacht ausgedrückt handelt es sich um Situationen, in denen die Kompetenzen und Ressourcen eines Menschen nicht ausgereicht haben, um das Geschehen zu bewältigen – er war ihnen somit hilflos ausgeliefert.

Der Begriff „Trauma" stammt aus dem Griechischen. „Trauma" lässt sich allgemein übersetzen als „Wunde" oder „Verletzung". Im Kontext der Arbeit mit EMDR ist in der Regel das psychische Trauma gemeint, also eine seelische Verletzung. Solche Verletzungen können entstehen durch Naturkatastrophen, Gewalterfahrung, Kriege, Kindesmisshandlung, aber auch durch Störungen wichtiger Entwicklungsphasen des Menschen sowie spezielle Traumatisierungen, die auf traumatischen Bindungen beruhen.

Als Reaktion auf die Traumatisierung können sich verschiedene Symptome zeigen. In der Regel handelt es sich dabei um die folgenden:

- **Intrusion:** Hierbei leiden Betroffene unter Flashbacks, die durch spezifische Trigger ausgelöst werden können, unter Albträumen oder intrusiven Gedanken (wiederholtes, zwanghaftes und ungewolltes Denken über das belastende Erlebnis).

- **Konstriktion:** Hier ist insbesondere die Dissoziation zu nennen. Es findet eine Abspaltung von Wahrnehmung und Affekt statt bis hin zum Unvermögen, sich an das traumatische Ereignis zu erinnern. Kennzeichnend ist oftmals auch eine Form emotionaler Taubheit, bei der Menschen leicht bis stark eingeschränkt sein können, Gefühle zu empfinden und auszuleben.
- **Vermeidungsverhalten:** Der Betroffene versucht, all das zu meiden, was ihn an das Trauma erinnern könnte. Dies kann sich auf Orte, Personen, Ähnlichkeiten mit dem Trauma sowie Gedanken und Gefühle beziehen, die mit dem Trauma zusammenhängen.
- **Entfremdungserleben:** Hier kann sich eine Distanz zum ursprünglichen Wert und zur grundlegenden Sinnhaftigkeit des Lebens einstellen.
- **Kontrollverlust:** Traumapatienten leiden oftmals unter dem Gefühl des Ausgeliefertseins. Das Grundvertrauen ist ihnen im Leben abhandengekommen, und die fehlende Kontrolle zum Zeitpunkt der Traumatisierung droht, sich auf das gesamte weitere Leben zu erstrecken, sodass ein Erleben von Vertrauen, Sicherheit und Geborgenheit unmöglich ist.
- **Übererregung (Hyperarousal):** Diese Dauerstressreaktion aktiviert das sympathische Nervensystem mit allen typischen Symptomen wie Verspannungen, Herzrasen, Zittern, Schreckhaftigkeit, Konzentrationsschwierigkeiten.

Das Ergebnis von Traumatisierungen, auch Traumafolgestörungen genannt, reicht von Störungen der gesamten neurotischen Symptombildung bis hin zu psychosomatischen Erkrankungen, Schmerzstörungen und schweren psychischen Störungen.

Bei Traumatisierungen findet durch die übermäßige Ausschüttung von Stresshormonen keine Verarbeitung der erlebten Inhalte statt. Das Zusammenspiel von Amygdala, Hippocampus und orbitofrontalem Kortex des limbischen Systems ist derart überlastet, dass eine angemessene Verarbeitung der Erlebnisinhalte unmöglich wird. Durch diese Fehlfunktion wird das ganzheitliche Erfassen des Erlebten, insbesondere räumlich und zeitlich, stark beeinträchtigt. Die Sinneseindrücke können somit nicht im expliziten Gedächtnis (Hippocampus) abgespeichert werden, vielmehr bleiben Fragmente davon im impliziten Gedächtnis (Amygdala) erhalten. Diese Traumafragmente können wiederum durch spezifische sinnliche Reize getriggert werden und lösen dann einen Flashback aus.

Nach einem traumatischen Erleben sind Menschen oftmals überwältigt von dem Ereignis. „Normale“ Reaktionen wie Angst, Wut und Trauer werden zur Panik, Versteinerung und Erschöpfung. Traumata münden damit oft in einer PTBS mit folgenden Symptomen:

- Erlebnis eines Traumas
- Intrusionen (unwillkürliche und belastende Erinnerungen an das Trauma)
- Vermeidungsverhalten und allgemeiner Taubheitszustand
- anhaltendes physiologisches Hyperarousal (Übererregung)
- Die Symptome sind länger als 1 Monat vorhanden.

Gerade bei Mehrfachtraumatisierungen kann sich zudem eine komplexe Belastungsstörung (**Komplextraumatisierung**) ausbilden, die in der Regel mit einer deutlich verstärkten Symptombildung einhergeht und sogar eine Persönlichkeitsveränderung nach sich ziehen kann. Darüber hinaus können sich sekundäre psychische Störungen manifestieren, die von Phobien über Zwangs-, Sucht- und Essstörungen bis hin zur Suizidalität reichen können.

Bei einem Trauma sind für den Betroffenen fürchterliche Dinge geschehen, die er persönlich oder bei anderen erlebt hat und über die er keine Kontrolle hatte. Dies erfordert ein besonderes Verstehen und einen speziellen Umgang mit traumatisierten Menschen.

6.1 Aspekte der Traumasymptomatik

Unabhängig von der Klassifikation, die wir in der ICD-10 oder dem DSM-5 finden, weisen traumatisierte Menschen in der Regel eine ganz spezifische Prägung auf. Traumatisierte Menschen hatten eine **Willkürerfahrung**. Das betreffende Ereignis ist über sie hereingebrochen, und sie hatten keine Möglichkeit, irgendeine Form der Kontrolle auszuüben. Der Betroffene erlebte in dieser Situation eine deutliche Überschreitung seiner subjektiven Bewältigungsmöglichkeiten. Ziel unserer Arbeit ist es daher, ihn wieder in Kontakt mit seinen Kompetenzen und Ressourcen zu bringen, sich diese bewusst zu machen und aus ihnen heraus das Leben aktiv zu gestalten.

Der Traumatisierte findet sich in der Regel in der **Rolle des Opfers** wieder, die zu seinem Selbstbild geworden ist. Ziel der therapeutischen Arbeit ist die Identifikation mit dem, der es überstanden und überlebt hat.

EMDR berücksichtigt intensiv die **Auseinandersetzung mit Kognitionen**, also mit der Frage „Was denke ich über mich?“, und zwar sowohl in Bezug auf belastende wie auch stärkende Aspekte. Das kognitive Erleben Traumatisierter weist oftmals einige Besonderheiten auf. In der Regel ist es gekennzeichnet durch negative Gedanken über sich selbst, die in einem negativen Selbstbild münden können. Hier geht es darum, den Patienten wieder in Kontakt mit positiven und angemessenen Gedanken über sich selbst zu bringen, die letztendlich in einem adäquaten Selbstbild münden. Gedanken von Ohnmacht sollten sich wandeln in ein Bewusstsein von Entscheidungsfreiheit. Dabei spielt besonders das Verhältnis von Therapeut und Patient eine maßgebliche Rolle. Je stärker der Therapeut dem Patienten auf Augenhöhe begegnet und je stärker er ihn in die Entscheidungsfindung bei der therapeutischen Arbeit einbezieht, umso leichter findet der Patient den konstruktiven Nährboden für diesen Entwicklungsprozess, an dessen Ende er in der Lage sein wird, freie Entscheidungen treffen zu können.

Da sowohl das traumatische Erleben selbst wie auch die Konfrontation mit dem Erlebten im Rahmen der Traumatherapie stark angstbesetzt sein können, ist es nachvollziehbar, dass oftmals auch die Gedanken der Patienten intensiv um ihre **Ängste** kreisen und sie darin gefangen halten werden. Umso wichtiger ist das Gefühl der Sicherheit, das der Patient in der Therapie selbst und auch durch den Therapeuten erfährt. Dies ist ein wesentlicher Meilenstein auf dem Weg dahin, diese Sicherheit wieder in sich – den eigenen Gedanken und den eigenen Gefühlen – wahrzunehmen.

Da es gerade bei durch Menschen ausgelösten Traumatisierungen zu einer **Regulationsstörung des Nähe-Distanz-Empfindens** kommt, ist es Ziel der therapeutischen Arbeit, wieder die Selbstbestimmung in Bezug auf eigene Grenzen zu erlangen. Auch hier erfordert es ein hohes Maß an Respekt und Sensibilität des Therapeuten, in dem Nähe-Distanz-Kontinuum die richtige Position zu finden und sie bei Bedarf dynamisch anzupassen. Gerade in der Feintuningphase im Rahmen der Vorbereitung bietet sich für den Therapeuten die Gelegenheit, die Rahmenbedingungen der gemeinsamen Arbeit mit dem Patienten abzustimmen.

Traumatisierungen, gerade wenn sie menschengemacht sind, haben zudem einen erheblichen Einfluss auf das **Sozialverhalten** der betroffenen Personen. Da die traumatische Erfahrung im Kontext einer menschlichen Beziehung gemacht wurde, sind die Opfer in der Regel im Nachhinein gekennzeichnet durch ein hohes Misstrauen gegenüber Menschen und der Umwelt. Die Konsequenz ist naturgemäß Rückzug, Einsamkeit und Isolation. Ziel der therapeutischen Arbeit ist es, dem Patienten wieder Mut zu machen, sich auf soziale Bindungen einzulassen und wieder Vertrauen zu anderen Menschen zu entwickeln. Hier ist der Therapeut erstes Rollenmodell und Garant für eine tragfähige Beziehung und Vertrauen.

Fallgeschichte

Patientin einer Adipositas-Therapiegruppe

An einer Adipositas-Therapiegruppe nahm eine Patientin teil, die erst kürzlich aus der geschlossenen Psychiatrie, in der sie einige Jahre verbracht hatte, entlassen worden war. Sie hatte seinerzeit ihren Mann, von dem sie jahrelang körperlich und seelisch misshandelt worden war, im Affekt erschossen und war für nicht schuldfähig befunden worden. So kam sie in die geschlossene Psychiatrie. Als ihr behandelnder Psychiater der Meinung war, sie stelle keine Gefahr für die Allgemeinheit mehr dar, befürwortete er die Entlassung.

Die Patientin war medikamentös eingestellt mit Antipsychotika, Antidepressiva und Tranquilizern. Zusätzlich hatte ihr Arzt ihr für eine körperliche Symptomatik hoch dosiert Kortisol verschrieben. Mit diesem Medikamentencocktail war es ihr zunächst nahezu unmöglich, erfolgreich abzunehmen. Erst als ihr Hausarzt das Kortisol durch ein naturheilkundliches Präparat ersetzte, zeigten sich die ersten kleinen Abnehmerfolge. Von da an begann sie, sich im Rahmen der Gruppensitzungen immer mehr zu öffnen, nahm aktiv Kontakt zu anderen Gruppenmitgliedern auf und unternahm gemeinsam mit ihnen Freizeitaktivitäten wie leichten Sport, Kaffeekränzchen und Besuche kultureller Veranstaltungen. Und so fand über die Wochen hinweg eine Entwicklung raus aus der Isolation und dem Misstrauen hin zur Beziehung und zum Vertrauen statt.

Zu diesem Zeitpunkt formulierten der Hausarzt und ich jeweils ein medizinisches und ein psychologisches Gutachten mit der Bitte, die Notwendigkeit der Psychopharmakatherapie angesichts der Therapieerfolge zu überdenken und die Therapie ggf. anzupassen. Der Psychiater bestellte die Patientin unmittelbar ein und wies sie darauf hin, dass sie unverzüglich wieder in der geschlossenen Abteilung der Psychiatrie landen würde, wenn sie die Medikamente nicht exakt so einnähme, wie er sie verordnet hatte. Sie kam danach nur noch 2-mal in die Gruppentherapie, war dort extrem verschlossen und hat dann alle sozialen Bindungen gekappt – fiel also zurück in ihr Misstrauen und ihre Isolation. Bei allem Verständnis für die Verantwortung des Psychiaters hätte ich mir gewünscht, dass er vor dem Gespräch mit seiner Patientin mit uns Kontakt aufgenommen und auf unsere Schreiben reagiert hätte. Der Behandlungsverlauf zeigte einerseits die wunderbare Entwicklung aus der Isolation hin zu Vertrauen und Beziehung, aber auch die rasche Umkehr nach der Intervention des Psychiaters.

Einen weiteren wichtigen Aspekt im Erleben von Traumatisierungen stellt der **Körper** selbst dar, war er in aller Regel doch auch „Tatort“. Im Ergebnis findet seitens der traumatisierten Person häufig eine Körperentfremdung statt, und der Körper wird lediglich als Objekt betrachtet. Dies hat zur Folge, dass die Wahrnehmung des eigenen Körpers verschlechtert ist, er vielleicht sogar nicht das Maß an Pflege und Zuwendung bekommt, das angemessen wäre. Ziel des therapeutischen Arbeitens ist es, dass der Patient wieder ein Vertrauen in den eigenen Körper aufbaut, sich mit ihm zu identifiziert, sich in ihm zu Hause fühlt und ihn letztendlich als Tempel des irdischen Daseins und somit als Sphäre des Selbst betrachtet. Das traumatische Körpererleben wird zudem häufig dadurch verstärkt, dass das Trauma sinnbildlich im Körper eingefroren und festgehalten wird. Dadurch kann sich auch eine durch das Trauma begründete Körpersymptomatik, die von Schmerz bis hin zu Erkrankungen reichen kann, entwickeln. Insofern ist es besonders wichtig, gerade dem Körper in der Traumatherapie eine hohe Aufmerksamkeit zu widmen, und ihn, obwohl er vielleicht Symptomträger ist, zum heilenden Instrument in der Therapie werden zu lassen. Hierfür eignen sich insbesondere die Verstärkung positiver und kraftvoller Empfindungen im Körper sowie die wundervolle Fähigkeit, die Intelligenz des Körpergedächtnisses als Wahrnehmungshilfe zu nutzen.

Hinsichtlich der spezifischen **Symptomatik der PTBS**, die gekennzeichnet ist von Vermeidungsverhalten und allgemeinen Taubheitszuständen, anhaltender Übererregung sowie Flashbacks und Intrusionen, sollte der Patient nach erfolgreicher Therapie in der Lage sein, entspannt und gelassen im Hier und Jetzt zu leben. Es sollte ihm möglich sein, in Kontakt mit seinem Erleben zu sein (die schönen Dinge zu genießen, aber auch mit belastenden Gefühlen umzugehen und sich danach wieder neu zu orientieren). Ferner sollte er in der Lage sein, sich von aufdrängenden Gedanken und Bildern zu distanzieren, sie zu dosieren und letztlich in sein Leben zu integrieren. Er kann sich ihnen stellen, ohne dass sie Macht über ihn haben.

Komplextraumatisierungen sind oftmals begleitet von **dissoziativem Erleben** mit der Folge, dass Gefühle, Erinnerungen und innere Anteile abgespalten werden. Das Ziel therapeutischen Arbeitens ist hier die Vermittlung von Zuverlässigkeit, Kontrolle und Vorhersehbarkeit. Hier setzt einerseits die Verantwortlichkeit des Therapeuten an, Garant dieser Aspekte zu sein, andererseits bietet das EMDR-Protokoll gerade in der Vorbereitungsphase durch ein sensibles Feintuning immer wieder die Möglichkeit, auf konstruktiv subtile Art und Weise (subtil in dem Sinne, dass nicht explizit darüber gesprochen wird) dem Patienten ein Sicherheitsgefühl zu vermitteln. Ziel der Arbeit ist, dass der Patient in ein **assoziatives Erleben** hineinfindet, den Kontakt mit den eigenen Gefühlen zulassen kann und das Erlebte in die eigene Lebensgeschichte integriert. In Bezug auf das Gedächtnis bedeutet das, dass die Traumainhalte und -fragmente aus dem impliziten in das explizite Gedächtnis transportiert werden.

Ein besonderer kognitiver Aspekt bei traumatisierten Menschen ist das **Schulderleben**. Es kommt immer wieder vor, dass Opfer selbst das Gefühl haben, für die Tat mit ursächlich oder verantwortlich zu sein. Diese Vorstellung mag im Einzelfall aus inneren Überzeugungen des Betroffenen resultieren, manchmal aber auch durch die Art und Weise und die Rahmenbedingungen des Tathergangs. Ganz gleich wie jemand sich kleidet, wo er sich aufhält etc. – es gibt keinem Menschen das Recht, dieser Person gegenüber übergriffig zu werden. Ziel der Arbeit ist es hier, dass der Patient die Vorstellung vom eigenen Schuldanteil loslässt und ein klares Bewusstsein für die Fremdverantwortung des Täters entwickelt.

Fallgeschichte

Schuldgefühle nach einer Vergewaltigung als Mädchen

Eine 28-jährige junge Frau reiste hoch motiviert aus Paris nach Niederbayern, um an einem Trauma zu arbeiten, das sie als junges Mädchen erlebt hatte. Sie lebte damals in den USA und wurde ca. 30 m von ihrem Elternhaus entfernt vergewaltigt. Nachdem der Täter von ihr abgelassen hatte, schleppte sie sich zur Haustür und klingelte. Der Vater öffnete die Tür, und sie erzählte, was passiert war. Die Eltern packten sie sofort ins Auto und fuhren sie ins Krankenhaus. Unterwegs kam dem Vater (vermutlich stand er selbst unter Schock) nichts Besseres in den Sinn, als seine Tochter mit Vorwürfen zu konfrontieren, wie: „Wie kannst du nur so da draußen alleine herumlaufen?“ Dies führte über die Jahre zu ausgeprägten Schuldvorwürfen, da sich die junge Frau eine Mitverantwortung für das Geschehene zuschrieb. Einer der ersten und wichtigsten Schritte in der therapeutischen Arbeit war das Hinfinden zum Bewusstsein für die ausschließliche und alleinige Schuld und Verantwortung des Täters. Hier zeigt sich, wie wichtig die Bearbeitung des Schuldgefühls vor der eigentlichen Traumbearbeitung des Vergewaltigungserlebnisses war.

Fallgeschichte

Schuldgefühle nach dem Suizid des Bruders

Ein 26-jähriger junger Mann aus Frankfurt begab sich bei mir in Therapie, um den für ihn traumatisch besetzten Suizid seines Bruders zu verarbeiten. Als er 16 Jahre alt war, holte ihn die Polizei ab mit folgender Bitte: „Dein Bruder steht dort oben auf dem Hochhaus und will hinunterspringen. Du hast doch so einen guten Draht ihm, kannst du ihn davon abhalten?“ Der junge Mann versuchte mehr als 2 h, den Bruder an dem Sprung zu hindern, was ihm letztendlich aber nicht gelang. Sein Bruder stürzte sich vor seinen Augen in den Tod.

Als der junge Mann wieder zurück bei den Polizisten war, fragten ihn diese: „Warum konntest du das nicht verhindern?" Und als er später nach Hause kam und seinen Eltern erzählte, was geschehen war, reagierten diese ähnlich vorwurfsvoll.
Und so ging dieser junge Mann 10 Jahre lang mit starken Schuldgefühlen durchs Leben, an dem Suizid seines Bruders eine Mitverantwortung zu tragen. In diesem Fall spielten noch die ambivalenten Gefühle gegenüber seinem Bruder eine wichtige Rolle. Oftmals erlauben sich Hinterbliebene aus Pietätsgründen und moralischem Empfinden nicht, dem Verstorbenen gegenüber negative Gedanken und Gefühle zuzulassen. Dabei ging es hier in erster Linie um die Erkenntnis der Eigenverantwortung seines Bruders. Er selbst war als 16-Jähriger mit dieser Situation hoffnungslos überfordert. Bei diesem jungen Mann war neben der Bearbeitung des Schuldthemas das Aufgreifen und Verarbeiten der ambivalenten Gefühle zentraler Teil der Heilungsarbeit.

Vor einigen Jahren erlebte ich in meiner Praxis eine größere Anzahl von Patienten, die mich wegen einer **Retraumatisierung** aufsuchten. Vorab sei erwähnt, dass ich großen Respekt vor systemischer Arbeit und professionell und verantwortungsvoll angewandter Aufstellungsarbeit habe. Diese Patienten waren jedoch bei Aufstellern, die ihre Patienten mit verqueren, pseudoesoterischen Vorstellungen konfrontierten. So sollten die Patienten ihren Tätern vergeben (im Sinne eines Exkulpierens), teilweise mussten sie in den Aufstellungen vor ihren Tätern niederknien und diese um Verzeihung bitten. Ganz abgesehen davon, dass kein Mensch einem anderen Schuld (ab)nehmen kann (hier wird somit das Opfer für etwas missbraucht, was es gar nicht leisten kann), ist es schlicht Missbrauch, vom Opfer so eine Demütigung zu verlangen. Vergebung kann zwar durchaus das Ergebnis einer Traumatherapie sein, aber nur im Sinne des Loslassens von eigenen Hass-, Groll-, Rache- oder ähnlichen Empfindungen mit der Konsequenz, die Verantwortung und die Schuld für die Tat beim Täter zu belassen. Er muss mit dem, was er getan hat, durchs Leben gehen und selbst damit zurechtkommen. Es kann und darf niemals Aufgabe des Opfers sein, dies dem Täter „abzunehmen".

6.2 Trauma und Gehirn

Ab einer gewissen Intensität ist eine traumatische Verletzung der Seele gleichsam auch eine Verletzung des Körpers. Während die neuesten Forschungen darauf hinweisen, dass Traumatisierungen sogar Veränderungen der Desoxyribonukleinsäure (DNA) bewirken, zeigten die Studien der letzten Jahre anhand bildgebender Verfahren auf, dass durch Traumatisierungen deutliche Veränderungen im menschlichen Gehirn entstehen.

Durch die massive Ausschüttung spezifischer Botenstoffe wie Adrenalin, Noradrenalin und insbesondere Kortisol kommt es zu physiologischen Veränderungen spezifischer Gehirnareale. Die Folge sind morphologische Abweichungen im anterioren zingulären Kortex, in der Amygdala und im Hippocampus: Das Volumen des Hippocampus nimmt ab, während gleichzeitig eine Hyperaktivierung im Bereich von Amygdala und Hippocampus erfolgt. Das heißt, dass das Alarmsystem in ständiger Dauerbereitschaft ist und der „Gedächtnismanager" durch die Volumenminderung seine Aufgabe immer schlechter erfüllen kann. Gleichzeitig lässt sich auch in frontalen Gehirnarealen eine Hyperaktivierung feststellen. Betroffen sind die Areale, in denen die Verarbeitung von Affekten und Assoziationen stattfinden. Hier werden die drei Zeitebenen Vergangenheit, Gegenwart und Zukunft verwaltet und hier ist der Sitz des menschlichen Symbolverständnisses. All das brauchen wir in der Regel zur Verarbeitung belastender Erlebnisse. Die verstärkte Ausschüttung von Kortisol beeinflusst zudem die neuronale Plastizität des Gehirns. Die Folge sind regionale Dysfunktionen sowie Blockaden der Interaktion zwischen den unterschiedlichen Gehirnregionen. Darüber hinaus konnten in den Studien sogar morphologische Narben in den Strukturen des zentralen Nervensystems nachgewiesen werden (Jacobs, 2009 [20]).

Auch wenn diese Erkenntnisse auf den ersten Blick dramatisch erscheinen mögen, so zeigten Untersuchungen, dass eine erfolgreiche Psychotherapie diese Prozesse durchaus wieder umkehren kann (Jacobs, 2009 [20]).

6.3 Traumatypologie

In der Traumaforschung gibt es unterschiedliche Theorien und Typologien zur Einordnung traumatischen Erlebens. Didaktisch sinnvoll ist die Unterteilung in die Traumatypen I und II (**Abb. 6.1**). **Traumatyp I** bezeichnet eine einmalige oder plötzliche Traumatisierung. Dabei wird unterschieden zwischen menschengemachten und nicht menschengemachten Traumata. Durch die Verletzung des Vertrauens und der Bedeutung von Beziehung ist die menschengemachte Traumatisierung in der Regel belastender als die nicht menschengemachte. **Traumatyp II** bezeichnet die lang anhaltende, dauerhafte Traumatisierung. Dieser Typ ist in der Regel schwerwiegender als der Traumatyp I. Auch hier gelten die Unterschiede zwischen menschengemachten und nicht menschengemachten Traumata. Es folgen einzelne Beispiele zu jedem dieser Traumatypen:

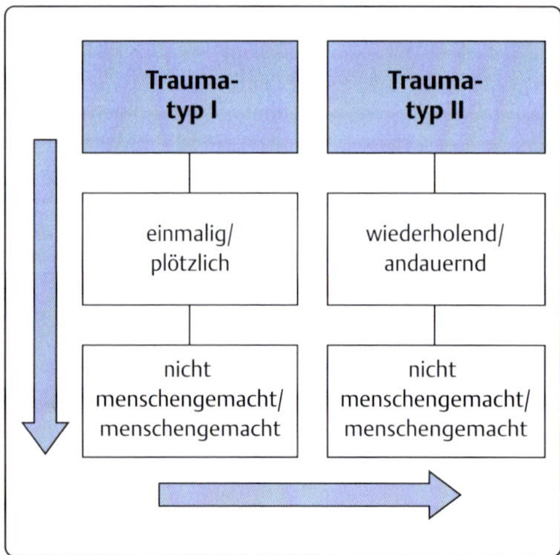

Abb. 6.1 Traumatypen I und II.

- Traumatyp I, nicht menschengemacht: einmalige Naturkatastrophe, z. B. ein Tsunami
- Traumatyp I, menschengemacht: einmalige Gewalterfahrung, z. B. eine Vergewaltigung
- Traumatyp II, nicht menschengemacht: lang anhaltende Dürrekatastrophe wie seinerzeit in Äthiopien
- Traumatyp II, menschengemacht: lang anhaltende häusliche Gewalt oder lang anhaltendes Missbrauchserleben

Eine besondere Bedeutung kommt dem Thema Krieg zu. In älterer Fachliteratur wird Krieg den menschengemachten Traumata zugeordnet, in der neueren Literatur interessanterweise den nicht menschengemachten. Das hat nichts mit einer ethisch-moralischen Beurteilung zu tun, vielmehr geht es um die Auswirkungen auf den Betroffenen. In älterer Kriegsführung sahen sich die Gegner in der Regel in die Augen, und das Opfer wusste, wer ihm das angetan hatte. In der modernen Kriegsführung drückt eine anonyme Person auf einen Knopf und weit entfernt werden Menschen verletzt und getötet. Diese Technisierung der Kriegsführung führte zu der neuerlichen Einordnung des Krieges als nicht menschengemacht, da das Opfer in der Regel keinen direkten Kontakt zum Täter hat. Gleichwohl zählt auch hier immer der Einzelfall, denn auch heute noch fügen sich Menschen in Kriegssituationen direkt gegenseitige Gräueltaten zu.

In letzter Zeit rückt – ergänzend zur klassischen Traumatypologisierung – der Aspekt der **transgenerativen Traumata** zunehmend in den Mittelpunkt der Traumaforschung. Lange Zeit wurde das Weitergeben von Traumata an nachfolgende Generationen eher der „Phänomenologie" zugeordnet, insbesondere unter Bezugnahme auf Traumatisierungen aus den beiden Weltkriegen und der Zeit des Nationalsozialismus. Heute ist bekannt, dass Traumaerlebnisse zu DNA-Veränderungen führen (Morath et al., 2014 [28]) und an nachfolgende Generationen weitergegeben werden können. Interessierten sei an dieser Stelle das Buch *Der innere Ausstieg* von Michaela Huber (2018) [19] empfohlen. Neuere Forschungen belegen außerdem, dass DNA-Schäden, die infolge einer PTBS entstehen, durch eine entsprechende Traumatherapie reversibel sind (Morath et al., 2014 [28]). Psychotherapie kann somit eine heilende Wirkung in Bezug auf unser Erbgut haben.

6.4 Allgemeines zur Traumatherapie

6.4.1 Oberster Grundsatz – Stabilität

In der Traumatherapie gibt es einen entscheidenden Grundsatz, er lautet: Stabilisieren, Stabilisieren, Stabilisieren. Dies soll auf die Dringlichkeit und Notwendigkeit hinweisen, erst mit verarbeitender Psychotherapie zu starten, wenn der Patient über die notwendige Stabilität verfügt. Das ist grundsätzlich von Mensch zu Mensch unterschiedlich und sollte im dynamischen Prozess zwischen Therapeut und Patient immer im Fokus stehen, ohne jedoch im Übermaß zu stabilisieren, denn es ist auch entscheidend, den adäquaten Zeitpunkt für die mögliche Verarbeitung nicht zu verpassen. Da kein Patient über ein Display auf der Stirn verfügt, auf dem „stabil" steht, liegt es letztendlich an der Einschätzung des Therapeuten und der Befindlichkeit des Patienten, wie seine Stabilität zu beurteilen ist. Dabei kommt es auf mehrere Faktoren an. Grundsätzlich geht es um Fragen wie: „Sind die Vitalfunktionen wie Essen, Trinken und Schlafen des Patienten sichergestellt?"

Hier kommt durch die neueren Forschungen sowohl in der Lernforschung als auch in der Traumaforschung dem Thema Schlaf eine besondere Bedeutung zu. Aus der Lernforschung weiß man, dass die Erlebnisinhalte des Tages in der Nacht konsolidiert werden. Solche Erlebnisse sind auch Traumatisierungen. Die meisten Traumatisierten haben gerade in der ersten Nacht nach dem erlebten Trauma weder den Wunsch noch die Fähigkeit zu schlafen. Bislang gibt es keine Belege dafür, dass die frühe Gabe schlafanstoßender und auch schlaferzwingender Psychopharmaka das Auftreten einer PTBS wirksam verhindern kann (Shalev et al., 2012 [33]). Wesentlich sinnvoller ist es, mit den Betroffenen gemeinsam wach zu bleiben, zu reden, sich zu bewegen oder auch Trost und Zuwendung zu spenden. Die Müdigkeit kommt irgendwann von selbst und zum rechten Zeitpunkt. Falls nicht, kann dann im späteren Stadium Hilfe zum Schlaf verabreicht werden, ohne die Gefahr der Konsolidierung.

Für die Stabilität eines Patienten ist es auch entscheidend, inwieweit er sich der Konfrontation mit dem belastenden Material stellen kann und ob ihm der assoziative Zugang zu seinen Emotionen möglich ist:

- Fragen, die den Therapeuten betreffen, könnten hier lauten:
  - Wie ist seine innere Haltung (Kap. 5.1.4), glaubt er, dass der Patient stabil ist?
  - Fühlt er sich sicher, kann er aus seiner Kompetenz und Erfahrung heraus mit dem Patienten arbeiten?
  - Kann er die Rahmenbedingungen sicherstellen, die für ein stabiles Arbeiten notwendig sind?
- An den Patienten gerichtete Fragen könnten lauten:
  - Ist der Patient stabil (Diagnostik, Befunderhebung, Anamnese)?
  - Was hat ihm in der Vergangenheit geholfen?
  - Was braucht er ganz persönlich an Sicherheit?

Methodische Interventionen zur Sicherstellung von Stabilität können Grounding-Techniken (Kap. 6.5.2), die Dissoziationsstopptechnik (Kap. 6.5.3), das Etablieren eines imaginativen Schutzraumes (Kap. 6.5.5) und das Herausarbeiten eines Notfallkoffers für den Patienten (Kap. 6.5.4) sein. Darüber hinaus gibt es stabilisierende Formen gezielter Ressourcendiagnostik (Kap. 6.5.6) und das Erstellen eines spezifischen Ressourcendiagramms (Kap. 6.5.7). Ferner können – soweit dem Patienten zumutbar – Imaginationsübungen zur Stärkung der Sicherheit, zur Beruhigung und zur Selbstversorgung eingesetzt werden (Kap. 6.5.8). Ergänzend kann mit dem Patienten eine Liste positiver Triggerreize herausgearbeitet werden (Kap. 6.5.9).

Zur Sicherstellung von Stabilität gehört es aber auch, die geeignete und ggf. notwendige Notfallintervention einzusetzen. Hier ist der Therapeut mit seinem interdisziplinären Netzwerk gefragt. Das reicht von kollegialer Intervention über das Hinzuziehen eines Arztes des Vertrauens bis hin zum Einsatz des Notarztes, falls erforderlich.

6.4.2 Phasen der Traumabehandlung

Die verantwortungsvolle Bearbeitung traumatischer Erlebnisse folgt einer einfachen und doch unabdingbaren Struktur (**Abb. 6.2**):

- Am Anfang steht das **Erleben eines Traumas**.
- Als nächster Schritt schließt sich die Phase des **Stabilisierens** an, die von Patient zu Patient vollkommen unterschiedlich sein kann. Hier geht es um die Befriedigung physiologischer Grundbedürfnisse, um das Vermitteln von Sicherheit und um das Spenden von Zuwendung und Trost. Hier findet in der Regel Psychoedukation statt, und es können schon innere Ressourcen aktiviert werden wie die Sicherer-Ort-Übung (Kap. 8.2.2). Raum ist auch für die Aktivierung gegenwärtiger Ressourcen, z. B. mit Grounding-Techniken (Kap. 6.5.2), oder auch die Aktivierung sozialer Netzwerke.
- Erst wenn der Patient stabil ist, beginnt die **methodenspezifische Verarbeitung**. Das gilt sowohl für EMDR wie auch für jede andere Methode.
- Ziel der Verarbeitung ist die **Integration des Erlebten**. Die Desillusionierung ist gewichen, das Erlebte ist Teil der eigenen Vita und hat keine Macht mehr über den Patienten.

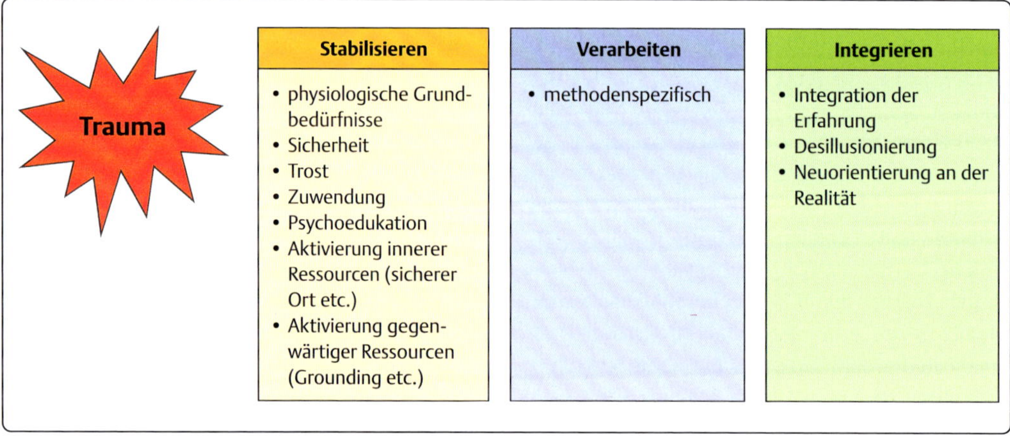

Abb. 6.2 Phasen der Traumabehandlung nach Michaela Huber: Die Beachtung der jeweiligen Phasen in der Traumatherapie gilt nicht nur in der Arbeit mit EMDR, sondern für jedes verarbeitende Verfahren. Erst bei vorhandener Stabilität sollte methodenspezifisch interveniert werden.

Fallgeschichte

Selbsttötung aufgrund eines Entzugsdelirs
In unserer Praxis klingelte das Telefon, und auf der anderen Seite meldete sich ein Arzt, der uns bat, als EMDR-Therapeuten schnellstmöglich zu einer Familie im Nachbarort zu kommen. Der Großvater der Familie hatte sich vor den Augen der Schwiegertochter in der Garage mit Benzin übergossen und angezündet. Er verstarb noch vor Ort.

Als wir bei der Familie eintrafen, erlebten wir eine unglaublich starke familiäre Bindung. Die Familienmitglieder gingen allesamt ressourcenvoll miteinander um, es quälte sie jedoch die Frage, wie der Großvater, den sie zeitlebens als liebevollen und fürsorglichen Menschen gekannt hatten, so etwas hatte tun können.

Die weitere Anamnese ergab, dass die Großmutter zurzeit im Krankenhaus lag und nach ihrer Entlassung zu Hause ein Pflegefall sein würde. Die Familie erzählte außerdem, dass der Großvater, der täglich einen Kasten Bier konsumiert hatte, sich dazu entschlossen hatte, die häusliche Pflege zu übernehmen. Aus seiner Sicht ging das aber nur, wenn er in Zukunft auf Alkohol verzichtete, und er entschloss sich zu einem kalten Entzug. Er war sich über die möglichen Konsequenzen dieses Schrittes keineswegs bewusst, und die Folge war ein Entzugsdelir mit intensiver psychotischer Symptomatik, das in der Selbstverbrennung endete.

Die Erkenntnis, dass es nicht die Persönlichkeit des Großvaters war, die zu diesem schrecklichen Erlebnis geführt hatte, sondern der delirante Zustand, ließ die Familie im ersten Schritt ihren Frieden finden, zumal die Tat des Großvaters aus einer positiven Absicht gespeist wurde. Diese Psychoedukation des Familiensystems half allen Beteiligten, ihre Stabilität wiederzufinden und dieses schreckliche Erlebnis zu verarbeiten.

6.4.3 Grundlagen der Traumabehandlung

Grundsätzlich ist es wichtig, den Patienten in seinem individuellen Tempo wieder seiner **Normalität** zuzuführen. Dazu gehören der bekannte Tagesablauf, das Pflegen sozialer Beziehungen und die Befriedigung der physiologischen Grundbedürfnisse.

Normalität beinhaltet noch einen weiteren wichtigen Aspekt, und zwar im psychoedukativen Sinne: Der Patient soll sich die Erlaubnis geben, auch Zustände, Emotionen, Bewertungen und Verhaltensweisen, die nach der Traumatisierung neu für ihn sind, als völlig normal zu betrachten. Die Seele mit ihren unbewussten Mechanismen sucht sich manchmal Wege, das Geschehene zu verarbeiten, die für den Betreffenden selbst völlig neu sind. Neben der Belastung, das Trauma erlebt zu haben, besteht dann noch zusätzlich die Gefahr, dass der Patient sich im Nachgang als „verrückt" empfindet. Insofern ist die Aufklärung über mögliche Symptome wichtiger Bestandteil der vorbereitenden Traumatherapie. Hierbei ist es besonders wichtig, die Balance zu wahren, um objektiv über mögliche Symptomverläufe aufzuklären, aber nicht in eine selbsterfüllende Prophezeiung abzugleiten.

Weiterhin ist es besonders wichtig, die **Individualität** des Patienten in der Traumatherapie zu berücksichtigen. Es gibt nicht den einen Weg oder die eine Methode, sondern nur den einzigartigen Heilungsweg mit dem dazugehörenden Tempo, der besonderen Art und Weise und dem spezifischen Rhythmus des Patienten. Er verfügt über seine persönliche Lebensgeschichte, seine zu ihm gehörenden Ressourcen und er reagiert mit Sicherheit unterschiedlich auf die jeweiligen verarbeitenden Methoden. Traumatherapie heißt insofern, den Patienten dort abzuholen, wo er steht, um ihn dorthin zu begleiten, wohin er sich bewegen will und kann.

Auf diesem Weg ist ein dauerhafter Begleiter die **Selbstbestimmung des Patienten**. In der traumatischen Situation sind fürchterliche Dinge geschehen, die der Betroffene bei sich oder anderen erlebt hat und über die er keine Kontrolle hatte. Ihn immer wieder selbst während der Therapie entscheiden und selbst bestimmen zu lassen, ohne ihn dabei zu überfordern, fördert nicht nur die Vertrauensbeziehung nachhaltig, sondern stärkt den Patienten auch in seiner eigenen Persönlichkeit und gibt ihm die Erlaubnis, über sich und auch den therapeutischen Prozess frei zu entscheiden.

In der Arbeit mit Traumapatienten sollte der Therapeut im Bedarfsfall auf ein gutes Team von Wegbegleitern zurückgreifen können. Diese **interdisziplinäre Vernetzung** sollte sich auf folgende Bereiche erstrecken: Ein männlicher Therapeut sollte immer mindestens eine weibliche Kollegin im Netzwerk haben (und umgekehrt), da dem geschlechterspezifischen Arbeiten und Ausfüllen der Therapeutenrolle gerade unter dem Aspekt der Übertragung und Gegenübertragung eine besondere Bedeutung zukommt (Kap. 6.4.4). Zu diesem Netzwerk sollten ferner gehören: Ärzte, Heilpraktiker, Psychiater, Kollegen, die mit anderen Methoden arbeiten und einen traumaspezifischen Hintergrund haben, und Therapeuten, die mit körperorientierten Methoden vertraut sind.

Ein weiterer Grundsatz der Traumatherapie besagt, dass der Patient immer in einer möglichst **gelassenen Haltung** seine Sitzung beenden sollte. Das bedeutet für den Therapeuten, dass er das Zurückführen in einen entspannten Zustand sowohl methodisch als auch in Bezug auf die Zeitstruktur immer in die Planung und die Durchführung der Therapiesitzung mit einbeziehen muss. Das kann beispielsweise durch die Übung „sicherer Ort“ (Kap. 8.2.2) oder durch andere Methoden am Ende des Arbeitens erfolgen. Entscheidend dabei ist, dass die jeweilige Methode zum Patienten passt.

6.4.4 Übertragung in der Traumatherapie

Welche Dynamik von Übertragung und Gegenübertragung besteht in der Traumatherapie? Der Begriff der **Übertragung** hat sich zuerst in der Psychoanalyse etabliert. Darunter ist im therapeutischen Kontext eine Art der Projektion vonseiten des Patienten auf den Therapeuten zu verstehen. Oftmals sind diese Projektionen geprägt von verdrängten Gefühlen und Erwartungen, wobei diese sowohl positiv (Liebe, Vertrauen, Anerkennung) als auch negativ (Misstrauen, Abneigung, Wut) sein können. Da Menschen in der Regel immer projizieren, wenn sie aufeinandertreffen, findet dieses Phänomen auch und gerade in der therapeutischen Beziehung statt. Die Alltagsprojektion ist dabei – im Gegensatz zur Übertragung – nicht unbedingt mit spezifischen Erwartungen verknüpft. Projektionen gelten in der Regel nicht dem Therapeuten selbst, sondern ergeben sich aus den früheren Beziehungserfahrungen des Patienten. Die Art und Weise, wie der Therapeut auf die Übertragung des Patienten reagiert, wird als **Gegenübertragung** bezeichnet.

Therapeutisches Arbeiten findet immer im Spannungsfeld von Nähe und Distanz statt und entspricht somit oftmals eine Gratwanderung. Der Übertragung des Patienten entspricht die Gegenübertragung des Therapeuten, und dieses Wechselspiel ist ein wichtiges Instrument zur Wahrnehmung unbewusster Prozesse. Der Therapeut bildet dabei eine Leinwand für unterschiedliche Projektionen. Aus analytischer Sicht erfordert dies vom Therapeuten, „mit einem Fuß in der Übertragung zu sein und einen Fuß draußen zu halten“. Das heißt, dass der Therapeut nach dem therapeutischen Arbeiten die Rolle wieder „abstreifen“ und sozusagen eine „weiße Weste“ haben sollte. Da es in der Beziehung zwischen zwei Menschen niemals aseptisch zugeht, scheint die vollkommene und weiße Leinwand ein hochgestecktes Ziel zu sein. In der Praxis läuft es darauf hinaus, dass sich der Therapeut zwar bei seiner Arbeit auf die Übertragung einlässt, aber gleichzeitig eine professionelle Distanz aufrechterhält, sodass er – quasi auf der Metaebene – den Überblick behält und fortwährend lenkend/stabilisierend einwirken kann. Dabei bleibt er weiter vorbehaltsfrei im therapeutischen Kontakt.

Der Patient ist einerseits geprägt vom Trauma, aber auch von der Art und Weise der Traumaverarbeitung. Dies macht etwas mit ihm, und er wird dies wiederum in die therapeutische Beziehung mit hineintragen. Der Therapeut ist dabei so etwas wie ein „Tourguide", der ihn sicher durch die Gefühle, Empfindungen und Vorstellungswelten des traumabesetzten Erlebens begleitet. Um diese Begleitung kompetent gewährleisten zu können, sind Kenntnisse **traumaspezifischer Übertragungsaspekte** elementar. Die grundlegenden sind im Folgenden aufgeführt:

Idealisierende Übertragung

Hier scheint der Therapeut für den Patienten geradezu vollkommen und übermächtig – die Lösung all seiner Probleme liegt in seinen Händen. Dieser Übertragung liegt der unbewusste Wunsch des Patienten zugrunde, mit der „Allmachtsfigur" zu verschmelzen, um an seiner „Großartigkeit" teilzuhaben. Unbewusst findet dabei oftmals eine Verschmelzung mit der Vollkommenheit einer vermeintlichen Elternfigur statt.

In der Therapie heißt es somit, den Patienten nicht zurückzuweisen, sondern ihm im Laufe des Arbeitens die Möglichkeit zu eröffnen, selbst zu entdecken, dass der Therapeut dieser Allmachtsfigur gar nicht entsprechen kann. Bei dieser Form der Übertragung ist es zielführend, einen therapeutischen Rahmen zu gestalten, in dem der Patient ein sicheres und eigenes Identitätsgefühl entwickeln kann, um Heilung aus seinen eigenen Ressourcen zu erleben.

Spiegelübertragung

Sie spiegelt am deutlichsten den narzisstischen Anteil des Patienten wider. Der Patient ist auf der permanenten Suche nach empathischem Widerhall durch den Therapeuten. Diese Form ist eher frühkindlichen Fantasien zuzuordnen, in denen der Patient ständig sein grandioses Selbst gespiegelt bekommen möchte. Er gleicht Schneewittchens Stiefmutter, die unentwegt ihren Spiegel fragt: „Spieglein, Spieglein an der Wand, wer ist die Schönste im ganzen Land." Sie möchte vom Spiegel definitiv nicht die objektive Wahrheit hören, vielmehr soll er ihre einzigartige Schönheit kundtun. Die therapeutische Arbeit wird genau dadurch erschwert, da der Narzisst nicht unbedingt mit einem wirklichen Arbeitsauftrag in die Praxis kommt; vielmehr möchte er seine Haltung vom Therapeuten bestätigt und gespiegelt bekommen. Hat er damit keinen Erfolg, bricht der Patient in der Regel sofort den Kontakt ab.

Illusionäre und wahnhafte Form der Übertragung

Beide unterscheidet der zumindest partielle Realitätsverlust – bei der wahnhaften Form ist er tatsächlich vorhanden, bei der illusionären Form ist das „Herabsteigen von der Bühne" noch möglich, d. h., die Wahrnehmung ist bewusst und wird in der Regel als „Als-ob-Wahrnehmung" beschrieben. Die wahnhafte Form mündet zum Leidwesen der Person, auf die sich die Übertragung projiziert, oftmals im Stalking. In der illusionären Form empfindet der Patient den Therapeuten wie einen Vater, eine Mutter, einen Liebhaber, eine Geliebte etc.

Der Umgang mit dieser Übertragungsform erfordert vom Therapeuten ein hohes Maß an Sensitivität, Geduld und Einfühlungsvermögen. Dabei liegt die größte Gefahr oftmals im Therapeuten selbst, der in seiner Gegenübertragung gegen illusionäre und wahnhafte Inhalte gefeit sein sollte (z. B. das Helfersyndrom). Hierunter fallen auch die Übertragungsszenarien, in denen eine Patientin oder ein Patient meint, in den Therapeuten oder die Therapeutin verliebt zu sein. Natürlich kann und darf das passieren, und genau aus diesem Grund ist es wichtig, dass Therapeut und Therapeutin eine „weiße Weste" behalten. Zum Beispiel kann hinter dem vermeintlichen Gefühl, in den Therapeuten verliebt zu sein, letztendlich das nicht befriedigte Bedürfnis des kleinen Mädchens nach väterlicher Anerkennung verborgen sein. Ein Einlassen auf solche Übertragungen seitens des Therapeuten bedeutet Missbrauch und kann letztendlich zur Retraumatisierung der Patientin führen.

Was können Therapeuten für sich tun, um diese Leinwand rein und unbefleckt zu halten? In erster Linie sollten sie für eine eigene psychische Ausgewogenheit und Bedürfnisbefriedigung (Macht, Aggression, Sexualität, Anerkennung etc.) außerhalb des therapeutischen Umfelds sorgen. Wer hier einen Mangel aufweist, läuft Gefahr, Patienten zu benutzen, um diesem Mangel abzuhelfen. Ferner sollten Therapeuten klare Signale über ihren Beziehungsstatus (falls vorhanden) aussenden. Dazu können das Tragen eines Ringes, das Bild der Familie oder des Partners/der Partnerin auf dem Schreibtisch sowie das beiläufige Erwähnen einer partnerschaftlichen Beziehung beitragen. In jedem Fall verbieten sich private Treffen und Veranstaltungen mit Patienten.

Ein weiterer Hinweis ist die sehr bewusste Wahrnehmung eigener Emotionen und Verhaltensweisen gegenüber dem Patienten. Es mag ganz normal sein, dass man den einen Patienten sympathischer als den anderen findet; hat diese Empfindung allerdings eine besondere Intensität, sodass man sich gerade auf diese Person besonders freut, ganz aufgeregt ist, vor dem Spiegel noch einmal die Haare richtet, den Lippenstift nachzieht, schnell noch einmal durch die Praxis saugt und die Duftlampe anmacht, sollten sämtliche Warnlampen anspringen, falls dies nicht bei jedem Patienten der Fall sein sollte. Dann wird es Zeit für eine Supervision.

Retterübertragung

In der Traumatherapie gibt es in der Regel einen Täter und den Patienten als Opfer. Somit ist noch eine Position aus dem transaktionsanalytischen Dreieck offen, die Position des Retters. Für Traumatisierte sind wir oftmals im ersten Kontakt vermeintliche Retter, allerdings birgt diese Position erhebliche Gefahren für den Patienten und den Therapeuten. Begibt sich der Therapeut in die Retterrolle, spricht er seinem Patienten gleichzeitig die Fähigkeit ab, für sich selbst zu sorgen. Das Opfer wird somit kleingehalten und erniedrigt, und der Retter erhöht sich. Dies bedeutet eine Verletzung des Traumapatienten, und irgendwann wird er sich gegen den vermeintlichen Retter wehren müssen, der dann zum Täter mutiert ist. Gerade deswegen ist die konsequente Konzentration auf die Kompetenzen und Ressourcen des Patienten so wichtig. Ihn gilt es zu stärken und wachsen zu lassen.

Die Retterübertragung stellt immer wieder eine Versuchung für das Therapeuten-Ego dar. Insofern ist es in allen helfenden Berufen sinnvoll, sich die Frage zu stellen: „Warum habe ich diesen Beruf gewählt, wen wollte oder will ich retten?“ Das selbsterfahrungsorientierte Hinabsteigen in die Tiefe der eigenen Ursprünge und Motivatoren kann die Klarheit bewirken, die wir im verantwortungsvollen therapeutischen Umgang mit unseren Patienten benötigen. Wenn der Therapeut in seiner Gegenübertragung das Gefühl hat, seinen Patienten retten zu müssen, wird es Zeit für eine Supervision. Davon einmal abgesehen, dürfte die Arbeit für einen Therapeuten deutlich entspannter sein, wenn er nicht permanent in seiner silbernen Rüstung durch die Gegend reitet, um jedes aufschreiende Opfer zu retten.

Opferübertragung

Gerade in der Traumatherapie ist es für Therapeuten manchmal nicht ganz einfach, die Gratwanderung zwischen Mitgefühl und Mitleid zu halten. Diese Form der Übertragung zeigt sich in der Regel in der Wahrnehmung der Gegenübertragung des Therapeuten.

Empfindet er sich selbst in der Therapie als Opfer mit jenen Inhalten, die auch der Patient erlebt hat (Angst, Hilflosigkeit, Kontrollverlust etc.), dann kann er nicht mehr therapeutisch wirksam sein. Dies kann aus unterschiedlichen Gründen erfolgen, beispielsweise durch Projektion oder Identifikation mit dem Patienten. Eine weitere Zusammenarbeit ist in so einem Stadium undenkbar, und der Therapeut sollte dieses eigene Thema zwingend für sich klären.

Zeugenübertragung

Diese Form der Übertragung zeigt sich oftmals auch in einem spezifischen Traumatisierungskontext. Waren zum Zeitpunkt des Traumageschehens Zeugen anwesend, die das Trauma zwar mitbekommen haben, selbst aber nicht Opfer wurden, kann es im therapeutischen Setting dazu kommen, das sich dieses Erleben auf den Therapeuten verschiebt, und es fallen dann häufig Sätze wie: „Sie können das ja gar nicht nachvollziehen, weil Sie das ja nicht selbst erlebt haben."

Sollte in der Gegenübertragung tatsächlich dieses Empfinden vorhanden sein, sollte der Therapeut, bevor er weiterarbeitet, diesen spezifischen Punkt bei sich selbst klären. Im Fall einer Steigerung oder Komplikation könnte sich aus dieser Gegenübertragung sogar ein sog. „Überlebensschuldgefühl" entwickeln.

Praxistipp

Übung: Suche nach eigenen pathologischen Anteilen

Folgende kleine, aber sehr wirksame Übung kann gerade bei der Zeugenübertragung für den Therapeuten hilfreich sein. Ich selbst gehe täglich mit meinen Hunden mindestens 1 h laufen, und während dieser Wegstrecke begebe ich mich auf die Suche nach meinen eigenen pathologischen Anteilen. Wir alle tragen diese – mehr oder weniger stark ausgeprägt – in uns, da es letztendlich alles Ausprägungsformen des menschlichen Daseins sind. Ganz konkret bedeutet das, das ich mich an dem einen Tag auf die Suche begebe nach depressiven Anteilen in mir, an einem anderen Tag nach wahnhaften Anteilen und am nächsten Tag nach zwanghaften Anteilen. In der Regel werde ich immer fündig, z. B. ziehe ich immer, wenn ich auf mein Motorrad steige, meinen linken Handschuh zuerst an – ja, leicht zwanghaft, und ich weiß, woher es kommt. Diese Übung nutze ich seit vielen Jahren und habe das Gefühl, dass dies für mich beim Kontakt mit den Patienten im Kontext von Übertragung und Gegenübertragung sehr nützlich ist.

Übertragung des nichtrettenden Elternteils

Diese Variante ist gekennzeichnet durch die Verbindung einer spezifischen Vater- oder Mutterübertragung mit dem Gefühl einer starken Verletzlichkeit durch seinerzeit ausgebliebenen Schutz eines dieser Elternteile. Folgende Fallgeschichten mögen die Dynamik dieser Übertragungsform verdeutlichen.

Fallgeschichte

Missbrauch durch den Vater

Eine 30-jährige Frau suchte mich als erste Anlaufstelle für die Bearbeitung eines jahrelangen sexuellen Missbrauchs durch den eigenen Vater auf. Ich diskutierte mit ihr die Möglichkeit, die ersten Therapieschritte vielleicht eher mit einer weiblichen Therapeutin zu gehen, woraufhin sie dies brüsk zurückwies mit der Aussage: „Eine Frau kommt auf keinen Fall in Frage. Meine Mutter hat mich schon nicht schützen können, was will ich dann bei einer Therapeutin." Die Tatsache, dass die Mutter jahrelang zugeschaut hatte, ohne ihre Tochter zu schützen, war für diese Patientin schlimmer als der Missbrauch durch den Vater. Sie absolvierte die ersten Therapieschritte bei mir und wechselte später zu einer von mir empfohlenen Kollegin, um letztlich auch ein heilendes Mutterbild zu integrieren.

Fallgeschichte

Vergewaltigung als Mädchen
Die bereits in einer vorherigen Fallgeschichte erwähnte junge Frau aus Paris, die 30 m von ihrem Elternhaus entfernt vergewaltigt wurde (Kap. 6.1), zeigte anfänglich eine deutliche Blockade bei der therapeutischen Arbeit. Dies verwunderte mich umso mehr, als sie hoch motiviert eine große Wegstrecke in Kauf nahm, um mit mir zu arbeiten. In der darauffolgenden tiefergehenden Anamnese offenbarte sie, dass sie in der Zeit, während ihr der Täter das Messer an den Hals hielt und sie vergewaltigte, sie pausenlos den Gedanken formuliert hatte: „Papa rette mich, Papa rette mich!" Bei ihr prägte sich unbewusst das Programm ein: Mein Vater hat mich damals nicht gerettet, er (der Therapeut) kann mich heute auch nicht retten. Dieses Programm haben wir behutsam herausgearbeitet und zum Gegenstand unserer ersten Arbeitsschritte gemacht, sodass sich die anfängliche Blockade lösen konnte.

Komplikationen und Sonderformen im Bereich der Gegenübertragung können hier die Identifikation mit der Rolle des Täters (Tun durch Unterlassen), aber auch mit der Rolle des Opfers im Sinne eines Elternteils als ohnmächtiger Betroffener sein.

Täterübertragung

Diese Form der Projektion kann sich einstellen, wenn beispielsweise der Therapeut dem gleichen Geschlecht angehört wie der Täter. So kann eine Projektion geprägt werden, die lautet: Alle Männer sind potenzielle Täter. Entscheidend ist letztendlich, wie mit dieser Art von Übertragung in der Therapie umgegangen wird. Nicht zuletzt spricht das dafür, die ersten Therapieerfahrungen mit einer Person zu machen, die nicht dem Tätergeschlecht angehört. In Einzelfällen ist es sogar möglich, dass Patienten ihre Therapeuten auf Täterqualitäten überprüfen, was in folgenden Fallgeschichten deutlich wird.

Fallgeschichte

Vollständiges Entkleiden einer Patientin
Bei einem Kollegen aus Frankfurt erschien zum Ersttermin eine Frau mit sexueller Missbrauchsthematik. Nach 1,5 h Anamnese musste der Therapeut kurz auf die Toilette. Als er wieder zurückkehrte und den Behandlungsraum betrat, lag die Patientin unbekleidet auf der Couch. Mit Verständnis und Distanz sowie mit viel Fingerspitzengefühl arbeitete der Kollege heraus, dass sie ihn mit dieser Aktion unbewusst auf Täterqualitäten testen wollte. Nach Klärung dieser Thematik war ein konstruktives Arbeiten möglich.

Fallgeschichte

Zeigen eines Tattoos auf der Brust
Ein anderer Kollege hatte wegen der gleichen Thematik eine junge Frau in der Therapie. In der ersten Sitzung öffnete sie ihre Bluse und zeigte ihre nackte Brust, die mit einem Tattoo versehen war. Der Kollege erwiderte: „Um Gottes Willen, so ein Tattoo würde ich meiner Tochter niemals erlauben. Wenn man das nachher mit Laser entfernt, gibt das ja ganz hässliche Narben." Irritiert knöpfte sie schnell die Bluse wieder zu, und ab da war ein störungsfreies Arbeiten möglich.

Auch wenn diese Fallgeschichten kurios erscheinen mögen, sind sie gekennzeichnet von einem extremen Schutzbedürfnis der Patientinnen, das sie diese Grenzen überschreiten lässt. Ist der Therapeut an dieser Stelle nicht sehr klar und deutlich aufgestellt, kann dies zur Bestätigung des alten Programms bis hin zur Retraumatisierung führen.

Info

Übertragungsformen

- idealisierende Übertragung
- Spiegelübertragung
- illusionäre oder wahnhafte Form der Übertragung
- Retterübertragung
- Opferübertragung
- Zeugenübertragung
- Täterübertragung

6.5 Verfahren zur psychischen Stabilisierung

Neben der methodenspezifischen Behandlung von Traumatisierungen existieren einige wichtige Grundlagen, die der psychischen Stabilisierung des Patienten dienen.

Zunächst ist es sehr wichtig, dem Patienten offen die Frage nach der traumatischen Situation zu stellen. Analog zur Erstintervention bei Suizidgefahr, bei der es ebenfalls ausgesprochen wichtig ist, mögliche Suizidabsichten des Patienten anzusprechen und zu hinterfragen, kommt auch in der Traumatherapie dem **offenen Ansprechen** eine stabilisierende Funktion und damit verbundene Signalwirkung zu: „Ganz gleich, was du mir erzählst und wie schlimm es ist, ich kann es tragen." Das impliziert gleichzeitig, dass der Therapeuten seine eigenen Grenzen kennt und sicher einschätzen kann, welche Thematiken ihm in der Therapie begegnen können. Jeder von uns hat sensible Felder, die er kennen sollte, um einerseits die erforderliche Sicherheit zu vermitteln und andererseits keine falschen Signale zu setzen, wenn persönliche Grenzen erreicht werden.

Ein weiterer wichtiger Aspekt bei der Stabilisierung ist die Aufklärung über mögliche posttraumatische Symptome, d. h. die **Psychoedukation**. Der Patient ist in der Regel schon durch das traumatische Geschehen massiv belastet. Wenn sich im Nachgang für ihn überraschend klassische Symptome der PTBS einstellen, besteht die Gefahr, dass zusätzlich zur ursprünglichen Verletzung noch das Gefühl entsteht, „verrückt" zu sein bzw. das Denken und das Empfinden nicht mehr steuern und kontrollieren zu können. Hier ist es Aufgabe des Therapeuten, den Patienten behutsam auf das mögliche Auftreten spezifischer Symptome hinzuweisen, ohne jedoch einen Prozess der „selbsterfüllenden Prophezeiungen" anzustoßen (Kap. 6.4.3). Dies erfordert viel Feingefühl in der Kommunikation mit dem Patienten.

Zur psychischen Stabilisierung trägt auch die grundlegende Ausgestaltung der Therapie durch den Therapeuten bei. Insbesondere die Gestaltung der Interaktion zwischen Therapeut und Patient ist hier entscheidend. Der Therapeut sollte in der Lage sein, dem Patienten größtmögliche **Transparenz** über wichtige Aspekte der Therapie zu vermitteln wie Kompetenz und Ausbildungsweg des Therapeuten, Wirkungsweise der Therapiemethode, Umfang und Dauer sowie Kosten und Aufwand der Therapie und letztendlich die Beantwortung der Fragen, die der Patient selbst in Bezug auf die Therapie hat. Ferner sollte er verdeutlichen können, welchen Nutzen seine Interventionen für den therapeutischen Prozess haben.

Gerade in der Traumatherapie spielt die **Zuverlässigkeit des Therapeuten** eine herausragende Rolle – er garantiert Sicherheit, Vorhersehbarkeit und Verlässlichkeit. Für den Therapeuten bedeutet das, Zusagen einzuhalten, die er dem Patienten gegeben hat. Es verlangt von ihm Pünktlichkeit und maximale Information hinsichtlich der Rahmenbedingungen der Therapie.

Traumatisierte Menschen haben in der Regel sehr feine Antennen der Wahrnehmung. Sie spüren, ob ein Therapeut authentisch ist oder nicht. Falls er es nicht ist, führt das zu Unsicherheit. Insofern gilt in der Traumatherapie – mehr noch als in anderen Arbeitsbereichen – der Grundsatz der **Kongruenz**. Wenn der Therapeut nur so tut, als ob er sich sicher wäre, etwas wüsste, etwas nachvollziehen könnte oder mit einem Traumaerleben des Patienten umgehen könnte, spürt der Patient das in der Regel und wird sich aus seinem Schutzbedürfnis heraus zurückziehen. Hier ist es angebracht, mit dem Patienten ganz offen über mögliche Unsicherheiten zu sprechen. Das signalisiert dem Patienten zum einen, dass ihm ein ganz normaler Mensch gegenübersitzt, der offen und ehrlich mit ihm umgeht, und zum anderen können sich beide gemeinsam über eine von Sicherheit und Kongruenz getragene weitere Vorgehensweise verständigen.

> **Info**
>
> **Psychische Stabilisierung**
> - Offenheit
> - Psychoedukation
> - Transparenz
> - Zuverlässigkeit
> - Kongruenz

6.5.1 Distanzierungstechniken

In Momenten, in denen sich der Patient zu dicht und zu nah an belastenden Therapieinhalten befindet und Gefahr läuft, von diesen überflutet zu werden, stellt sich die Frage nach Methoden zur therapeutischen Distanzierung.

Eine Möglichkeit bietet der sog. **„leere Stuhl"**. Im Raum wird ein leerer Stuhl positioniert, auf dem der Patient als „objektiver Dritter" auf das Geschehen schaut. Dies alleine kann schon zu einer deutlichen Entlastung führen, manchmal sogar zu wichtigen Erkenntnissen. Eine weitere Variante dieser Technik ist der „saubere Ort". Das ist der Ort, an dem es kein Trauma gibt. Hier kann der Patient Platz nehmen, um einerseits eine deutliche emotionale Entlastung zu erfahren und andererseits die Erfahrung zu machen, dass sein eigenes Energiepotenzial davon abhängig sein kann, worauf er seine Aufmerksamkeit richtet.

Eine weitere Distanzierungsmöglichkeit bietet die Teilarbeit. Sie setzt in der Regel eine profunde Ausbildung voraus (Ego-State-Arbeit). Gleichwohl ist es jedoch auch möglich, in der Therapie selbst unterschiedliche innere Anteile des Patienten bewusst anzusprechen. So kann ein Blick aus dem Teil heraus, der das Ganze überlebt hat, deutlich mehr Entlastung mit sich bringen, als der Blick aus dem Opferanteil. Eine Sonderform der Teilarbeit ist die Arbeit mit dem **„inneren Kind"**. So kann das bewusste Ansprechen des Kindanteils vor der Traumatisierung den Patienten wieder in Kontakt mit ursprünglichen Träumen, Wünschen und positiven Lebensgefühlen bringen. Das Ansprechen des verletzten Kindanteils eröffnet den Weg zu Schutz- und Heilungsaspekten. Nicht immer kann der heutige Erwachsene dem inneren Kind diesen Schutz vermitteln – insbesondere, wenn er selbst noch alle Traumaaspekte in sich trägt. Hier kann es sinnvoll sein, mit sog. **„Superheldenfantasien"** zu arbeiten (hierzu hat Gabriele Kahn ein sehr empfehlenswertes Buch geschrieben; s. Kahn, 2010 [22]).

In der Praxis als Distanzierungstechnik besonders wirkungsvoll ist die Perspektive einer **vorbildhaften oder bedeutsamen Person** auf das Geschehen. Die meisten Menschen verfügen über Vorbilder oder Ideale, die in der Regel wert- oder ressourcenorientiert sind. An eben diese kann sich der Patient durch den perspektivischen Blick anbinden, auf diese Weise Zugang zur Ressource erhalten und damit das Geschehen auf Distanz bringen. Insofern kann es sinnvoll sein, die Frage nach Vorbildern bereits in die Anamnese einfließen zu lassen. In der konkreten Situation kann dann direkt auf diese Ressource zugegriffen werden.

Eine spezifische Möglichkeit zur Distanzierung besteht darin, den Patienten selbst in eine Beobachterrolle zu bringen. Für die Arbeit mit EMDR bedeutet das z. B. das Wechseln von visueller bilateraler Stimulation hin zur auditiven oder taktilen Form. Geeignet sind insbesondere **Screen-Techniken**. Als Leinwand und Projektionsfläche können hierbei die unterschiedlichsten Gegenstände dienen, z. B. Beamerleinwand, Metaplanwand, Flipchart, diverse Bilderrahmen in unterschiedlichen Größen, die Rückenflächen von Stühlen oder TV-Bildschirme. Eine weitere kreative Variante ist der imaginäre Blick auf eine Kinoleinwand. Bei der einfachen Screen-Technik wird der Patient angeleitet, das belastende Erleben auf die ausgewählte Leinwand zu projizieren und so das Geschehen von außen und somit dissoziiert zu betrachten. Das alleine kann schon eine deutliche Entlastung bewirken. Daneben gibt es Möglichkeiten, die Dissoziation zu verstärken, indem die real handelnden Personen z. B. durch Schauspieler oder Comicfiguren ersetzt werden. Hierbei kann es interessant sein, einen Blick darauf zu werfen, mit welcher Figur sich der Patient identifiziert und welche Assoziationen mit der eigenen Person bestehen.

Weitere Distanzierungstechniken können darin bestehen, den Patienten imaginär hinter einer **schützenden Mauer** oder auch Glasscheibe zu positionieren, um von dort aus auf das Geschehen zu blicken.

Bei sämtlichen Distanzierungstechniken können Möglichkeiten zur Steuerung von Formen, Farbe, Größe und Ablauf mit eingebaut werden. So kann der Patient über eine imaginäre Fernbedienung (ich selbst gebe Patienten dabei gerne eine ausgediente Fernbedienung zur haptischen Orientierung im Hier und Jetzt in die Hand) die Größe der Bilder verändern, in das Bild hinein- oder herauszoomen, die Farben nach seinem Bedürfnis verändern, die Bilder schnell oder langsam vor- oder zurücklaufen lassen, eventuell ein Standbild einstellen und den Ablauf nach seinem Bedürfnis gestalten. Dies erhöht einerseits die Steuerungs- und Kontrollfähigkeit des Patienten, anderseits die für ihn angemessene Distanz, die er benötigt, um sich dem belastenden Erleben auszusetzen und dem heilenden Prozess zu folgen.

Ferner können im Bereich der Distanzierung sog. **„Denkstopps“** hilfreich sein. Hierbei wird in das dissoziierte Bild entweder eine Stoppuhr, ein Ein-/Aus-Schalter oder eine rote Ampel eingebaut, und der Patient kann über die jeweilige spezifische Funktion das Bild stoppen, um sich zu schützen und zu stabilisieren.

Sollte er sich selbst in dem Bild beobachten, kann die Technik der **positiven Übermalung** hilfreich sein. Hier gibt es einerseits die Variante der Tarnkappe (mit dieser kann der Patient sich unsichtbar machen und in Sicherheit bringen) und die Technik des Schrumpfens und Wachsens. Dabei kann der Patient das Belastende und Bedrohliche immer kleiner werden lassen und/oder selbst immer größer werden. So verliert das Bedrohliche an Dimension und Schrecken, und der Patient gewinnt die nötige Distanz.

> **Info**
>
> **Distanzierungstechniken**
> - Techniken aus der Gestaltarbeit, z. B. leerer Stuhl, sauberer Ort
> - Teilearbeit, z. B. inneres Kind, Superheldenfantasien, Perspektive von Vorbildern
> - Screen-Techniken
> - imaginärer Schutz durch Mauer, Glasscheibe o. Ä.
> - Denkstopp
> - positive Übermalung

6.5.2 Grounding-Techniken

Grounding bedeutet Erdung. Sie kann sowohl im Verlauf der Therapie angebracht sein, wenn der Patient droht, den festen Boden unter den Füßen zu verlieren, als auch wenn es darum geht, den Patienten zum Ende der Sitzung sicher und stabil zu entlassen. Hier gibt es ganz allgemeine Grounding Techniken, aber auch eine spezifische EMDR-Variante.

Zu den allgemeinen Varianten gehören die Arbeit mit **Hier-und-Jetzt-Suggestionen**, die sich auf Raum, Ort und Zeit beziehen, z. B.: „Ich bin … (Name), heute ist der … (Datum), ich bin hier in … (Ort).“ Die Arbeit mit Suggestionen kann gut mit Erdungserfahrung in der Natur verbunden werden. Je nach Wetterlage kann der Patient barfuß über das Erdreich laufen und – wenn er mag – auch mit den Händen in der Erde wühlen.

Eine weitere Variante ist das **Festhalten an der Realität**. Hier wird der Patient gebeten, sich an einem Stuhl oder einem Tisch mit den Händen festzuhalten, um eine haptische Orientierung im Hier und Jetzt, verbunden mit größtmöglicher Stabilität, herzustellen.

Für Therapeuten, die mit Bioenergetik vertraut sind, können Übungen, die die großen Muskelgruppen wie die Oberschenkel, aber auch den Beckenbereich mit Blut versorgen (z. B. „der Bogen“), sehr erdend sein. Sehr stabilisierend ist dabei die Übung **Spüren der Wand**. Hierbei presst der Patient beide Hände so fest wie möglich gegen eine stabile Wand mit der mentalen Vorstellung, diese umwerfen zu wollen. Wenn er so fest drückt, wie er nur kann, überträgt sich gefühlt die Stabilität der massiven Wand auf den eigenen Körper.

Eine weitere schöne Grounding-Übung ist die **Baumübung**, die real oder auch imaginär gemacht werden kann. Bei der realen Variante suchen Therapeut und Patient gemeinsam einen großen stabilen Baum auf, der Patient umarmt diesen und nimmt die starke Erdung, Stabilität und Bodenverbundenheit in sich auf. Bei der imaginären Variante stellt sich der Patient vor, dass er ein stabiler Baum ist und aus seinem Steiß eine stabile Wurzel ins Erdreich wächst, die ihn mit dem Maß an Stabilität und Erdung versorgt, das für ihn hilfreich ist.

Ich selbst habe zur Erdung in meiner Praxis immer ein Glas **kaltes Wasser** für den Patienten bereitstehen, da kaltes Wasser eine deutliche Wirkung auf das parasympathische System hat. Da sich meine Praxis direkt in der Natur befindet, nutze ich zum Grounding oftmals einen kleinen Spaziergang mit dem Patienten oder auch die **erdende Wirkung meiner Tiere**, insbesondere setze ich hier eine extrem gelassene Haflingerstute ein. Neben den Übungen während oder zum Ende der Therapie empfehle ich dem Patienten zur Erdung auch den Verzehr von **Nahrungsmitteln**, die **aus der Erde** kommen (Kartoffeln, Rüben etc.) oder den Genuss eines Glases schweren Rotweins, begrenzt auf 100 ml. Weiterhin können Substanzen wie das rote Öl der Aura-Soma-Therapie oder auch der Einsatz erdender Düfte aus der Aromatherapie gute Dienste leisten.

Bei der **EMDR-spezifischen Variante** folgt der Patient 2- bis 3-mal den extrem langsamen (Zeitlupen-)Bewegungen des Therapeuten. Dieser beginnt mit den Bewegungen immer außen und verknüpft sie mit stabilisierenden und ressourcenvollen Suggestionen und Affirmationen. Dabei achtet er gezielt auf eine bewusste, entspannende Atmung des Patienten. Dies wiederholt er mehrmals, bis die nötige Stabilität eingetreten ist. Ganz besonders wichtig sind die Langsamkeit sowie die Begrenzung auf maximal 3 Bewegungen, damit kein Prozess initiiert wird.

> **Info**
>
> **Grounding-Techniken**
> - Hier-und-Jetzt-Suggestionen, unterstützt vom Spüren von Erde in der Natur
> - Festhalten an der Realität
> - bioenergetische Übungen wie das Spüren der Wand
> - Baumübung
> - Trinken von kühlem Wasser
> - Einsatz „erdender Tiere“
> - Nahrungsmittel aus der Erde
> - EMDR-Technik: 2–3 Zeitlupenbewegungen, verbunden mit stabilisierenden Suggestionen/Affirmationen

6.5.3 Dissoziationsstopptechnik

In den für den Patienten besonders herausfordernden und belastenden Momenten kann es notwendig sein, den Patienten über einen Dissoziationsstopp wieder im Hier und Jetzt zu verankern. Hierbei bietet sich in besonderem Maß das an, was ihm bereits in anderen Ausnahmesituationen geholfen hat. Dabei stellt sich die Frage, über welches Repräsentationssystem (visuell, taktil, auditiv, olfaktorisch, gustatorisch) der Patient Sinneswahrnehmungen besonders gut wahrnimmt.

In jedem Fall sollte mit dem Patienten vorab sowohl der Sinneskanal als auch die Art und die Intensität der Intervention abgestimmt werden. So könnte es sein, das bei fehlender Absprache ein spezifischer Sinnesreiz, z. B. eine körperliche Berührung, eher belastend, dissoziationsverstärkend und sogar traumatisierend wirkt, wenn dieser äußere Triggerreiz Bestandteil der Traumatisierung war. Das bedeutet, dass im Vorfeld behutsam abgeklärt werden muss, welcher Reiz in welcher Intensität seitens des Patienten erlaubt ist. Dazu kann es erforderlich sein, dies ggf. auszuprobieren und vom Patienten bewerten zu lassen.

Vor der Therapie kann gemeinsam mit dem Patienten ein Raumanker etabliert werden, der in der Situation als kraftvolle Ressource genutzt wird. Das kann über eine Moderationskarte, ein Sitzkissen, einen gesonderten Stuhl o. Ä. geschehen.

Folgende Interventionen bieten sich als **Dissoziationsstopps** an:

- gezieltes Ansprechen der erwachsenen Person
- Anleitung des Patienten, seine Körperhaltung zu verändern (aufrecht hinsetzen, Schultern nach hinten, Kopf gerade halten, Augen auf etc.)
- Aufstehen und den Patienten in eine für ihn kraftvolle Gestik, Mimik oder Bewegung finden lassen
- Musterunterbrechungen, z. B. gemeinsam Wasser oder Tee holen, eine kurze Pause einlegen, etwas essen, Musik anmachen, Fenster öffnen
- Körperkontakt herstellen, falls erlaubt (Blickkontakt, Berühren von Hand oder Unterarm – in jedem Fall vorher absprechen!)
- gezieltes Atmen (bewusst langsamen Ein und Ausatmen, wobei der Schwerpunkt aufs Ausatmen gelegt wird; ggf. gemeinsam mit dem Patienten atmen, um einen kraftvollen Rhythmus zu finden)
- Einsatz scharfer, beißender und intensiver Gerüche wie spezifischer Aromen, Meerrettich, Kampfer, Ammoniak
- Darreichung scharfer, saurer oder bitterer Geschmacksvarianten wie Ascorbinsäure, Chili, Senf, Meerrettich, Zitrone (als besonders hilfreich hat sich in meiner Praxis der Einsatz von Knallbrause erwiesen)
- gezielter Einsatz lauter, scharfer, schriller und dissonanter Klänge

Manche Kollegen nutzen auch einen sog. „Separator“, z. B. eine Frage nach dem Frühstück oder nach einem tagespolitischen Ereignis. Hilfreich soll auch das Lösen von Rätseln oder Rechenaufgaben sein. Ich selbst habe diese Variante im Traumakontext bislang nicht eingesetzt, da hier die Gefahr besteht, dass sich der Patient mit seinem Thema und seinem emotionalen Befindlichkeitszustand nicht ernst genommen fühlt.

In meiner Praxis haben sich taktile Erfahrungen als besonders hilfreich erwiesen. Dabei kommen kalte, heiße, harte, d. h. intensive Reize wie kaltes Wasser, Eiswürfel, heißer Tee, kleiner Stein mit harter Kante, Bürstenmassage u. Ä. in Betracht. Ich selbst setze in den meisten Fällen einen Igelball aus Holz ein und gebe ihn dem Patienten auch für den Einsatz außerhalb der Sitzungen mit.

6.5.4 Der Notfallkoffer

Gerade für die Zeit zwischen den Sitzungen kann es sinnvoll sein, dem Patienten einen **Notfallkoffer** mitzugeben, auf den er im Belastungsfall zurückgreifen kann. Hilfreich können Dinge sein, die bereits in der Vergangenheit einen nützlichen Dienst geleistet haben. Sie sollten in jedem Fall triggerfrei sein und die autonome Handlungsfähigkeit des Patienten fördern.

In diesen Koffer werden 10 Dinge, Verhaltensweisen oder Kontaktmöglichkeiten „gepackt“, die dem Patienten ein maximales Maß an Sicherheit vermitteln und ihm so helfen, Zeit zu überbrücken und Distanz zum belastenden Material zu schaffen. In jedem Fall sollten sie von ihm selbst initiierbar sein.

Ich selbst arbeite beim Notfallkoffer gerne mit einer doppelten Variante. Einerseits visualisiert der Patient in einer kurzen Imagination, wie er diesen Koffer packt (mit allen Submodalitäten), andererseits fertigt er für diese 10 Dinge ergänzend eine Liste an, die jederzeit für ihn verfügbar sein sollte. Der Patient entscheidet dabei, ob diese Liste aus Worten oder Symbolen besteht. Damit die Liste immer zur Hand ist, sollte er sie an mehreren Orten aufbewahren (Spiegel, Geldbeutel, Computer, Smartphone u. Ä.)

Alternativ – wenn es für den Patienten kraftvoller ist – kann auch ein **Notfallnetz** auf einer Moderationswand oder einem anderen visuellen oder haptischen Medium geschaffen werden. Dieses Medium sollte fotografiert und dem Patienten übergeben werden, sodass er das Bild jederzeit zur Verfügung hat.

6.5.5 Der Schutzraum

Eine weitere Variante, die bei drohender Dissoziation helfen kann, sich im Hier und Jetzt zu orientieren, ist die Etablierung eines individuellen Schutzraumes. Dieser wird ausschließlich mit Eindrücken, Gegenständen und Inhalten versehen, die schützend, stärkend, Sicherheit gebend, hilfreich und positiv sind. Der Therapeut hat dafür Sorge zu tragen, dass der Patient während dieser Visualisierung einen sicheren, geerdeten Stand hat, im Hier und Jetzt im Raum orientiert ist und dabei entspannt atmet.

Bei der Gestaltung dieses Schutzraumes ist darauf zu achten, aus welchem Material die Wände sind, wie viele Eingänge, Zwischenräume, Fenster und Öffnungen der Raum braucht, damit der Patient maximale Sicherheit empfindet. Bei der Ausstattung des Raumes sind alle Sinneseindrücke wie Farbe, Klang, Geruch, Geschmack und Temperatur einzubeziehen. Gerne lasse ich den Patienten zudem ein bestimmtes Schlüsselwort oder einen Satz finden, der das Ressourcenerleben verstärkt. Manchmal erleben Patienten es als stärkend, wenn sie den Raum zusätzlich mit kraftvollen Symbolen oder Gegenständen ausstatten können (Kuscheltier o. Ä.).

Der Patient imaginiert den Schutzraum unter Assoziation aller Submodalitäten. Wenn sein Erleben des Sicherheitsgefühls dann den Maximalpunkt erreicht hat, biete ich ihm an, diesen Zustand durch 10–15 Sets bilateraler Stimulationen wie Butterfly (wechselseitiges Berühren/Klopfen der Oberarme mit den Handflächen) oder Tapping (wechselseitiges Klopfen mit den Händen auf den Oberschenkel) zu verstärken.

Alternativ zum Schutzraum bietet sich auch das Gestalten einer Schutzhülle, eines Schutzmantels oder einer Lichtdusche an.

6.5.6 Ressourcendiagnostik

Bereits bei der Anamnese kann der Therapeut den Patienten mit gezielten ressourcenorientierten Fragenstellungen stärken. Solche Fragen können sein:

- Was läuft gut im Leben? Um welche großen und kleinen Dinge handelt es sich dabei?
- Was kann so bleiben, wie es ist? Welche Aspekte des Lebens sollen weiterhin Bestand haben?
- Was sind die Stärken und Fähigkeiten des Patienten?
- Was schätzen die Mitmenschen am Patienten?
- Wie hat er vorherige Herausforderungen in seinem Leben erfolgreich gelöst?
- Was war generell hilfreich im Leben?
- Welche Menschen können dem Patienten helfen oder ihn unterstützen?

6.5.7 Ressourcendiagramm

Ein weiteres kraftvolles Werkzeug zur Stabilisierung des Patienten ist das Ressourcendiagramm. Es kann auf unterschiedliche Weise gestaltet werden, z. B. als Netz auf der Metaplanwand, als Collage auf dem Flipchart, als Mindmap oder als Wordle (Word-Cloud). Dabei können folgende Aspekte mit einfließen:

- besondere Fähigkeiten, Talente und Begabungen des Patienten
- bereits erfolgreich gemeisterte Herausforderungen im Leben
- glückliche Momente
- ganz besondere Ereignisse
- besondere Menschen oder hilfreiche Personen
- das Bewusstsein, für einen anderen Menschen wichtig zu sein
- Momente besonderer Wertschätzung
- kraftvolle persönliche Werte
- hilfreiche Glaubenssätze und Bewertungen
- ein ressourcenvolles Rollenverständnis
- ein stärkendes persönliches Weltbild (Spiritualität, Religiosität, Sinnhaftigkeit und Zugehörigkeit)
- gute und stärkende Rahmenbedingungen

6.5.8 Einsatz von Imaginationsübungen

Imaginationsübungen sind bei Traumapatienten nicht in jedem Fall indiziert, da es bei bestimmten Personen und in spezifischen Momenten dazu kommen kann, dass sich der Patient in der Imagination verliert und so ein Ausstieg aus der Orientierung im Hier und Jetzt stattfindet. Insofern braucht der Therapeut ausreichend Know-how, Erfahrung und Gespür, um dem Patienten eine Imaginationsübung anzubieten. Wenn die Vorzeichen hierfür allesamt positiv sind, können folgende Übungen sinnvoll sein (s. auch Kap. 15.3):

- Übungen, die der **Sicherheit und Gelassenheit** dienen:
  - sicherer Ort
  - Wohlfühlort
  - geborgener Ort
  - Schutzraum
  - innerer Garten
  - Baumübungen
  - Lichtstrahlübungen
- Übungen, die zur **Distanzierung von belastenden Erinnerungen** dienen:
  - Tresor
  - Kummerkasten
  - Verfassen eines Briefes, der in einen Umschlag gesteckt und zuklebt wird
  - Malbuch
  - Tagebuch
- Übungen, die der **Aktivierung von Selbsthilfe** dienen:
  - Aktivierung innerer Helfer (Engel, Geistwesen, Zauberer, 14 Notheilige, Helden griechischer Mythologie u. Ä.)
  - inneres Team (Ego-State-Therapie)
  - Schatzkiste
  - Erfolgsmoment (Analysieren einer zufriedenstellend gemeisterten Situation in Verbindung mit der Frage: „Welche Ihrer Fähigkeiten waren damit verbunden?“)

6.5.9 Positive Triggerreize

Insbesondere zu Beginn und am Ende von Therapiestunden bietet es sich an, mit dem Patienten über positive Triggerreize (Dinge oder Geschehnisse, die bei ihm direkt positive Zustände bewirken) zu sprechen. Solche positiven Triggerreize können sein:

- kraftvolle Erlebnisse in der Natur
- schöne körperliche Aktivitäten (Badewanne, Sauna, Sport, Genuss etc.)
- Hobbys und persönliche Interessen
- Kontakt und Beziehung zu Menschen, die ihm guttun
- Spiele
- kraftvolle Bilder (real oder imaginiert)
- Lieblingsmusik
- angenehme Düfte (Aromaöle)
- stärkende Symbole

6.5.10 Constant Installation of Positive Orientation and Safety (CIPOS) nach J. Knipe

In der Literatur und in der praktischen Anwendung existieren unterschiedliche Varianten der CIPOS-Technik. In der hier beschriebenen Arbeitsweise wird die bilaterale Stimulation zur positiven Verstärkung eingesetzt. Mit CIPOS lässt sich herausfinden, inwieweit und wie lange der Patient mit dem belastenden Material konfrontiert werden kann. Weiterhin vermittelt CIPOS dem Patienten das Gefühl, mit seinem Sicherheitsbedürfnis und seiner Art und Weise, sich der Belastung auszusetzen, ernst genommen zu werden. Dies wiederum fördert das Gefühl der Sicherheit, Kontrolle, Vorhersehbarkeit und Entscheidungsfähigkeit des Patienten.

Diese Arbeitsweise folgt 11 Schritten:

1. Zu Beginn werden dem Patienten der Sinn, das Ziel und der Ablauf dieser Technik erklärt. Im Vordergrund steht die gegenwärtige Wahrnehmung von Sicherheit.
2. Der Patient legt einen frei gelegten Zeitraum fest, in dem er Kontakt zum belastenden Material hat. Dieses Zeitfenster sollte zwischen

3 und 10 s liegen, und er benennt ein Körpersignal, mit dem die Exposition beginnen kann (z. B. ein Kopfnicken).
3. Der Patient nennt das belastende Material, beschreibt das damit verbundene Bild und erläutert kurz, um welchen emotionalen Aspekt es geht (Kontrollverlust, Schuld, Scham etc.).
4. Der Therapeut fokussiert den Patienten maximal auf das Hier und Jetzt und verstärkt idealerweise diese Erfahrung durch sinnesspezifische, direkt erfahrbare Anreicherungen. Dabei kann es hilfreich sein, die Wahrnehmung auf Gegenstände, Formen oder Farben im Raum zu richten.
5. Daraufhin wird das Gefühl der Sicherheit des Patienten abgefragt. Ergänzend wird Bezug genommen auf eine spezifische Körperstelle, die mit dem Gefühl der Sicherheit in Resonanz geht.
6. Wenn sich dieses Gefühl der Sicherheit kaum mehr steigern lässt, folgt eine Serie von ca. 10–15 Sets bilateraler Stimulationen (Butterfly oder Tapping).
7. Dann nimmt der Patient Kontakt zu dem belastenden Material auf, und der Therapeut zählt leise die vorher vereinbarten Sekunden. Enorm wichtig ist dabei, dass er sich an das vom Patienten festgelegte Zeitlimit hält.
8. Nachfolgend wird das momentane Gefühl und Befinden des Patienten abgefragt. Ergänzend kann dabei auch eine Skalierung auf einer Skala von 0 bis 10 erfolgen, wobei 0 für „überhaupt nicht belastend“ und 10 „maximal belastend“ steht. Ich selbst setze gerne einen sog. „Spannungsregler“ ein. Hierbei handelt es sich um einen Holzstift, an dem sich eine Skalierung von –10 bis + 10 befindet, die mittels einer beweglichen Holzkugel an dem jeweils entsprechenden Skalierungswert justiert werden kann (Bezugsadresse s. Kap. 21.1). Das „In-der-Hand-Halten“ des Spannungsreglers ermöglicht zusätzlich eine haptische Anbindung im Hier und Jetzt.
9. Es erfolgt eine weitere Reorientierung im Hier und Jetzt, vergleichbar mit den Punkten 4–6.
10. Die Schritte 4–9 werden so lange wiederholt, bis sich ein mögliches Optimum einstellt, sich also der Skalenwert nicht mehr verändert. Das Augenmerk wird darauf gelegt, was sich verändert hat.
11. Zum Abschluss wird der Patient gebeten, sich auf eine Ressource zu konzentrieren, die das Gegenteil der vorher benannten Empfindung darstellt, den „Place of Opposite“. Wenn es unter Punkt 3 z. B. um Kontrollverlust ging, soll der Patient eine Situation benennen, in welcher er Kontrolle erlebt hat. Während er diese Situation beschreibt, soll er sie konkret mit allen sinnesspezifischen Submodalitäten anreichern und maximal verstärken. Dann fragt der Therapeut die Körperrepräsentanz ab, die mit dem Gefühl der Kontrolle einhergeht. Dieses gesamte Erleben kann zum Abschluss durch 10–15 Sets bilateraler Stimulationen (Butterfly oder Tapping) verstärkt werden.

6.5.11 Frühe Interventionen

EMDR lässt sich grundsätzlich auch im Bereich früher Interventionen einsetzen. Hier dient die bilaterale Stimulation in erster Linie der Stabilisation.

Grundsätzlich ist bei Traumatisierungen im Bereich der Akutinterventionen noch kein methodenspezifisches Vorgehen indiziert. Bei der Begleitung sagen wir, dass wir da sind, wer wir sind und was geschieht. Wir schirmen den Betroffenen von Zuschauern ab, bieten bei Bedarf vorsichtig Körperkontakt, sprechen mit der betroffenen Person und hören ihr zu. Im Vordergrund steht hier das Beruhigen, Orientieren und das Aktivieren gegenwärtiger Ressourcen.

Stunden bis Tage später beginnt die psychische Stabilisierung. Hier werden Informationen über mögliche psychische Folgen von kritischen Ereignissen vermittelt (Psychoedukation), und es setzt eine Normalisierung der individuellen Gefühle und Reaktionen ein. Sofern dies bereits möglich ist, können auch hilfreiche Bewältigungs- und Verarbeitungsprozesse gefördert werden. Weiterhin geht es um die Aktivierung des sozialen Netzwerks des Betroffenen; falls notwendig, muss eine Weiterbetreuung der Person sichergestellt werden.

Nach der Stabilisierung beginnt die verarbeitende Traumatherapie. Hierbei geht es um folgende Fragen:

- Wann ist der richtige Einsatz für EMDR?
- Wie muss die EMDR-Technik ggf. modifiziert werden?
- Welche Rolle kann dabei eine bilaterale Stimulation spielen?

Insofern findet ein Abwägungsprozess statt, da der Einstieg in die Traumatherapie von folgenden Risiken begleitet wird: Es besteht grundsätzlich die Gefahr, eine „normalen Reaktion" zu pathologisieren. Eine Rolle spielen zudem vorangegangene Traumatisierungen und psychische Vorerkrankungen. Es sollte grundsätzlich ein sicheres Arbeitsbündnis und eine gute therapeutische Beziehung bestehen. Der Therapeut muss sich bewusst sein, dass das Risiko besteht, „andere Themen zu öffnen", und dass gerade in dieser Phase häufig starke Emotionen auftreten.

Im EMDR gibt es folgende frühe Kriseninterventionen:

- Emergency Response Protocol (ERP): Hierbei wird die bilaterale Stimulation mit positiven Sätzen verknüpft, bis der Betroffene wieder in der Lage ist, etwas zu erzählen.
- Eye Movement Desensitization (EMD): Hier findet mithilfe der bilateralen Stimulation eine Desensibilisierung von intrusiven Sinneseindrücken statt.
- Resent Traumatic Episode Protocol (R-TEP): Bei diesem Verfahren wird die Traumageschichte unter Begleitung bilateraler Stimulation erzählt. Auf diese Weise soll ein hohes Arousal verhindert werden.

7 Indikationen und Kontraindikationen

Wie bei jeder anderen Methode auch gibt es Fälle, in denen EMDR nicht eingesetzt werden sollte, andererseits aber auch Indikationen, bei denen EMDR besonders gut wirkt.

7.1 Kontraindikationen

Auf visuelle bilaterale Stimulation sollte in jedem Fall bei spezifischen **Augenerkrankungen** verzichtet werden. Dazu gehören der Grüne Star, die Makuladegeneration oder die Netzhautablösung sowie erhöhter Augeninnendruck. Selbstverständlich ist hier eine bilaterale Stimulation mittels auditiver oder taktiler Impulse möglich.

EMDR darf nicht eingesetzt werden bei **akuten psychotischen Syndromen**. Hier besteht die Gefahr, dass der Patient die Scheinwelt der assoziierten Bilder der realen Welt vorzieht und somit eine Verstärkung des Realitätsverlusts stattfindet. Eine oftmals auftretende Folge ist die Verstärkung der Plussymptomatik (Wahn und Halluzinationen).

Ferner verbietet sich EMDR bei **hirnorganischen Erkrankungen**, da es sich um eine reine psychotherapeutische Methode handelt. Gleichwohl können seelische Begleiterkrankungen wie Demenz im Frühstadium oder Parkinson mit EMDR behandelt werden.

Weiterhin ist der Einsatz von EMDR bei reduzierter Ich-Stärke kontraindiziert, da auch hier die Gefahr des Realitätsverlusts sowie eine Verstärkung der Symptomatik besteht. Insbesondere bei der **Borderline-Störung** ist hier auch ein entsprechendes Suizidrisiko nicht zu vernachlässigen.

Eine besondere Bedeutung kommt der Arbeit mit EMDR auch bei **geringer körperlicher Belastbarkeit** zu. Bei Traumapatienten, die neben der psychischen Symptomatik auch noch eine massive körperliche Schwäche und Beeinträchtigung aufweisen, sollte EMDR erst dann eingesetzt werden, wenn sie einerseits psychisch stabil und andererseits körperlich belastbar sind. Gleichwohl habe ich die Erfahrung gemacht, dass Patienten, die psychisch und mental sehr stabil und stark sind, bei gleichzeitiger körperlicher Schwäche oder Beeinträchtigung, durchaus kraftvoll durch EMDR-Prozesse mit entsprechendem Heilungserleben hindurchgehen können.

Eine weitere Kontraindikation für die Arbeit mit EMDR stellt eine **geringe Therapiemotivation** des Patienten dar. Wenn kein eigener Antrieb, Wunsch und Wille vorhanden sind, nützt auch das Winken mit den Fingern nichts. In diesem Fall gibt es nur zwei Möglichkeiten: entweder das Hinarbeiten zu einer ausreichenden Motivation oder das Warten auf einen späteren Zeitpunkt, an dem die Motivation für therapeutisches Arbeiten ausreicht.

> **Fallgeschichte**
>
> **Patient ohne Therapiemotivation**
>
> So kam ein Patient in meine Praxis, der im Erstgespräch über eine Stunde die gesamten Dramen und Probleme seines Lebens explorierte. Interessanterweise war für jedes einzelne Problem und jedes einzelne Drama nur eine einzige Person verantwortlich – seine Frau. Er sah nicht die geringste Notwendigkeit, an sich zu arbeiten oder an sich etwas zu verändern. Es müsse sich halt in vielen Bereichen seine Frau verändern, dann wäre sein Leben in bester Ordnung. Ich sagte ihm daraufhin, dass offenbar keine Notwendigkeit dazu bestehe, mit ihm zu arbeiten, da es ja nichts zu verändern gelte, und fügte etwas ironisch hinzu, er könne mir ja seine Frau schicken. Verärgert über den Umstand, dass ich nicht mit ihm arbeiten wollte, verließ er meine Praxis.
>
> Interessanterweise stand 3 Wochen später seine Frau vor der Tür. Sie war hoch motiviert, an ihren Themen zu arbeiten. Allerdings waren es nicht die Themen, die ihrem Mann wichtig waren. Mittlerweile hat sie sich von ihm scheiden lassen.
>
> Hier erleben wir ein Paradebeispiel fehlender Therapiemotivation.

Immer wieder wird die Frage diskutiert, inwieweit EMDR in der **Schwangerschaft** eingesetzt werden darf. Grundsätzlich ist die Schwangerschaft kein pathologischer Zustand, insofern ist der Einsatz bilateraler Stimulation bei der Bearbeitung allgemeiner Lebensthemen oder zur Ressourcenorganisation völlig unproblematisch. Anders verhält es sich bei der spezifischen **Traumaverarbeitung**: Es muss immer abgewogen werden, was letztendlich für Mutter und Kind die geringste Stressbelastung darstellt. Manchmal ergibt es mehr Sinn, mit der Therapie bis nach der Geburt zu warten, um den Stress, den die Mutter während der Traumatherapie empfindet, nicht an das ungeborene Baby weiterzugeben; in anderen Fällen kann es jedoch sinnvoller sein, schon vor der Geburt ein Trauma zu verarbeiten, damit es nicht ungefiltert während und unmittelbar nach der Geburt aufbricht. Gerade unter der Geburt fokussiert sich das gesamte energetische System der Mutter auf den Geburtsvorgang – die Schutzschilde sind quasi komplett heruntergefahren. In der Praxis bedeutet das, dass für eine Traumatherapie während der Schwangerschaft möglichst das mittlere, stabile Drittel der Schwangerschaft gewählt werden sollte. Letztendlich kann nur eine Entscheidung im Einzelfall stattfinden – manchmal kann man nur mit dem geringsten Übel gehen. Wichtig ist dabei zudem die Frage, mit welchem EMDR-Format gearbeitet wird. Wenn der Einsatz der klassischen Protokollarbeit (z. B. Standard- oder Traumaprotokoll) zu belastend ist, kann auch mit dem bipolaren Protokoll (Kap. 9.15), dem narrativen Protokoll (Kap. 9.16) oder der Ressourcenkaskade (Kap. 10.1) gearbeitet werden. Diese bieten der Patientin in der Regel durch die konsequente Ressourcenanbindung eine deutlich sanftere Arbeitsform.

Bei **starkem sekundärem Störungsgewinn** wird letztlich jede spezifisch verarbeitende Methode, so auch EMDR, ins Leere führen. Insofern ergibt es wesentlich mehr Sinn, dem Vorteil und dem Nutzen der Störung nachzugehen, die positive Absicht zu klären und den Patienten zu motivieren, diesen Gewinn auf andere, nicht pathologische Art und Weise sicherzustellen.

> **Fallgeschichte**
>
> **Die Frage nach der positiven Absicht der Störung**
>
> Im Rahmen einer Adipositastherapie fragte ich einen Patienten mit einem Gewicht von 185 kg und einer Körpergröße von 1,70 m in der ersten Sitzung nach der positiven Absicht seiner Adipositas. Er wirkte im ersten Moment irritiert und auch erzürnt.

In der Folgesitzung 1 Woche später sagte er mir: „Als Sie mich das letzte Woche gefragt haben, war ich wirklich verärgert. Aber mir ist das die ganze Woche durch den Kopf gegangen und dabei ist mir klar geworden, dass mein Übergewicht in den letzten Jahren eine entscheidende Funktion in meiner Ehe gehabt hat. Zu der Zeit, als ich noch rank und schlank war, bin ich jedem Weiberrock hinterhergerannt und permanent fremdgegangen. Seitdem ich 185 kg wiege, hat sich dieses Thema für mich erledigt, und ich bin meiner Frau treu. Ich weiß nicht, wie es wäre, wenn ich wieder 80 kg schwer wäre."
Hier hat sein immenses Übergewicht eine wichtige Funktion innerhalb seiner Ehe erfüllt. In der weiteren Therapie ging es somit darum, diesen Nutzen auf andere Art und Weise sicherzustellen.

Unterschiedliche Interventionen eignen sich dazu, den sekundären Störungsgewinn in eine nicht pathologische Form zu überführen:

Öko-Check aus dem NLP Hier wird der Patient gebeten, 3 Nachteile für sich persönlich und 3 Nachteile für sein soziales Umfeld zu benennen, für den Fall, dass Heilung eingetreten ist.

Klopftechniken Als erfolgreich bei der Bearbeitung des sekundären Störungsgewinns erweist sich oftmals auch die sog. „psychologische Umkehr" aus Klopftechniken wie der EFT oder der MFT. Bei der psychologischen Umkehr wird ein formelhafter Satz verwendet, der lautet: „Obwohl ich ..., achte ich mich und nehme mich vollkommen so an, wie ich bin." Dieser Satz wird mehrmals mantraartig in regelmäßigen Abständen und über einen längeren Zeitraum wiederholt. Gleichzeitig findet das gezielte Beklopfen spezifischer Akupunkturpunkte oder -areale statt. Eine ähnliche Funktion erfüllt der Einsatz der bilateralen Stimulation.

Beispiel: Bei einem Raucher, der einen entsprechenden sekundären Störungsgewinn in seiner Sucht hat, wären die beiden folgenden Varianten der psychologischen Umkehr möglich. Existiert ein kardinaler Begriff, der auf eine sehr starke Identifikation mit der Thematik hinweist (z. B. „Ich bin Raucher"), wird dieser der Satz („Obwohl ich Raucher bin, achte ich mich und nehme mich vollkommen so an, wie ich bin"), regelmäßig wiederholt. Bezieht sich die Thematik auf Teilaspekte des Rauchens, werden diese einzelnen Aspekte in diesen formelhaften Satz eingebaut und wiederholt („Obwohl ich meine Gesundheit schädige, achte ich mich und nehme mich vollkommen so an, wie ich bin", „Obwohl ich das Geld zum Fenster rausschmeiße, achte ich mich und nehme mich vollkommen so an, wie ich bin", „Obwohl ich meinen Kindern ein schlechtes Vorbild bin, nehme ich mich vollkommen so an, wie ich bin", „Obwohl ich beim Küssen schmecke wie ein Aschenbecher, nehme ich mich vollkommen so an, wie ich bin" usw.). Diese Technik lässt sich erweitern durch eine Klopftechnik aus dem hawaiianischen Dynamind, einer über 4000 Jahre alten Klopftechnik, die mit einer anderen Formel arbeitet. Sie lautet: „... und das kann sich ändern." Auf unseren Raucher bezogen würde die Formulierung lauten: „Ich bin Raucher, und das kann sich ändern."

Ich habe es oft erlebt, dass sich durch den kombinierten Einsatz der beiden Klopftechniken der sekundäre Störungsgewinn aufgelöst hat und gezieltes therapeutisches Arbeiten möglich wurde. In einigen wenigen Fällen war nach dem wochenlangen Praktizieren dieser Formeln – begleitet von bilateraler Stimulation – Therapie gar nicht mehr nötig. Das Thema hatte sich im Laufe der Zeit (auf)gelöst.

Provokativer Stil Eine der kreativsten Formen im Umgang mit sekundärem Störungsgewinn ist der Einsatz des provokativen Stils. Dieser bedarf allerdings einer profunden Ausbildung in dieser Technik, da die Provokation ansonsten in einer puren Verletzung münden kann.

> **Fallgeschichte**
>
> **Musterunterbrechung durch den provokativen Stil**
>
> Vor einigen Jahren kam eine Patientin mit folgender Aussage zu mir: „Ich war bei drei Kollegen von Ihnen, keiner hat mir helfen können, nur Sie können mir noch helfen." Da ich die drei Kollegen kannte, bat ich die Patientin um die Erlaubnis einer Fremdanamnese, um mich mit den Kollegen besprechen zu können. In den Gesprächen mit allen drei Kollegen bekam ich unisono zu hören: „Oh Gott, ist sie jetzt bei dir?!"
>
> In der darauffolgenden Sitzung formulierte sie wieder den Satz, dass nur ich ihr helfen könne, erwähnte aber im gleichen Atemzug, dass ihr sowieso nicht zu helfen sei und sie vermutlich in einem halben Jahr tot sein werde. Auf der Grundlage eines guten Rapports entschloss ich mich zu einer provokativen Intervention und sagte ihr, dass das eine besonders wichtige Information im Rahmen unserer Auftragsklärung und Therapieplanung sei. Und so schlug ich ihr vor, im verbleibenden halben Jahr gar nicht erst in eine aufwendige Therapie einzusteigen, sondern den Schwerpunkt auf eine passive Sterbebegleitung zu legen, damit der Rest ihres Lebens so wenig leidvoll wie möglich zu Ende gehen könne. Sie reagierte zuerst mit einem irritierten Gesichtsausdruck und fing dann an, heftig zu lachen, mit den Worten: „Nee, das geht ja gar nicht." Woraufhin ich erwiderte: „Super, dann können wir ja anfangen zu arbeiten."
>
> Die provokative Intervention führte bei ihr zu einer Musterunterbrechung. Sie begann, sich neu zu organisieren, und ihr wurde mehr oder weniger bewusst, wie sie sich bisher selbst blockiert hatte. Der Störungsgewinn lag im „Nicht-an-sich-arbeiten-Müssen". So kam sie bisher um den vermeintlichen Preis der Veränderung herum, erreichte aber dadurch natürlich nicht ihre Ziele. Im weiteren Verlauf der Therapie war dann ein kraftvolles und konstruktives Arbeiten und Erreichen ihrer Therapieziele möglich.

7.2 Indikationen

EMDR wurde ursprünglich von Francine Shapiro für den Einsatz in der Traumatherapie, insbesondere für die Behandlung der PTBS, entwickelt. Im Laufe der Jahre erweiterte sich der Einsatzbereich von EMDR allerdings erheblich, und so wurde aus einem reinen Traumatherapieverfahren eine Methode, die sich auch in Zukunft auf immer mehr Anwendungsfelder erstrecken wird.

Nach wie vor wird EMDR intensiv bei der Behandlung der **PTBS von Erwachsenen** eingesetzt. Im Rahmen der Kassentherapie übernehmen mittlerweile auch die gesetzlichen Krankenkassen die Kosten dieser Behandlung bei einem zugelassenen Kassentherapeuten (Kap. 4.1). Auch wenn die Behandlung der **PTBS bei Kindern** bislang nicht über die Krankenkassen abgerechnet werden kann (Kap. 4.1), ist EMDR eine wunderbare Methode, die sich gerade in der Arbeit mit Kindern sehr kreativ abwandeln lässt, um optimale Therapieerfolge zu bewirken (Kap. 11, Kap. 13).

Ferner wird EMDR eingesetzt bei der Behandlung von **akuten Traumatisierungen** (Kap. 9.4, Kap. 9.6), sofern sichergestellt ist, dass der Patient ausreichend stabil und für die Behandlung mit EMDR geeignet ist.

Seit Jahren wird EMDR auch eingesetzt bei extremen Trauerreaktionen (Kap. 9.10), Angst- und Panikstörungen (Kap. 9.2), bei der Bewältigung von Unfallfolgen, bei Komplextraumatisierungen (Kap. 9.15), bei sexuellen Dysfunktionen, bei chronischen Schmerzen (Kap. 9.9) und bei psychosomatischen Störungen (Kap. 9.8). Ergänzend findet EMDR auch Einsatz bei der Bewältigung somatischer Erkrankungen, insbesondere in der Psychoonkologie (Diegelmann und Isermann, 2016 [7]).

Zudem existieren weitere spezifische Protokolle für die Behandlung von Phobien (Kap. 9.3), Allergien (Kap. 9.12), Zwängen (Kap. 9.14), Burnout (Kap. 11), Tinnitus (Kap. 9.13) und Zahnarztängsten (Kap. 9.4). Darüber hinaus gibt es Protokolle zu Veränderung unerwünschter Verhaltensweisen (Kap. 9.7) bis hin zur Bearbeitung substanzgebundener Süchte (Kap. 9.11).

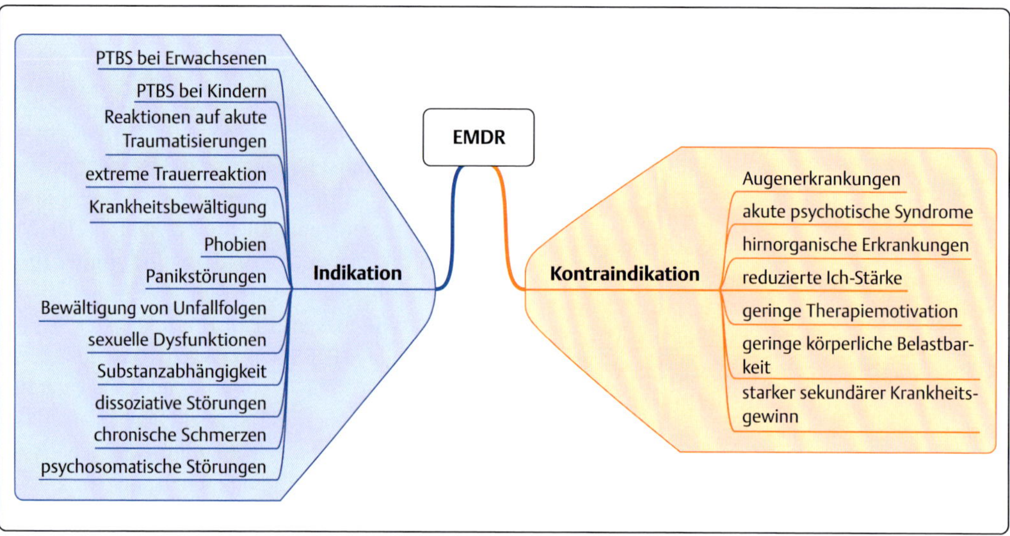

Abb. 7.1 Indikationen und Kontraindikationen von EMDR.

Eine Übersicht über die Indikationen und die Kontraindikationen von EMDR zeigt die **Abb. 7.1**. Die Anwendungsgebiete und damit verbunden auch die Anzahl der spezifischen Protokolle werden sich vermutlich in den nächsten Jahren noch erweitern.

8 Das EMDR-Protokoll

Im EMDR wird der Begriff „Protokoll“ einerseits für die 8 Schritte des klassischen Behandlungsablaufs, andererseits aber auch für die Bezeichnung spezifischer Protokolle, die den jeweiligen Indikationen zugeordnet sind, verwendet. Dies mag auf den ersten Blick irritieren, vor allem da auch bei den spezifischen Protokollen die 8 nachfolgenden Schritte den Kern des Arbeitens darstellen.

Das Besondere am EMDR-Protokoll ist, dass Francine Shapiro unterschiedliche Elemente der klassischen Traumatherapie mit der bilateralen Stimulation verknüpft hat. So hat sie sowohl für den Behandler als auch für den Patienten ein sehr klar strukturiertes Verfahren geschaffen. Gleichzeitig ermöglicht insbesondere die Phase des Reprocessing (d. h. die Phase, in der die bilaterale Stimulation erfolgt) ein hohes Maß an Freiheit und Kreativität während des Behandlungsprozesses.

8.1 Anamnese

Der Begriff der Anamnese stammt von dem griechischen Wort „anámnēsis“ (= Gedächtnis, Erinnerung). Sie umfasst das Sammeln aller möglichen relevanten Informationen durch den Therapeuten mittels Befragung. Insofern ist die Anamnese eine wichtige Voraussetzung für eine exakte Diagnosestellung. Eine umfassende Anamnese bezieht somit immer psychische, soziale und biologische Aspekte mit ein. Der Inhalt der Anamnese sollte stets individuell auf den Patienten bezogen sein. Gleichwohl gibt es einige zentrale Aspekte, die grundsätzlich – je nach Indikation – abgefragt werden sollten. Dazu gehören:

- biografische Daten
- Ressourcenanamnese
- Trauma-Anamnese
- Triggerliste
- zukünftige Herausforderungen
- psychosoziale Anamnese
- Familienanamnese
- Medikamentenanamnese
- Suchtanamnese
- Ernährungsanamnese
- Sexualanamnese
- ggf. Fremdanamnese (Befragung von Kollegen und Personen aus dem Umfeld des Patienten)

Wie bei anderen psychotherapeutischen Verfahren auch bildet die Anamnese die Basis des weiteren Vorgehens. Anhand der Anamnese kann der Therapeut u. a. prüfen, ob **Kontraindikationen** für die Arbeit mit EMDR vorliegen. Er kann außerdem einschätzen, ob der Patient Zugang zu seinen Ressourcen hat und ob er stabil genug für die weitere Behandlung ist. Insofern bietet die Anamnese eine erste Ampel, die aufzeigt, ob ein weiteres Vorgehen nach dem Protokoll sinnvoll ist und dem Patienten zugemutet werden kann (grün) oder das Protokoll nicht weitergeführt werden sollte (rot).

Gerade die Anamnese bietet zudem eine optimale Gelegenheit für den vertrauensvollen und guten **Beziehungsaufbau** (Rapport) zum Patienten.

Dabei kommt dem **Bewusstmachen von Ressourcen** in der Anamnese eine besondere Bedeutung zu. Bereits über das Herausarbeiten und das Spiegeln von Ressourcen wird dem Patienten vermittelt, dass er Herausforderungen meistern kann. Dies kann zur Ausschüttung von Dopamin, unserem „Belohnungshormon", führen, was wiederum ein weiterer Motor für neuronale Lernprozesse sein kann. Das Großartige an unserem Dopaminsystem ist, dass immer dann, wenn wir ein Erfolgserlebnis haben, im Gehirn ein hausgemachter Drogencocktail (ähnlich dem Opium oder dem Morphium) über den Nucleus accumbens ausgeschüttet wird, der dabei hilft, den Kontext der gemeisterten Herausforderung als positiv abzuspeichern (Korte, 2019 [24]). Das kann zur Folge haben, dass bei der nächsten Herausforderung ähnlicher Art die Motivation und Lösungsorientierung gesteigert sind. Prof. Jacobs (2009) [20] von der Universität Göttingen hat in einem Versuch einer Gruppe von Traumapatienten nach der Therapiesitzung Süßigkeiten angeboten, der anderen nicht; dabei zeigte sich, dass bei den Patienten, die Süßigkeiten bekamen, bessere und nachhaltigere Therapieerfolge nachgewiesen werden konnten – über die Süßigkeiten wurde unmittelbar das dopaminergene System angesprochen.

Daneben dient die Anamnese der **psychologischen Befunderhebung**. In der Ausbildung wird oft nach vorgefertigten Anamnesebögen für die Arbeit mit EMDR gefragt. Natürlich existieren Anamnesebögen für spezifische Indikationen – entsprechend gibt es nicht „den Anamnesebogen", sondern nur indikationsbezogene Anamnesebögen. Allerdings birgt der Einsatz von Anamnesebögen unterschiedliche Gefahren: So kann ein überladener Anamnesebogen bei dem Patienten das Gefühl eines „inquisitorischen" Ausfragens mit sich bringen, gleichzeitig kann kein Anamnesebogen der Welt so vollständig sein, dass er einen Menschen in seiner Komplexität erfassen könnte. Wenn sich ein Therapeut also zu sehr auf seinen Bogen verlässt, kann es sein, dass er Aspekte der Anamnese bei einem bestimmten Patienten nicht berücksichtigt, obwohl sie essenziell wären – nur weil sie nicht auf dem Bogen verzeichnet sind.

Psychotherapeutisches Arbeiten heißt, den Menschen dort abzuholen, wo er steht. Das lässt sich nur sicherstellen, wenn der Behandler keine Anamnese „von der Stange" betreibt, sondern einen entsprechenden individuellen „Maßanzug" anfertigt. Das wiederum bezieht nicht nur die Fakten der Anamnese mit ein, sondern vor allem das Gespür, die Erfahrung und die Intuition des Therapeuten.

8.2 Vorbereitung

Ein weiterer wichtiger Arbeitsschritt liegt in unterschiedlichen vorbereitenden Interventionen, die auch in anderen traumatherapeutischen Methoden eingesetzt werden.

8.2.1 Stoppsignal

Zu Beginn wird mit dem Patienten ein **nonverbales Stoppsignal**, z. B. das Heben der rechten oder linken Hand, vereinbart.

Menschen, die stark traumatisiert sind, geraten manchmal in die Lage, sich verbal nicht mehr artikulieren zu können. Das ist z. B. dann der Fall, wenn bei Flashbackszenen die Gehirnhälfte, in der das Brocca-Zentrum sitzt (rechter präfrontaler Kortex), nur wenig aktiv ist, während die Aktivität der anderen Gehirnhälfte, die eher einen Bezug zu Bildern und Emotionen hat, sehr stark ansteigt.

Für den Fall einer zu starken emotionalen Belastung während des Arbeitens in Verbindung mit der Unfähigkeit, sich zu artikulieren, braucht der Patient das vereinbarte Stoppsignal, um unmittelbar wieder Sicherheit und Stabilität herstellen zu können. Das Stoppsignal sollte mit genau dieser Ernsthaftigkeit betrachtet werden, vergleichbar der Notbremse in einem Zug, die auch nur im Notfall betätigt wird. Sobald das Stoppsignal vom Patienten kommt, muss es für den Behandler absolut verbindlich sein!

Das Stoppsignal signalisiert dem Patienten, dass er die Kontrolle über den therapeutischen Prozess hat. Traumatisierte Patienten hatten in der Traumatisierungssituation keine Kontrolle über das Geschehen, insofern ist das Stoppsignal nicht nur ein pragmatisches Handwerkszeug, um sich zu artikulieren und für Sicherheit zu sorgen, sondern es ist gleichzeitig ein deutliches Signal vonseiten des Therapeuten, dass der Patient entscheiden und bestimmen kann. Damit ist das Stoppsignal auch ein Zeichen für das „Arbeiten auf Augenhöhe".

8.2.2 Sicherer Ort

Der **sichere Ort** ist Ressource und zugleich die zweite Ampel, an der entschieden wird, ob das Protokoll weitergeführt werden kann oder nicht. Bei der Sicherer-Ort-Übung wird der Patient gebeten, sich einen Ort vorzustellen, an dem er maximale Sicherheit empfindet.

Bezüglich des Etablierens des sicheren Ortes gehen die Meinungen in der Praxis ein Stück weit auseinander. Eine Fraktion ist der Ansicht, dass ein sicherer Ort, der aus der Realität entstanden ist, für den Patienten eine sehr starke Wirkung hat, da der Patient diesen Ort auch real aufsuchen kann. So ist z. B. einer meiner sicheren Orte eine uralte, stabile Eiche, die auf einer der Pferdekoppeln steht. Jedes Mal, wenn ich mich dort aufhalte, erlebe ich ein intensives Gefühl von Sicherheit. Und genau dort setzt die Kritik der anderen Fraktion an, die sagt: „Die Eiche könnte beim nächsten Sturm entwurzelt oder umgeknickt werden, und damit ist dein sicherer Ort weg." Für mich persönlich wäre es mit Sicherheit traurig, aber nicht traumatisch, wenn diese Eiche umfiele – ich hätte im Gegenzug eine Menge Kaminholz. Für einen Traumapatienten wäre es aber in der Tat dramatisch. Gerade wenn er längere Zeit und intensiv nach einem sicheren Ort gesucht und ihn endlich gefunden hätte, würde es eine extreme Belastung darstellen, diesen Ort zu verlieren. Ähnliches würde gelten, wenn andere Personen diesen Ort veränderten, beschmutzten oder entweihten.

Somit spricht in der Traumaarbeit sicherlich einiges dafür, den sicheren Ort zu imaginieren, um ihn einerseits mit den Merkmalen auszustatten, die dem Patienten höchstmögliche Sicherheit vermitteln, ihn andererseits aber auch optimal schützen. Nur er hat Zugang und Einfluss auf diesen sicheren Ort. In der Praxis erlebe ich oft, dass Patienten reale Erinnerungen mit Imaginationen verknüpfen, um daraus einen ganz eigenen kraftvollen, sicheren Ort zu formen.

In diesem sicheren Ort sollten in der Regel keine Personen eingebunden sein. Hat z. B. eine Klientin das Bedürfnis, den Vater als sichere Instanz in diesen Ort mit einzubringen, und wurde diese Patientin als Kind von ihrem Vater traumatisiert und hat diesbezüglich eine Amnesie entwickelt, so würde über das Hineinnehmen des Vaters in den sicheren Ort ein Täterintrojekt platziert. Das könnte auf die weitere Therapie dramatische Auswirkungen haben. Ebenso verhält es sich mit der Installation diverser Tiere in den sicheren Ort. Tiere können durchaus eine entsprechende Symbolwirkung für bestimmte Personen haben, und so würde über das Hineinholen dieses Symbols ein ähnlicher Prozess stattfinden. Daher ist der Umgang mit dieser Thematik mit größter Sorgfalt anzugehen.

Manche Menschen haben so traumatische Dinge in ihrem Leben erlebt, dass sie sich nicht einmal ansatzweise vorstellen können, dass es sowohl auf dieser Welt als auch in ihrer Fantasie einen sicheren Ort für sie geben kann. Hier sollte dem Patienten genügend Zeit eingeräumt werden, um sich in seinem Tempo und seinem Rhythmus behutsam diesem sicheren Ort anzunähern.

Sollte auch das nicht möglich sein, besteht die Möglichkeit, mit einem **Wohlfühlort** zu arbeiten. Ich wage zu behaupten, dass es, selbst wenn sich ein Mensch niemals in seinem Leben sicher gefühlt hat, doch zumindest Momente gibt, in denen er sich ein bisschen wohlgefühlt hat. Der Wohlfühlort hat natürlich nicht die Qualität eines sicheren Ortes, doch stellt er in jedem Fall eine für den Patienten und für das weitere Arbeiten wichtige Ressource dar.

Je nachdem, wie schwierig oder vielleicht sogar unmöglich sich die Installation eines sicheren Ortes oder eines Wohlfühlortes gestaltet, wird hier die wichtige Funktion dieses Arbeitsschrittes deutlich. Sollte dem Patienten an dieser Stelle kein Zugang zu einer dieser Ressourcen möglich sein, darf im Protokoll nicht weitergearbeitet werden. Vielmehr geht es dann in den weiteren Therapieschritten um die Stabilisierung und die Ressourcenorganisation. Erst danach kann ein weiteres Vorgehen mit EMDR in Betracht gezogen werden.

Sicherer-Ort-Übung Der Patient wird gebeten, sich auf seine Weise seinen sicheren Ort zu imaginieren. Um diese Vorstellung zu verstärken, kann über entsprechende Fragestellungen hinsichtlich der spezifischen Sinneskanäle das Erleben des sicheren Ortes verstärkt werden. Hilfreiche Fragen dabei können sein:

- Was sehen Sie?
- Gibt es dort Geräusche?
- Existiert ein bestimmter Duft oder Geschmack?
- Welche Stelle in Ihrem Körper geht mit dem Gefühl von Sicherheit in Resonanz?

Ein weiterer Verstärker ist ein Eingehen auf die sinnesspezifischen Submodalitäten. Hierbei stellt sich die Frage, wie sich die einzelnen Wahrnehmungen zeigen: Ist es hell oder dunkel? Ist es warm oder kalt? Ist es hart oder weich? Ist es laut oder leise usw.?

Wenn der Patient an einem Punkt ist, an dem er das Gefühl der Sicherheit kaum mehr steigern kann, wird er gebeten, ca. 10–15 Sets bilateraler Stimulationen (Butterfly oder Tapping) durchzuführen.

Praxistipp

Anleitung sicherer Ort

„Ich möchte Sie jetzt einladen, in Ihrer Vorstellung einen sicheren Ort entstehen zu lassen, also eine innere Instanz, in der Sie sich sicher und geborgen fühlen. Sie können dabei auf real existierende Aspekte und auch die Kreativität ihrer Vorstellungskraft zurückgreifen. Wenn es hilfreich für Sie ist, können Sie dabei die Augen schließen, um sich möglichst intensiv, wie es Ihnen hier und jetzt möglich ist, mit dem Gefühl von Sicherheit zu verbinden. Begleitend werde ich Ihnen einige Fragen stellen, die dabei hilfreich sein können, dieses Gefühl von Sicherheit zu etablieren und zu verstärken.

Welches Bild von einem sicheren Ort taucht jetzt in Ihnen auf, in Ihrem Tempo, in Ihrem Rhythmus?

Beschreiben Sie mir dieses Bild möglichst genau. Gibt es bestimmte Farben, die vorherrschen? Herrscht dort eine besondere Qualität von Lichtverhältnissen? Ist es eher hell oder dunkel? Sehen Sie eher scharf und kontrastreich oder auch ein wenig verschwommen? Gibt es dort bestimmte Geräusche, die mit dem Gefühl der Sicherheit einhergehen? Sind diese eher laut oder leise? Hoch oder tief? Nehmen Sie an diesem Ort einen bestimmten Geruch oder Geschmack wahr? Und welche Qualität hat diese Wahrnehmung? Gibt es dort eine bestimmte Jahreszeit, die sich besonders sicher anfühlt, oder vielleicht eine bestimmte Tageszeit? Wie ist Ihre Körperhaltung an diesem sicheren Ort? Sitzen Sie, stehen Sie, liegen Sie oder sind Sie in Bewegung?

Dann bitte ich Sie, mir mitzuteilen, ob es eine Stelle in Ihrem Körper gibt, die mit diesem Gefühl der Sicherheit in Resonanz geht. Wenn ja, welche ist das?

Und nun bitte ich Sie, sich mit den Sinneswahrnehmungen, Ihrem sicheren Ort und Ihrem Körpergefühl so intensiv zu verbinden, wie es im Hier und Jetzt möglich ist. Und wenn Sie das Gefühl haben, die Intensität kaum mehr steigern zu können, lade ich Sie ein, dieses Erleben dadurch zu verstärken, dass Sie eine kleine Abfolge von Butterfly- oder Tappingbewegungen durchführen, vielleicht so 10- bis 15-mal. Danach können Sie ganz bewusst wieder mit dem Gefühl der Sicherheit in Ihrem Tempo zurückkehren ins Hier und Jetzt."

8.2.3 Art der Stimulation

Der erste EMDR-spezifische Teil im Rahmen des Protokolls ist das Erkunden der optimalen bilateralen Stimulation für den jeweiligen Patienten. EMDR hat zwar seinen Ursprung in den Augenbewegungen des Patienten, und gerade in der neueren Literatur finden sich Hinweise auf die erhöhte Wirksamkeit der Augenbewegungen, aber es besteht selbstverständlich die Möglichkeit, andere Sinne für die bilaterale Stimulation zu nutzen. Die bilaterale visuelle Stimulation mag für die meisten Menschen intensiv sein, dennoch gibt es Personen, die damit überhaupt nichts anfangen können; sie haben eher das Gefühl, durch die Augenbewegungen blockiert zu werden. Außerdem kann es in der Praxis nicht darum gehen, dass Patienten einem therapeutischen Modell gerecht werden müssen, vielmehr sollte das therapeutische Arbeiten – und in diesem Fall die bilaterale Stimulation – optimal auf den und mit dem Patienten abgestimmt werden. Und bei manchen Menschen kommen innere Prozesse besser mit taktiler Stimulation in Gang, bei anderen vielleicht eher mit auditiver.

Gleichzeitig kann das Erarbeiten der passenden bilateralen Stimulation auch als Feintuning betrachtet werden. Hierbei geht es darum, einerseits dem Patienten mit der gemeinsamen Abstimmung in Bezug auf das Setting und die bilaterale Stimulation ganz subtil maximale Kontrolle zu übertragen, andererseits die Form der bilateralen Stimulation zu finden, die bei ihm am effektivsten ist.

Als Erstes wird der Patient aufgefordert, eine Sitzposition einzunehmen, in der er sich sicher und/oder wohlfühlt. Der Therapeut weist ihm dafür keinen festen Platz zu, der Patient kann den Ort frei wählen. Das ist aus mehreren Gründen wichtig: Zum einen findet hier erneut eine subtile Übertragen der Kontrolle statt (Kap. 8.2.1), andererseits wählt der Patient einen Platz im Raum, an dem er sich wohlfühlt (aus der Arbeit mit Bodenankern und den Forschungen mit dem emotionalen Raumgedächtnis wissen wir, wie wichtig die Wahl eines spezifischen Platzes im Raum sein kann). Ferner ist es gerade für die Arbeit mit visueller bilateraler Stimulation für den Patienten wichtig, auf welchen Hintergrund er dabei schaut. Manche Menschen wählen einen möglichst neutralen Hintergrund, um sich möglichst gut auf die sich bewegenden Finger des Therapeuten konzentrieren zu können, andere wählen als Hintergrund ein Fenster, das die Weite zur Natur öffnet, und wieder andere bevorzugen ein spezifisches Bild oder Symbol, das für sie eine kraftvolle und stärkende Symbolik beinhaltet.

Im zweiten Schritt nimmt der Therapeut seinen Platz ein, und zwar schräg versetzt zum Patienten (**Abb. 8.1**). Wichtig ist dabei, dass er nicht in der Projektionsfläche des Patienten sitzt, da ansonsten die Gefahr besteht, dass das belastende Material auf seine Person projiziert und in ihr verankert wird (das war vermutlich auch der Grund, aus dem in der Antike die Überbringer schlechter Nachrichten einen Kopf kürzer gemacht wurden). Der Sitzplatz des Therapeuten sollte sich in Abstimmung mit dem Patienten in dem Nähe- bzw. Distanzbereich befinden, in dem sich der Patient sicher und wohlfühlt. Traumatisierte Personen haben gerade bei menschengemachten Traumatisierungen eine Störung des Nähe- und Distanzempfindens; manche brauchen extrem viel Distanz, andere lassen unter Umständen zu viel Nähe zu und können sich nicht schützen, was im Nachgang als Verletzung empfunden werden kann. Hier entscheidet sich auch, ob das Winken mit den Fingern überhaupt eingesetzt werden kann oder ob aufgrund der zu großen Distanz, bei der das Winken keine Wirkung zeigen würde, besser eine andere Stimulationsform gewählt oder ein technisches Hilfsmittel zur visuellen bilateralen Stimulation eingesetzt wird (z. B. EyEmotion-Glasses, **Abb. 8.2**). Auch bei der Abstimmung von Nähe und Distanz findet wieder ein subtiles Übertragen der Kontrolle auf den Patienten statt – er entscheidet.

In der Wissenschaft und Forschung existieren unterschiedliche Ansichten darüber, welcher Sinn für den Menschen der wichtigste ist:

- Vertreter, die den Sehsinn für besonders wichtig halten, führen an, dass das Auge ein ausgelagerter Teil des Gehirns sei, in dem neuronal schon die ersten Verarbeitungsprozesse statt-

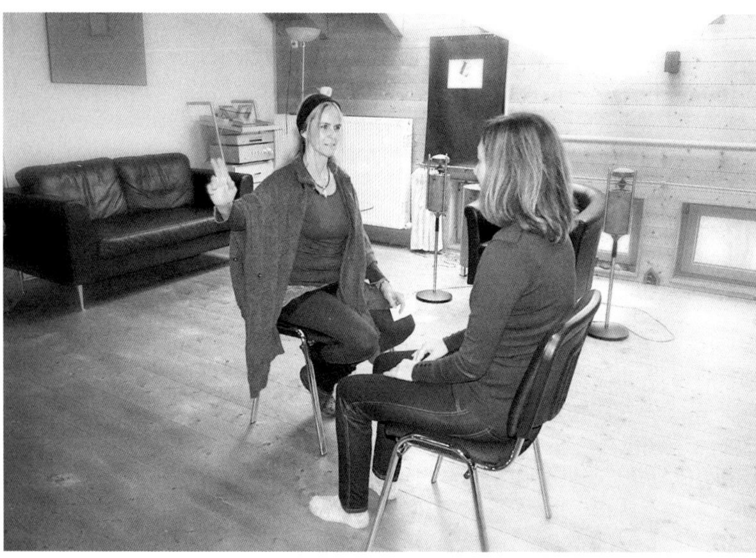

Abb. 8.1 Setting beim EMDR. Der Therapeut sitzt schräg versetzt zum Patienten in einem Abstand, den der Patient bestimmt.

fänden. Des Weiteren sei für den Menschen das Visuelle besonders bedeutend, da gerade die Wirkung innerer Bilder so intensiv sei.

- Andere führen an, dass das Hören der wichtigste Sinn sei, da wir bereits im Mutterleib, wenn wir noch nichts sehen könnten, deutlich und sehr früh Töne, Stimmen und Geräusche wahrnähmen. Selbst wenn in der Dunkelheit, in der wir nichts mehr sähen, 10 km entfernt ein Schuss fiele, könnten wir diesen noch hören. Ferner sei unser Ohr nicht nur Hörorgan, denn es halte uns in Balance und sei zudem unser Ortungsorgan, mit dem wir uns in der Welt orientierten.
- Diejenigen, die das taktile Empfinden über alles stellen, begründen dies damit, dass der Mensch ohne den Tastsinn nicht in der Lage sei, ein eigenes Ich und somit eine eigene Identität zu entwickeln. Sie verweisen dabei auf das schwere Störungsbild frühkindlicher Autismusformen, bei denen es diesem kleinen Wesen nicht möglich sei, aus der Symbiose mit der Mutter zu einer eigenen Persönlichkeit heranzuwachsen. Wir bräuchten die Kontaktfähigkeit, aber auch die Grenzen unseres Körpers, um genau diese Identität zu entwickeln.

Das sind alles sehr interessante Forschungen und Hypothesen, in der Praxis kommt es jedoch nicht darauf an, was eine jeweilige Forschungsrichtung dazu sagt, sondern welche bilaterale Stimulation von dem jeweiligen Patienten ganz persönlich als passend empfunden wird.

Bezüglich der Auswahl der bilateralen Stimulation gibt es ebenfalls unterschiedliche Hypothesen. Eine Sichtweise stammt aus dem NLP und bezieht sich auf die sog. „Repräsentationssysteme“. Demzufolge unterscheidet sich die Wahrnehmung von Menschen in Bezug auf die Sinneskanäle, sodass jeder Mensch über die jeweiligen Sinneskanäle unterschiedlich stark wahrnimmt. Es gibt visuelle Menschen, die die Welt eher über Bilder wahrnehmen und sich auch entsprechend bildhaft ausdrücken. Andere nehmen die Welt eher über das Hören (auditiv) wahr. Und wieder andere begreifen die Welt über das Fühlen (Kinästhet). In der Praxis der EMDR-Anwendung scheint dies allerdings keine Rolle zu spielen. Ich habe schon einige visuell orientierte Patienten erlebt, deren innere Prozesse nur durch taktile oder auditive Stimulation in Gang gesetzt und am Leben gehalten wurden. Umgekehrt war es genauso.

Eine weitere Hypothese legt nahe, die bilaterale Stimulation auszuwählen, die einen Bezug zu dem Sinneskanal der Traumatisierung hat. Eine Patientin von mir hat mitansehen müssen, wie ihr Mann bei einem Tsunami ertrunken ist; mit ihr hätte ich dieser Ansicht zufolge visuell arbeiten müssen. Bei Patienten, deren Traumaerfahrung über den Körper abgelaufen ist, z. B. bei einer Vergewaltigung, wäre demzufolge das taktile Arbeiten angezeigt. Hat ein Patient das Trauma über das Hören erlebt (Schrei, Schuss, Explosion), müsste man mit ihm auditiv arbeiten. Auch bei dieser Sichtweise handelt es sich allerdings eher um eine vage Vermutung. Letztendlich geht es immer darum, gemeinsam mit dem Patienten die für ihn angemessene Form der bilateralen Stimulation zu finden.

Merke

Das Feintuning bei der bilateralen Stimulation ist essenziell. Es vermittelt dem Patienten das Gefühl der Kontrolle und des partnerschaftlichen Arbeitens auf Augenhöhe.

Visuelle Stimulation

Beim visuellen Feintuning werden dem Patienten drei unterschiedliche Höhen der Winkbewegungen präsentiert – hoch, mittel und tief. Er spürt in sich hinein, welche Höhe für ihn optimal ist, und in dieser Höhe finden später die Winkbewegungen statt. Auch hier wird dem Patienten wieder die Kontrolle übertragen. Im nächsten Schritt wird in dieser Höhe mit langsamen Winkbewegungen begonnen, die allmählich immer schneller werden, sodass der Patient die Geschwindigkeit auswählen kann, die für ihn angemessen ist. Wieder entscheidet allein der Patient.

Nach wie vor hält sich im EMDR die Hypothese, dass der Therapeut grundsätzlich möglichst schnell winken solle. Begründet wird das wie folgt: Mit dem schnellen Winken will man sich möglichst den Sakkaden der Augen während der REM-Phase annähern. Allerdings kann kein Mensch so schnell winken, wie sich die Augen unter den Liddeckeln im Traum bewegen. Daneben wird angeführt, dass zur Wirkungsweise von EMDR die Überforderung des visuellen Arbeitsgedächtnisses gehöre, die durch die Aufmerksamkeitsteilung in Verbindung mit den schnellen Winkbewegungen hervorgerufen werde. Das wiederum führezu einer Art „Reboot-Vorgang“, im Sinne eine Neuverarbeitung des belastenden Erlebens. Hierbei handelt es sich jedoch um frühe Hypothesen des EMDR.

Ich persönlich halte es für deutlich wirkungsvoller, den Patienten sowohl auf Augenhöhe in den Abstimmungsprozess der Winkbewegungen mit einzubeziehen als auch eine Geschwindigkeit zu finden, bei der er selbst entspannt bleiben kann und die von ihm als kraftvoll empfunden wird. Auch hier entscheidet letztendlich der Patient und hat damit die Kontrolle inne.

Alternativ zu den Winkbewegungen können die EyEmotion-Glasses eingesetzt werden (**Abb. 8.2**). Hierbei handelt es sich um eine Lichtbrille, die bilaterale Lichtimpulse auf die Netzhaut sendet (Kap. 19.1). Dabei ist eine Auswahl von langsamen, mittleren und schnellen Geschwindigkeiten möglich. Der Vorteil liegt darin, dass der Patient und der Therapeut während des Arbeitens – wenn erforderlich – auch Augenkontakt halten können. Für manche Menschen ist das Erleben dieser passiven Stimulationsform angenehmer, als aktiv Winkbewegungen folgen zu müssen.

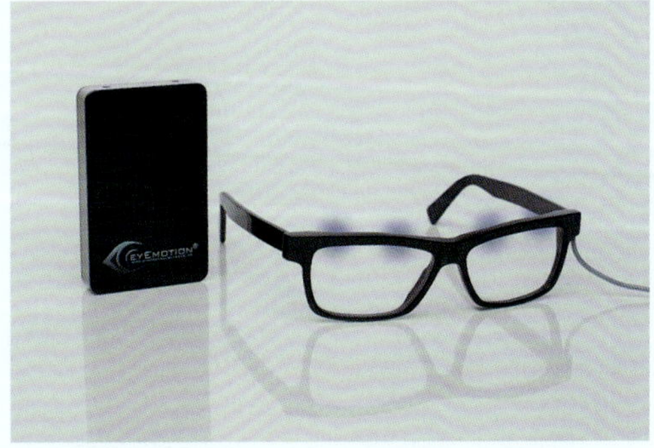

Abb. 8.2 EyEmotion-Glasses zur visuellen bilateralen Stimulation. (Quelle: Mindxperts GmbH, Pocking.)

Taktile Stimulation

Bei der taktilen Form der bilateralen Stimulation ist vorab unbedingt zu klären, ob der Patient vom Therapeuten berührt werden will/kann oder nicht. Im letzterem Fall kommt nur eine Stimulationsform infrage, die der Patient selbst ausführt (z. B. Tapping, wechselseitiges Drücken eines Knautschballs, Fahrradfahren auf einem Ergometer) oder der Einsatz eines technischen Hilfsmittels zur bilateralen Stimulation (Tac/AudioScan, **Abb. 8.3**; Kap. 19.4). Technische Hilfsmittel können u. a. bei der Arbeit mit Kindern und Jugendlichen interessant sein und vor allem dann, wenn eine Berührung durch den Therapeuten (z. B. aus Übertragungsgründen) sowie eine Eigenstimulation ausscheiden.

Merke

Für jede Form von Berührung ist die Erlaubnis des Patienten einzuholen. Erst wenn diese Erlaubnis besteht, beginnt das Feintuning.

Für das Feintuning bietet der Therapeut dem Patienten als Erstes ein leichtes Tapping an unterschiedlichen Körperstellen an (Knie, Handrücken, Handinnenfläche, Schulter, Oberarm oder evtl. auch Stellen, die der Patient präferiert). Es wird die Körperstelle gewählt, die für den Patienten optimal ist, und genau dort abgestimmt, wie schnell und intensiv die Berührung sein sollte, sodass sie als möglichst kraftvoll empfunden wird.

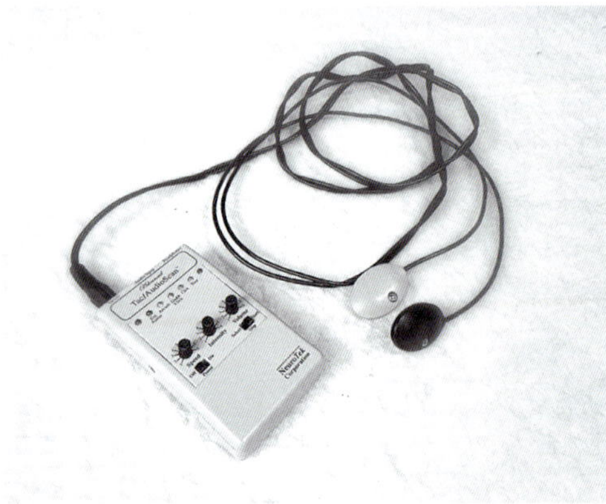

Abb. 8.3 Tac/AudioScan, ein taktiler bilateraler Impulsgeber. Die Intensität und die Geschwindigkeit können individuell justiert werden.

Manche Personen empfinden z. B. die Berührung hinten auf den Schultern als besonders kraftvoll – wie eine Kraft, die im Rücken steht. Andererseits gibt es Menschen, die es gar nicht vertragen, wenn jemand hinter ihnen steht, den sie nicht sehen können. Zudem ist kein Augenkontakt möglich, der auch Bestandteil der therapeutischen Interaktion sein kann.

Insofern erfordert das Feintuning eine höchst individuelle Abstimmung. Auch hier hat der Patient die Kontrolle über den Ort, das Tempo und die Intensität der Berührung.

Auditive Stimulation

Für die auditive bilaterale Stimulation kann jede Klangquelle genutzt werden, die Geräusche produziert. Das reicht vom Fingerschnipsen über Klicker, Klanghölzer, Kastagnetten, Klangschalen, Zimbeln bis hin zu Trommeln. Als am wirkungsvollsten hat sich meiner Erfahrung nach der Einsatz spezieller CDs erwiesen, bei denen spezifische Musikstücke von bilateraler Stimulation unterlegt sind (Kap. 19.2). Auch hier wird aus den unterschiedlichen Musikstücken die CD ausgewählt, die für den Patienten besonders stimmig ist. Im Feintuning wählt er dann noch die für ihn passende Lautstärke.

Die Anwendung von auditiver bilateraler Stimulation kann mit unterschiedlichem technischem Equipment erfolgen. Geeignet ist der Einsatz einer **Stereoanlage** mit rechts und links angeordneten Boxen oder von **Kopfhörern** (**Abb. 8.4**), wobei es wichtig ist, dass die Kopfhörer nur sanft auf dem Ohr aufliegen, damit eine reibungslose Kommunikation zwischen Patient und Therapeut sichergestellt ist.

Die wirkungsvollste Art auditiver bilateraler Stimulation bietet der Einsatz von **Naturschallwandlern** (**Abb. 8.5**). Hierbei handelt es sich um ein Lautsprechersystem, das dem Hörer einen vollkommen natürlichen Klanggenuss vermittelt. Die Musik wird nicht wie bei herkömmlichen Boxen nach vorne abgestrahlt, vielmehr vermitteln die Satelliten dieses Systems jeweils eine 360-Grad-Abstrahlung (Kap. 19.3). In der Mitte zwischen den Satelliten bildet sich ein für den Patien-

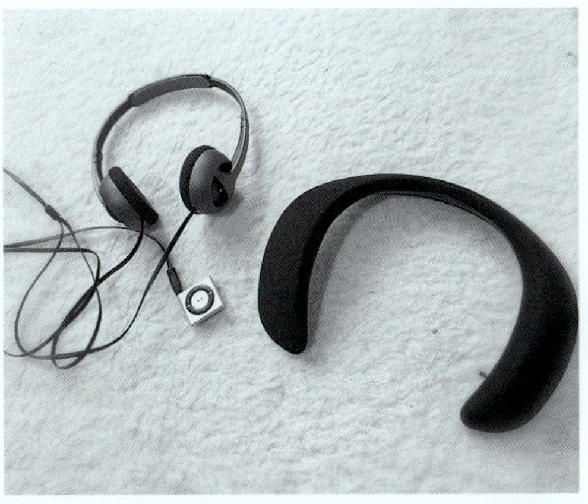

Abb. 8.4 Kopfhörer oder Bose SoundWear. Die Kopfhörer sollten leicht auf den Ohren sitzen, sodass sich der Patient und der Therapeut noch gut unterhalten können. Ein Novum stellt das Bose SoundWear dar, ein Nackenkopfhörer, der ein einzigartiges Klangbild erzeugt und bei dem ein eventuell als unangenehm empfundenes Gefühl, das Kopfhörer verursachen können, durch Aufliegen auf den Schultern ausbleibt. Die bilaterale Stimulation durch die Musik bleibt deutlich hörbar.

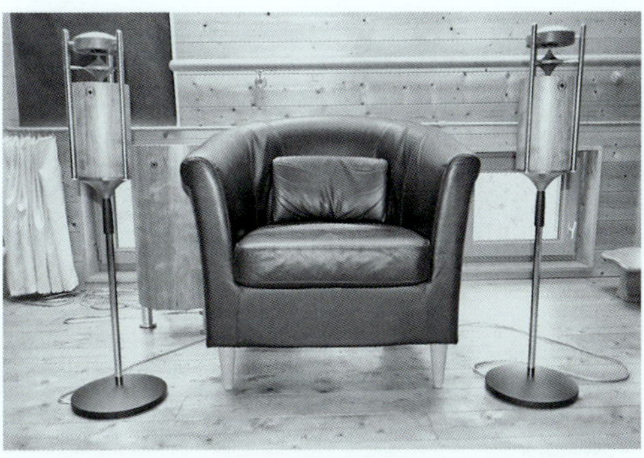

Abb. 8.5 Naturschallwandler. Die absolut natürliche Klangwiedergabe in Form einer 360-Grad-Beschallung erzeugt ein akustisches Hologramm. Die Wirkung ist für den Patienten und den Therapeuten gleichermaßen entspannend.

ten hörbares akustisches Hologramm. Patienten beschreiben ihre Erfahrungen mit auditiver Stimulation in Verbindung mit den Naturschallwandlern in der Regel als unglaublich intensiv, entspannend und kraftvoll. Auch hier entscheidet letztendlich der Patient und hat wieder die Kontrolle inne.

Gerade bei diesem Arbeitsabschnitt, bei dem für die spätere Prozessarbeit die Wahl der Stimulation festgelegt wird, findet über das Feintuning fortwährend ein Übertragen von Kontrolle auf den Patienten statt, ohne dass großartig darüber gesprochen wird. Es vermittelt ihm das Gefühl von Entscheidungsfreiheit, Vorhersehbarkeit und Zuverlässigkeit und verstärkt damit die Basis des Vertrauens und die Qualität der Beziehung zum Therapeuten.

Es kann durchaus sein, dass sich die Art der bilateralen Stimulation von einer Sitzung zur anderen ändert, manchmal sogar innerhalb einer Sitzung. Dann gilt es, gemeinsam mit dem Patienten eine neue Form zu wählen, die für ihn in diesem Moment stimmig ist.

8.3 Bewertung

In diesem Schritt wird der Patient gebeten, sich auf die belastende Situation zu fokussieren. Der Therapeut fragt ihn dann nach dem **schlimmsten Moment** und ob der Patient ein Bild zu diesem Moment hat. Nicht alle Patienten haben die Fähigkeit zu visualisieren. In diesem Fall bietet sich die Abfrage eines Körpergefühls an; das kann jedoch auch immer ergänzend zum Bild geschehen.

Sobald sich der Patient mit dem Bild oder Körpergefühl verbunden hat, wird er nach einem belastenden, negativen Gedanken über sich selbst gefragt. Diese **negative Kognition** weist in der Regel das Thema auf, um das es in dieser Sitzung geht.

Fallgeschichte

Mehrfacher Suizidversuch

Eine Patientin kam zu mir, da sie mehrfach den Versuch unternommen hatte, Suizid zu begehen. Bei ihrem ersten Suizidversuch wurde sie von einem Familienmitglied rechtzeitig gefunden und verbrachte 6 Wochen in der Psychiatrie. Dort wurde sie stabilisiert und ohne psychotherapeutische Behandlung wieder entlassen.

Nach 3 Monaten erfolgte der nächste Suizidversuch. Sie schluckte eine große Menge Schlaftabletten. Diese zeigten jedoch nicht die Wirkung, die sie sich davon versprach, und so ging sie in den nächsten Drogeriefachmarkt und kaufte sich einen Satz Rasierklingen. Nachdem auch ein Zerschneiden des Unterarms nicht die erwünschte Wirkung zeigte, ließ sie die Badewanne voll Wasser laufen und stieg mit dem eingeschalteten Föhn in die Wanne. Das Haus verfügte jedoch über einen Schutzschalter, und sie überlebte diese ganze Aktion um Haaresbreite. Daraufhin folgte ein 3-monatiger Klinikaufenthalt mit ersten psychotherapeutischen Sitzungen und kosmetischen Operationen zur Wiederherstellung des Unterarms. Danach entschloss sie sich zur weiterführenden Therapie bei mir.

Als ich sie in der Arbeit mit EMDR im Bewertungsblock nach dem schlimmsten Moment und der zugehörigen negativen Kognition fragte, sagte sie: „Beim Drogeriemarkt an der Kasse. Da sind keine Rasierklingen, die eine Frau benutzt, und die Kassiererin weiß, was ich vorhabe." Ihr belastender Gedanke lautete: Ich bin voller Scham. Genau mit diesem Thema des traumatischen Erlebens haben wir als Erstes gearbeitet, bevor wir uns weiteren Aspekten des Traumas zugewendet haben.

Dieser Fall zeigt deutlich, wie wichtig das Eingehen auf den schlimmsten Moment und die damit verbundene negative Kognition für die therapeutische Auftragsklärung ist.

Als Nächstes wird der Patient gefragt, welcher Gedanke ihm in dieser Situation Kraft gegeben oder ihn gestärkt hat. Das ist die sog. **„positive Kognition"**. Dann wird er aufgefordert, sich das Bild vom schlimmsten Moment zu vergegenwärtigen und dabei gleichzeitig seine positive Kognition auszusprechen.

Nun soll er anhand der **VoC-Skala** (Validity of Cognition = Stimmigkeit der Kognition) auf einer Skala von 1 bis 7 festlegen, wie stimmig diese Kognition für ihn jetzt ist. Mit dieser Skala kann im Hier und Jetzt bewertet werden, inwieweit der positive Satz über sich selbst zu dem Bild des schlimmsten Moments passt.

Nachfolgend wird der Patient gebeten, sich noch einmal mit dem Bild des schlimmsten Moments zu verbinden und auf der **SUD-Skala** (Subjective Units of Disturbance = subjektiver Grad der Beeinträchtigung) zu bewerten, wie emotional belastend das jetzt für ihn auf einer Skala von 0 bis 10 ist. Diese Skala kennzeichnet den Grad der emotionalen Belastung bzw. erlaubt eine Aussage darüber, wie „schlimm" der Moment jetzt für den Patienten ist.

Fallgeschichte

Bewertungsblock

Hier handelt es sich um einen Patienten, der im Alter von 4 Jahren von einem großen Hund gebissen wurde und dadurch eine ausgeprägte Hundeangst entwickelt hat, die sich bis ins Erwachsenenalter gehalten und verstärkt hat.

Therapeut: „Beschreiben Sie mir bitte noch einmal die Situation, als der Hund Sie gebissen hat."

Patient: „Ich war 4 Jahre alt und habe im Garten meiner Großeltern im Sandkasten gespielt. Dann kam ein großer Jagdhund in den Garten gelaufen und hat mich in den Hintern gebissen. Ich habe geschrien, und es hat geblutet. Dann kam mein Vater und hat den Hund verjagt."

Therapeut: „Was war der schlimmste Moment in dieser Situation?"

Patient: „Als der Hund mir gegenüberstand, auf Augenhöhe, mich mit dem stechenden Blick fixierte, die Zähne fletschte, und ich wusste, gleich wird er mich beißen.“
Therapeut: „Haben Sie ein Bild dazu?“
Patient: „Ja, ich sehe den grauweiß melierten Kopf mit den braunen stechenden Augen und die weißen gefletschten Zähne des Hundes.“
Therapeut: „Was haben Sie in dem Moment über sich gedacht?“
Patient: „Ich sterbe.“
Therapeut: „Welcher Gedanke hätte Ihnen in diesem Moment Kraft gegeben?“
Patient: „Ich überlebe.“
Therapeut: „Wenn Sie sich jetzt das Bild vom schlimmsten Moment herholen und sich gleichzeitig sagen: Ich überlebe‘ – wie stimmig ist das jetzt für Sie auf einer Skala von 1 bis 7, wobei 1 ‚absolut unstimmig‘ und 7 ‚absolut stimmig‘ ist?“
Patient: „Das ist gar nicht stimmig, das ist eine 2.“
Therapeut: „Wenn Sie sich jetzt noch einmal das Bild vom schlimmsten Moment herholen – wie belastend ist es jetzt für Sie auf einer Skala von 0 bis 10, wobei 0 ‚überhaupt nicht‘ und 10 ‚maximal belastend‘ ist?“
Patient: „Das ist sehr belastend – 9.“

In dem geschilderten Verlauf wird deutlich, dass es bei der Kognition immer um eine Aussage geht, die der Patient über sich selbst macht. Manchmal kommen an dieser Stelle Formulierungen wie „Das soll aufhören“, „Der soll verschwinden“ oder „Mich soll jemand retten“. Das sind nachvollziehbare Wünsche, jedoch keine Kognitionen. Hilfreich sind in der Regel Kognitionen, die mit „Ich“ beginnen.

Praxistipp

Anleitung Bewertungsblock

„Beschreiben Sie mir noch einmal kurz die Situation, mit der wir heute arbeiten wollen. Was war in der Situation der schlimmste Moment für Sie? Haben Sie dazu ein Bild oder vielleicht auch ein Körpergefühl? Und was haben Sie in diesem Moment über sich gedacht?
Welcher Gedanke über sich selbst wäre für Sie hilfreich (stärkend, kraftvoll, unterstützend) gewesen?
Wenn Sie sich jetzt das Bild vom schlimmsten Moment noch einmal vergegenwärtigen und sich gleichzeitig Ihren positiven Satz sagen – wie stimmig ist dieser jetzt für Sie auf einer Skala von 1 bis 7, wobei 1 „total unstimmig“ und 7 „absolut stimmig“ ist?
Und wenn Sie jetzt noch einmal den schlimmsten Moment herholen, vielleicht auch das Körpergefühl dazu und den negativen Satz über sich selbst – wie belastend ist es jetzt für Sie auf einer Skala von 0 bis 10, wobei 0 „überhaupt nicht“ und 10 „maximal belastend“ ist?“

8.3.1 Situation

Hier geht es darum, noch einmal kurz die belastende Situation zu benennen und weder lange noch assoziativ in dieser Erinnerung zu verharren. Es ist somit ein „Darüber-Sprechen“.

8.3.2 Schlimmster Moment

Durch die Fokussierung auf den schlimmsten Moment wird das assoziierte betroffene neuronale Netzwerk aktiviert, in dem in der späteren Reprocessing-Phase gearbeitet wird. Auch hier ist es nur ein kurzes Ansprechen des schlimmsten Moments, kein intensives assoziiertes Hineintauchen.

8.3.3 Visualisierung: welches Bild?

Das Erinnern an eine bildhafte Repräsentanz aktiviert das explizite Gedächtnis, das für die Traumaverarbeitung benötigt wird. Ergänzend oder, falls keine Visualisierung möglich sein sollte, ausschließlich kann ein Körpergefühl aktiviert werden. Das Körpergedächtnis ist eines der ältesten und intensivsten Erinnerungssysteme und somit eine wertvolle Ressource.

8.3.4 Negative Kognition

Die meisten Patienten haben in der Regel einen recht schnellen Zugang zur negativen Kognition. Sollten sie sich nicht mehr erinnern, was sie damals über sich gedacht haben, kann der Therapeut auch nach einem zu der damalige Situation passenden negativen Gedanken fragen. Hier bieten sich einfache Fragen an, z. B.: „Was haben Sie in diesem Moment über sich gedacht?“

8.3.5 Positive Kognition

Die positive Kognition stellt letztendlich auch eine Art Zielvorstellung dar, die im weiteren Verlauf der Therapie verfolgt wird. Somit stellt sie die dritte Ampel im EMDR-Prozess dar – kann sich der Patient überhaupt keine positive Kognition vorstellen, muss zwingend erst daran gearbeitet werden (rote Ampel).

Sollte dem Patienten keine positive Kognition einfallen, sollte der Therapeut dem Patienten mindestens 3 unterschiedliche Kognitionen vorschlagen, aus denen der Patient frei wählen kann. Schlüge der Therapeut nur 1 Kognition vor, könnte es sein, dass sich der Patient in die falsche Richtung gedrängt fühlte; 2 Vorschläge könnten ihn in Entscheidungsnot bringen; 3 Vorschläge vermitteln hingegen unbewusst das Gefühl von Wahlfreiheit.

Sollte auch das für den Patienten nicht passen, kann mit kreativen Kartensets gearbeitet werden (z. B. Lebenskarten; Kap. 21.1). Aus diesen Karten mit positiven Bildern und Sätzen wählt der Patient die Kognition aus, die für ihn stimmig ist.

Es ist dabei durchaus möglich, dass der Patient eine Kognition wählt, die für ihn stimmig ist, bei der der Therapeut allerdings die Annahme hat, dass sie nicht die richtige ist.

Fallgeschichte

Anerkennung

Einer meiner Patienten äußerte an dieser Stelle die positive Kognition „Ich werde anerkannt“. Ich hinterfragte diese, da ein „Anerkanntwerden“ durch Dritte erfolgt, und regte an, eine Kognition zu finden, die davon unabhängig ist. Er entgegnete mir vehement: „Das ist mir ganz wichtig. Genau darauf kommt es mir an. Ich will von anderen anerkannt werden!“ Auf seinen Wunsch haben wir dann mit dieser Kognition weitergearbeitet.

Nach einiger Zeit tauchte in der Reprocessing-Phase der Satz „Ich bin ich“ auf. Ich habe meinen Patienten gefragt, ob „Ich bin ich“ gleichwertig neben „Ich werde anerkannt“ steht oder ob es dieses beinhaltet. Er entgegnete, dass das „Ich bin ich“ viel größer und kraftvoller sei und dass es „Ich werde anerkannt“ umfasse. Demzufolge haben wir im weiteren Verlauf nur noch mit der Kognition „Ich bin ich“ gearbeitet.

Diese kleine Fallgeschichte macht deutlich, dass – auch wenn die Kognition zu Beginn nicht 100 %ig passend gewählt wird – im weiteren Verlauf darauf vertraut werden kann, dass die innere Instanz des Patienten die richtige Kognition findet. Daher weise ich den Patienten zu Beginn darauf hin, dass wir erst einmal mit seiner gewählten Kognition fortfahren, sich diese aber jederzeit im Verlauf des Arbeitens noch ändern oder spezifizieren kann.

8.3.6 Stimmigkeit der Kognition – der VoC-Wert

Bei der Abfrage der Stimmigkeit wird immer das Bild des schlimmsten Moments zugrunde gelegt und der Patient trifft die Bewertung, ob er die positive Kognition angesichts dieses Bildes hier und jetzt für eher stimmig oder unstimmig befindet.

8.3.7 Emotionale Belastung – der SUD-Wert

Mithilfe des SUD-Wertes wird der Grad der emotionalen Belastung angesichts des Bildes des schlimmsten Moments festgelegt.

Es kann immer wieder passieren, dass ein Patient bei der Bewertung der Skalierungen eine hohe Stimmigkeit des VoC-Wertes (6–7) bei gleichzeitig minimalem SUD-Wert (0–2) angibt. Dann ist es nicht sinnvoll, daran weiterzuarbeiten, da bereits optimale Werte erreicht sind und somit keine Spannung und Energie für weitere Veränderungsprozesse vorhanden ist. Sollte dies der Fall sein, dienten die bisherigen Schritte bei der Arbeit mit dem Patienten vielleicht nur noch dazu, das Erlebte zu integrieren, ohne dass ein Reprocessing notwendig wäre.

Manchmal ergibt sich auch der Fall, dass der VoC-Wert sehr stimmig ist und gleichzeitig ein hoher SUD-Wert vorliegt. Dies kann ein Anzeichen und ein Hinweis darauf sein, dass es um einen weiteren Traumaaspekt geht.

Fallgeschichte

Hohe emotionale Belastung durch andere Traumaaspekte

Einer meiner Patienten wählte im Rahmen einer Traumabehandlung für sich die positive Kognition „Ich bin sicher“ und belegte diese mit einem VoC-Wert von 6. Die emotionale Belastung bei der Erinnerung an den schlimmsten Moment lag bei einem SUD-Wert von 8. Daraufhin gingen wir noch einmal einen Schritt zurück und sprachen über das Thema Sicherheit. Dabei stellte sich heraus, dass er durch Vortherapien und heilende Erfahrungen in seinem Leben mittlerweile wieder zu einer inneren Sicherheit gelangt war. Die hohe emotionale Belastung ergab sich durch die Themen Schuld und Scham, die eng mit seinem traumatischen Erleben verbunden waren. Damit stellten wir diese Aspekte in das Zentrum des weiteren Arbeitens.

8.3.8 Zur Bedeutung des Bewertungsblocks

Dem Bewertungsblock kommt in mehrfacher Hinsicht eine elementare Bedeutung für die Arbeit mit EMDR zu. In der Hypnotherapie gilt der Satz: „Es ist nicht verkehrt, wenn nicht nur der Therapeut nach der Therapie mitbekommt, dass sich etwas verändert hat.“ Durch das bewusste Bewerten mithilfe spezifischer Skalierungen kann der Patient emotional und kognitiv erfassen, was sich während der Sitzung verändert hat.

Im EMDR-Protokoll werden zur Skalierung die VoC- und die SUD-Skala verwendet. Bei der VoC-Skala geht es um die Bewertung der Stimmigkeit der positiven Kognition, die SUD-Skala zeigt den Grad der emotionalen Belastung auf. Diese beiden Skalen werden auch in der Verhaltenstherapie, insbesondere bei der Anwendung der systematischen Desensibilisierung, eingesetzt. Und genau hier setzt der geniale Schachzug von Francine Shapiro an – sie war von Anfang an von der Wirksamkeit des EMDR überzeugt, sodass sie den mutigen Schritt wagte, sich mit dem derzeit gängigsten Verfahren zur Behandlung der PTBS messen zu wollen. Sollen verschiedene Methoden miteinander verglichen werden, sind exakt dieselben Messgrößen anzulegen, in diesem Fall identische Skalierungen. So übertrug Shapiro die VoC- und die SUD-Skala in den Bewertungsblock des EMDR-Protokolls. Damit war die Voraussetzung dafür geschaffen, im Rahmen vieler klinischer Studien erfolgreich den Nachweis für die Wirksamkeit von EMDR zu erbringen.

bei vielen anderen Methoden, insbesondere im Rahmen von Klopftechniken, werden ebenfalls Skalierungen genutzt. Diese bestehen aber zumeist nur aus einer Belastungsskala mit zum Teil sehr individuellen Skalierungsbereichen (z. B. –10 bis + 10 oder 0 bis 100). Damit lässt sich zwar eine Bewertung bei der Arbeit vornehmen, eine Vergleichbarkeit mit anderen Methoden ist aber unmöglich und hält keinen wissenschaftlichen Standards stand. Insofern war es sehr vorausschauend von Francine Shapiro, die VoC- und SUD-Skala zu adaptieren. Letztendlich war es ihr so möglich, EMDR weltweit die wissenschaftliche Anerkennung zu verschaffen, die es heute genießt. Die anderen Verfahren mögen nicht weniger wirkungsvoll sein, jedoch fehlt ihnen der Wirksamkeitsnachweis durch vergleichende Studien.

Viele Anwender von EMDR haben gerade in der Anfangsphase Schwierigkeiten mit dem Bewertungsblock. Zum einen wird mit 2 unterschiedlichen gegenläufigen Skalen gearbeitet, zum anderen bezieht sich die Bewertung auf 2 unterschiedliche Zeitdimensionen, das Erleben in der Vergangenheit und die Bewertung im Hier und Jetzt. Das kann gerade bei Neulingen zu Irritationen führen, und diese Irritation kann sich natürlich auch auf den Patienten übertragen. Hier hilft es, einfache, klare Formulieren zu nutzen und in möglichst viel Selbsterfahrung und Supervision die Klarheit zu finden, die erforderlich ist.

Ich warne nachdrücklich davor, auf den Bewertungsblock zu verzichten, denn er bildet die Basis für das weitere Vorgehen. Durch das „Darüber-Sprechen“ und das damit verbundene Ausformulieren werden das Brocca-Zentrum und der rechte präfrontale Kortex stimuliert, gleichzeitig wird über das Erinnern das explizite Gedächtnis aktiviert. Auf diese Weise wird das Gehirn mit seinen neuronalen Netzwerken vorbereitet, damit in der darauffolgenden Phase der bilateralen Stimulation in diese Netzwerke „hineinprozessiert“ werden kann.

8.4 Reprocessing

Die Reprocessing-Phase stellt die eigentliche Arbeit mit EMDR, also mit bilateraler Stimulation, dar. Hervorzuheben ist, dass es sich dabei um ein prozessorientiertes Verfahren handelt. Das mag gerade für Therapeuten herausfordernd sein, die bisher eher mit lösungsorientierten, gesprächsfokussierten oder analytischen Methoden gearbeitet haben.

Für die prozessorientierte Arbeit gilt: „Alles, was geschieht, darf sein und hat seinen Raum.“ Diese Erfahrung mag auch für manche Patienten neu sein, daher ist es erforderlich, sie entsprechend auf die Methode vorzubereiten.

Der Patient wird in der Regel angehalten, mit dem Bild des schlimmsten Moments in seiner Vorstellungswelt zu starten und dabei konzentriert mit seinen Augen den sich bewegenden Fingern des Therapeuten zu folgen. In dieser Zeit wird nicht gesprochen, erst wenn der Therapeut die Hand herunternimmt und fragt: „Was war zuletzt?“

Praxistipp

Anleitung Reprocessing

„Wenn wir gleich mit dem Einsatz der bilateralen Stimulation starten, werde ich Sie bitten, sich das Bild vom schlimmsten Moment zu vergegenwärtigen. Wenn es hilfreich ist, können Sie gerne das belastende Körpergefühl dazu einladen und sich auch noch einmal Ihre negativen Gedanken über sich selbst bewusst machen.
Wenn Sie damit bestmöglich verbunden sind, geben Sie mir ein kleines Signal, z. B. durch ein kurzes Nicken mit Ihrem Kopf, und dann starte ich die bilaterale Stimulation.
Während dieser Zeit bitte ich Sie, mit einem Teil ihrer Aufmerksamkeit bei sich und ihrer Vorstellungswelt zu bleiben und mit einem anderen Teil ihrer Aufmerksamkeit den Bewegungen meiner Finger (oder den Tönen oder den taktilen wechselseitigen Impulsen) zu folgen. Diese Methode lebt davon, dass Sie in dieser Zeit nicht sprechen.
Nach einiger Zeit werde ich den Arm herunternehmen (die bilaterale Stimulation unterbrechen) und Sie fragen, was jetzt gerade ist. An dieser Stelle können Sie mir kurz mitteilen, wo Sie in Ihrer Vorstellung angelangt sind, ob sich Bilder verändert haben, ob Emotionen, Körperwahrnehmungen oder Erkenntnisse aufgetaucht sind. Es gibt nichts, was Sie aktiv tun oder lassen müssten; alles, was auftaucht, darf sein und hat seinen Raum.“

8.4.1 Länge der Sets

In manchen Lehrbüchern wird der Hinweis gegeben, mit einer ersten Serie von 25 Sets (Set = einmaliges Hin-und-her-Bewegen) zu starten. Dadurch wird ein erster Prozess zu Beginn des Arbeitens angeregt, der allerdings noch nicht so tief geht und den Patienten weder irritiert noch überfordert. Danach folgen weitere Serien zu je 40 Sets. Bei 40 Sets stellt sich in der Regel eine intensive Prozessarbeit ein, gleichzeitig dauert der Winkvorgang nicht zu lange, sodass nicht die Gefahr besteht, über entscheidende Momente im Prozess hinauszuarbeiten.

Die Hinweise mit 25 oder 40 Sets sind meines Erachtens ausschließlich theoretischer Natur. Wenn der Therapeut während des Arbeitens in seinem Kopf mit Zählen beschäftigt ist, kann er nicht mit seiner gesamten Präsenz beim Patienten sein. Gerade die therapeutische Präsenz ist ein entscheidender Faktor für die Vertrauensbildung sowie die Wirkungsweise und Qualität der therapeutischen Wahrnehmung bei der Arbeit mit Menschen. Zudem zeigt sich immer wieder, dass es Patienten gibt, bei denen schon sehr viel in relativen kurzen Winksequenzen geschieht (15–20 Sets); andere Patienten wiederum benötigen für ihre Verarbeitungsprozesse deutlich mehr längere Sequenzen (ca. 50–60 Sets).

Legt der Therapeut also gesteigerten Wert auf die eigene Präsenz, wird er durch den Abgleich äußerer Wahrnehmung mit der inneren Intuition den richtigen Zeitpunkt dafür finden, den Arm herunterzunehmen, um den Patienten zu befragen. Diese Arbeitshaltung wird auch als „gleichschwebende Aufmerksamkeit" bezeichnet, bei der der Therapeut zum einen mit einem Teil seiner Aufmerksamkeit bei der Wahrnehmung mit seinen 5 Sinnen bleibt und mit einem anderen Teil seiner Wahrnehmung wach ist für innere Prozesse wie Gedanken, Gefühle und Intuitionen.

Sollte sich der Therapeut unsicher sein über die Anzahl der Winkbewegungen, kann er sich an einer grundlegenden therapeutischen Weisheit orientieren, die da lautet: „Es ist nie verkehrt, den Patienten zu fragen." Dadurch signalisiert der Therapeut, dass er den Patienten ernst nimmt und mit ihm auf Augenhöhe arbeitet.

8.4.2 Aufmerksamkeit des Patienten

Bei der visuellen Stimulation findet in diesem Teil der Arbeit in der Regel die Aufmerksamkeitsteilung des Patienten (Kap. 5.2.2) ganz von selbst statt – er bleibt mit seiner Aufmerksamkeit in seiner Innenwelt und folgt gleichzeitig den Fingern des Therapeuten. Bei anderen Stimulationsformen (auditiv oder taktil) ist es besonders wichtig, dass der Therapeut immer wieder auf die Aufmerksamkeitsteilung hinweist: „Ein Teil Ihrer Aufmerksamkeit bleibt in Ihrer Innenwelt, ein anderer Teil bleibt bei den wechselseitigen Tönen/ Berührungen."

Bei der visuellen Stimulation findet die therapeutische Arbeit selbstverständlich mit geöffneten Augen statt. Bei anderen Stimulationsformen könnte die Gefahr bestehen, dass der Patient während des Arbeitens die Augen schließt. Gerade in der Traumarbeit ist es zum Schutz des Patienten allerdings wichtig, dass er nicht in ein assoziiertes Belastungsgeschehen abgleitet. Daher sollten auch bei diesen Stimulationsformen die Augen geöffnet bleiben, zumal die offenen Augen den „Selbst-zu-anderen-Bezug" verstärken, was für die Orientierung im Hier und Jetzt hilfreich sein kann. Nur in Ausnahmefällen, in denen sichergestellt ist, dass der Patient über die nötige Stabilität verfügt, kann mit geschlossenen Augen gearbeitet werden. Aber auch daran sollten sich der Therapeut und der Patient behutsam herantasten.

Manchmal – je nach ihrem Bedürfnis und ihrer Vorerfahrung – neigen die Patienten auch dazu, während der Winkphase zu sprechen. Hier hilft die Formulierung: „Die Methode lebt davon, dass wir erst sprechen, wenn ich den Arm heruntergenommen habe."

Im EMDR wird der Satz: „Alles, was auftaucht, darf sein", sehr ernst genommen. Demzufolge ist in dieser Phase nicht nur Raum für die innere heilende Instanz mit all ihren Ressourcen, sondern auch für belastende Emotionen und Kognitionen. Sogar ein möglicher Widerstand des Patienten ist eingeladen, sich hier zu zeigen und seine positive Absicht und seinen Nutzen zu artikulieren.

8.4.3 Prozessverläufe von Patienten

Die Prozessverläufe von Patienten sind genauso individuell wie die Menschen selbst. Bei manchen zeigt sich ein chronologischer Verlauf des Geschehens, andere springen kreativ auf unterschiedliche Felder, manchmal zeigt sich ausschließlich ressourcenorientiertes Erleben, und in bestimmten Situationen ist es notwendig, zunächst „durch den Strudel hindurchzutauchen", um kraftvoll und gestärkt wieder die Oberfläche zu erreichen. Die Aufgabe des Therapeuten besteht in dieser Phase darin, den Prozess am Laufen zu halten und – wenn nötig – den Patienten zu stabilisieren.

Gerade in der Zeit der ersten Erfahrung mit EMDR bietet es sich für den Therapeuten an, eigene Interventionen zurückzuhalten, um die innere Instanz des Patienten wirken zu lassen. Aus dieser Erfahrung kann sich das Vertrauen herausbilden, das für das prozessorientierte Verfahren EMDR notwendig ist. Somit bleiben die Interventionen des Therapeuten darauf beschränkt, zu fragen: „Was kam zuletzt? Was ist jetzt?" Erst wenn der Patient diese Erfahrung verinnerlicht hat, bietet es sich an, mit kognitivem Einweben zu intervenieren, worauf in Kap. 15.2 noch eingegangen wird.

8.4.4 Länge der Reprocessing-Phase

Oftmals stellt sich die Frage, wie lange die Reprocessing-Phase dauern sollte. In den 18 Jahren meiner Arbeit mit EMDR dauerte die kürzeste Reprocessing-Phase 10 min, die längste 3,5 h. Nun sei an dieser Stelle erwähnt, dass wir in unserem Institut mit der sog. „Blocktherapie" arbeiten. Das bedeutet, dass wir für einen Patienten einen halben Tag freihalten (jeweils den Vormittag oder den Nachmittag) und wir so ohne die Beschränkung durch die Uhr dem Bedürfnis, der Energie und dem Prozess des Patienten Raum geben können. Diese Arbeit vermittelt eine enorme Intensität für den therapeutischen Prozess und das Voranschreiten in der Therapie. Es ist ein Luxus, den wir uns und unseren Patienten gönnen. Gleichwohl wissen wir, dass nicht jeder Kollege so arbeiten kann und will und dass es auch Indikationen gibt, bei denen diese Arbeitsweise nicht angezeigt ist.

Gerade in meiner Anfangszeit in der Arbeit mit EMDR habe ich mich mit vielen Kollegen ausgetauscht, deren Therapiesitzungen 45 min dauerten. Das einhellige Credo lautete, dass dieser Zeitrahmen zu kurz sei, um effektiv und verantwortungsvoll mit EMDR zu arbeiten. Alle mir bekannten Kollegen entschieden sich nach einiger Zeit dafür, beim Einsatz von EMDR immer in Doppelstunden zu arbeiten, und sie machten die Erfahrung, dass ein Zeitrahmen von 90 min für diese Art von Arbeit gut geeignet ist.

8.4.5 Abschluss des Reprocessing

Neben der Dauer der Reprocessing-Phase stellt sich natürlich auch die Frage, wann das Reprocessing beendet werden sollte. Zum einen vermittelt das therapeutische Material des Patienten einen Hinweis auf den rechten Zeitpunkt, das Reprocessing zu beenden, zum anderen geben auch seine nonverbalen Signale (Mimik, Gestik, Atmung etc.) Hinweise darauf. Ist sich der Therapeut unsicher, ist es nie verkehrt, den Patienten zu fragen, ob für heute der richtige Zeitpunkt gekommen ist, die Sitzung zu beenden.

Manchmal ermöglicht es der Zeitrahmen der Sitzung nicht, die Sitzung bei einer optimalen Befindlichkeit des Patienten zu schließen. Hier sollte der Therapeut einerseits darauf achten, für den Abschluss seiner Sitzung noch genügend Zeit einzuplanen, um den Patienten ressourcenvoll zu entlassen (15 min stellen in der Regel einen guten Zeitraum für eine Stabilisierungsintervention dar). Andererseits ist es sinnvoll, die Sitzung nicht am emotional tiefsten Zeitpunkt zu beenden – therapeutische Prozesse laufen oftmals wellenförmig, und somit ist es nachvollziehbar, dass die Reprocessing-Phase zumindest zu einem bestmöglichen Zeitpunkt (einem Wellenhoch) beendet werden sollte.

8.5 Verankerung

Das Ende der Reprocessing-Phase geht in diesem Schritt in die Verankerung über. Im EMDR-Protokoll versteht man unter Verankerung das Einklopfen der positiven Kognition mittels Butterfly (wechselseitiges Berühren/Klopfen der Oberarme mit den Handflächen) oder Tapping (wechselseitiges Klopfen mit den Händen auf den Oberschenkel), sofern die Belastung gewichen und die positive Kognition stimmig ist.

Der Begriff „Verankerung" ist nicht ganz glücklich gewählt, da unter Verankerung in der Regel eine Reiz-Reaktions-Verknüpfung verstanden wird, die mittels spezifischer Techniken aus dem NLP hergestellt werden. Insofern könnte dieser Teil des Prozesses Therapeuten, die mit NLP vertraut sind, verwirrend erscheinen.

8.5.1 Ermittlung des VoC- und des SUD-Wertes

Zur Ermittlung des **VoC-Wertes** wird der Patient gebeten, anhand der Bewertung auf einer Skala von 1 bis 7 anzugeben, wie stimmig seine positive Kognition jetzt nach der Sitzung ist.

Für die Ermittlung des **SUD-Wertes** wird der Patient wird gebeten, sich an sein Startbild zu erinnern, und gefragt, wie belastend es sich auf einer Skala von 0 bis 10 jetzt nach der Sitzung anfühlt.

8.5.2 Verankerung der positiven Kognition

Sollten noch Belastungswerte existieren und die Kognition noch nicht gänzlich stimmig sein, entfällt die Verankerung der positiven Kognition. Sind die Belastung verschwunden und die Kognition stimmig, wird der Patient angehalten, leise oder laut seine positive Kognition zu sprechen und sich dabei 10- bis 15-mal bilateral zu stimulieren, in der Regel mit Butterfly oder Tapping.

8.6 Body-Scan

Beim Body-Scan wird der Patient gebeten, mit seiner Aufmerksamkeit und Wahrnehmung durch seinen Körper zu wandern und mitzuteilen, ob es eine Stelle im Körper gibt, die er mehr wahrnimmt als den Rest seines Körpers. Wichtig ist dabei, dass die Fragestellung des Therapeuten nicht auf eine Qualität der Wahrnehmung abzielt, also ob sich eine Stelle besser oder schlechter anfühlt, sondern nur darauf, ob er eine Stelle mehr wahrnimmt als den Rest des Körpers.

> **Praxistipp**
>
> **Anleitung Body-Scan**
>
> „Nun bitte ich Sie, einmal die Augen zu schließen, und so intensiv, wie es hier und jetzt möglich ist, in Ihren Körper hineinzuspüren und ihn zu scannen – von den Zehenspitzen zu den Haarspitzen und wieder zurück.
> Gibt es irgendeine Stelle in Ihrem Körper, die Sie mehr wahrnehmen als den Rest Ihres Körpers?"

Beim Body-Scan bedienen wir uns des ältesten Gedächtnissystems, des Körpergedächtnisses:

- Stellt sich eine ausschließlich **positive Körperempfindung** ein, kann diese zum Abschluss des Arbeitens intensiviert werden. Dies wiederum verstärkt das Ressourcenerleben des Patienten.
- Stellt sich **keine spezifische Empfindung** ein, ist auch das gut und es kann zum nächsten Teil des Protokolls übergegangen werden.
- Stellt sich eine **negative Körperempfindung** ein, hat der Therapeut die folgenden beiden Optionen:
  - Besteht noch Energie und Zeit zu weiterem Arbeiten, wird dieses Körpergefühl fokussiert und der Therapeut startet weitere Winkbewegungen mit folgenden Formulierungen:
    - „Alles, was auftaucht, ist okay."
    - „Gehen Sie mit dem Körpergefühl und beschreiben Sie mir, was geschieht."

- „Fokussieren Sie sich auf Ihr Körpergefühl. Spüren Sie nach, ob sich etwas verändert, und beschreiben Sie mir, was geschieht."
- „Wenn Bilder oder andere Wahrnehmungen zu dem Körpergefühl auftauchen, ist das vollkommen okay."

- Sollte keine Zeit und Energie mehr zum Arbeiten zur Verfügung stehen, kann dieses Körpergefühl im Rahmen der Abschlusstechniken in den Tresor verbracht und dann in der nächsten Sitzung damit gearbeitet werden (Kap. 8.7).

Der Body-Scan wird nur dann eingesetzt, wenn der Patient optimale VoC- und SUD-Werte vergibt. Er bildet somit ein zusätzliches Netz, um mögliche unbewusste Aspekte aufzufangen, die noch mit einer Belastung verbunden sind. Manchmal gibt es Patienten, die aus der Euphorie der Sitzung heraus sehr gute VoC- und SUD-Werte vergeben. Andere Patienten wollen „gute Patienten" sein und einen maßgeblichen Beitrag zum Gelingen der Therapie leisten. Und wieder anderen fehlen an dieser Stelle die Wahrnehmung und das Gespür für eine mögliche Restbelastung. Hier setzt der Body-Scan an und bietet eine zusätzliche Sicherung durch das Körpergedächtnis, um weitere unbewusste Belastungsaspekte zu identifizieren.

8.7 Abschluss

In der Schlussphase einer EMDR-Sitzung kommen die folgenden 4 Techniken zur Anwendung, die dem Patienten dafür mitgegeben werden, die Zeit bis zur nächsten Sitzung stabil, gesichert und möglichst ressourcenvoll zu überbrücken. Grundsätzlich können auch andere Methoden, die zum therapeutischen Portfolio des Anwenders gehören, eingesetzt werden, sofern sie denselben Zweck erfüllen. Die Techniken können einzeln oder gemeinsam eingesetzt werden.

8.7.1 Tresorübung

Eine klassische Interventionstechnik aus der Traumatherapie ist die Tresorübung. Hier wird der Patient gebeten, auf seine Art einen Tresor zu visualisieren, in den er belastendes Material verbringen und somit sichern kann. Erfahrungsgemäß ergibt es Sinn, entweder 2 Tresore zu etablieren oder zumindest einen Tresor mit 2 voneinander getrennten Fächern. Denn oftmals sind es nicht nur belastende Dinge, die gesichert werden sollen, vielmehr besteht bei manchen Patienten auch das Bedürfnis, ressourcenvolle Erkenntnisse und Emotionen zu sichern.

Der Tresor sollte den Vorstellungen des Patienten möglichst genau entsprechen. Manche Patienten wählen einen alten Tresor mit mechanischen Schließmechanismen wie bei den Panzerknackern, andere visualisieren einen Hightech-Tresor mit Fingerprint- oder Augenscan. Manche Patienten wählen für die Belastungen eher einen Tresor und für die Ressourcen eine Schatzkiste. Hier gilt der Grundsatz: „Alles tun, was stärkt, und alles lassen, was schwächt." Daher sollte sich die Tresorübung für den Patienten stimmig anfühlen. Die Vorgehensweise bei der Tresorübung in der Imagination entspricht der Vorgehensweise bei der Etablierung des sicheren Ortes (Kap. 8.2.2).

Es handelt sich bei der Tresorübung um eine Art bewusstes Verdrängen. Das Symptom, also die Belastung, bekommt das Versprechen: „Ich nehme dich wahr und ich werde mich um dich kümmern – zu gegebenem Zeitpunkt." Somit braucht das Symptom nicht permanent auf sich aufmerksam zu machen, denn es hat ja die Zusage, dass man sich mit ihm beschäftigen wird. Umso wichtiger ist es, dass der Therapeut in der nächsten Sitzung nach möglichem Material im Tresor fragt und es bearbeitet. Der Tresor kann auch an anderer Stelle im Prozess des therapeutischen Arbeitens genutzt werden (Kap. 15.1.2).

8.7.2 Therapietagebuch

Einerseits gibt es Menschen, die generell gerne schreiben, andererseits hilft das Schreiben selbst oftmals, Prozesse, Gedanken und Gefühle zu reflektieren. Somit kann das Therapietagebuch eine wertvolle Hilfe im gesamten therapeutischen Prozess darstellen.

Es gibt unterschiedliche Wege, dieses Tagebuch in die Arbeit zu integrieren. Der Patient kann gebeten werden, sich zu Beginn der Therapie ein Tagebuch anzuschaffen und es mitzubringen. In unserem Institut stellen wir ein individuelles, personalisiertes Tagebuch für unsere Patienten zusammen, das aus diversen nutzenstiftenden Inhalten besteht (Übungen, psychologische Modelle, Zitate und leere Seiten). Sollten in der Zeit bis zur nächsten Sitzung Belastungen auftauchen oder sich wichtige Erkenntnisse ergeben, so kann der Patient diese in seinem Tagebuch festhalten. Damit findet ein Dissoziationsvorgang statt: Die Belastung wird im Buch niedergeschrieben und ausgedrückt, und das Buch kann wieder geschlossen werden. Das belastende Material hat somit keine Macht mehr über den Patienten. Auch hier ist es wichtig, zu Beginn der nächsten Sitzung die belastenden Inhalte zum Gegenstand zu machen.

8.7.3 Bilder malen

Patienten, die einen besonderen Bezug zum Malen haben, kann der Vorschlag gemacht werden, belastendes Material oder positive Erkenntnisse bis zur nächsten Sitzung bildhaft auf Papier zu bringen, um diese Bilder gemeinsam mit dem Therapeuten zu besprechen. Auch hier findet ein Dissoziationsvorgang statt, und wenn der Patient eine besondere Affinität zum Malen hat, wirkt hier sogar noch eine Ressourcenverknüpfung.

Das kann allerdings auch einen gegenteiligen Effekt haben, falls das Thema Malen beim Patienten eher mit unangenehmen Erfahrungen verknüpft ist („Ich kann nicht malen").

8.7.4 Sicherer Ort

Der sichere Ort, der zu Beginn mit dem Patienten etabliert wurde (Kap. 8.2.2), kann einerseits zum Ende der Sitzung wunderbar als Ressourcenübung genutzt werden, andererseits bietet er dem Patienten auch in der Überbrückungszeit eine Hilfe, sich bei auftretenden Belastungen an den sicheren Ort zu begeben, um bestmöglich damit umgehen zu können. Ferner hat es sich als nützlich erwiesen, die Sichere-Ort-Übung in der Zeit zwischen Sitzungen regelmäßig täglich zu praktizieren.

8.8 Überprüfung

Das EMDR-Protokoll umfasst niemals nur eine Sitzung. Demzufolge findet immer in einer gesonderten Sitzung die Überprüfung des VoC- und des SUD-Wertes statt und somit die Entwicklung des therapeutischen Materials. Dies ist unter mehreren Gesichtspunkten wichtig.

Einerseits ist es möglich, dass die letzte Sitzung noch mit Belastungswerten und einer nicht wirklich stimmigen positiven Kognition beendet wurde. Unser Unbewusstes hört aber nach einer Sitzung nicht auf, sich mit dem Thema zu beschäftigen. Daher kann es sein, dass bei der Überprüfung in der Folgesitzung keine Belastung mehr vorhanden und die positive Kognition absolut stimmig ist, da die innere heilende Instanz des Patienten autonom weitergearbeitet hat.

Anderseits können sich Befindlichkeitszustände auch in negativer Hinsicht verändern. Wurde eine Sitzung beispielsweise mit Bestwerten beendet und es sind in der Zwischenzeit Belastungsaspekte getriggert worden, die mit dem Thema verknüpft sind, aber bisher noch nicht Gegenstand des therapeutischen Arbeitens waren, kann es sein, dass in der Überprüfung Belastungswerte auftauchen.

Fallgeschichte

Arachnophobie

Vor einigen Jahren leitete ich für eine regionale Institution eine EMDR-Ausbildung. Dort führte ich anhand einer Demositzung die Arbeitsweise von EMDR vor. Ich arbeitete mit einer Probandin, die über eine ausgewachsene Spinnenangst verfügte. Wir starteten mit einem VoC-Wert von 2 und einem SUD-Wert von 8. Nach der Demositzung gab sie den VoC- und den SUD-Wert jeweils mit 5 an. Ich empfahl ihr, dieses Thema mit ihren Ausbildungskollegen in Übungssitzungen weiterzuverfolgen, und avisierte eine Überprüfung im nächsten Ausbildungsblock.

Als wir uns 3 Monate später wiedersahen, fragte ich erneut den VoC- und den SUD-Wert ab. Der VoC-Wert war bei 7, der SUD-Wert bei 1. Jedoch fing sie bereits bei meiner Frage an zu lachen und beschrieb folgende Erfahrung:

„Ich fuhr mit meinem Wagen mit geöffneten Schiebedach, und dann seilte sich eine Spinne von oben auf meinen blanken Oberschenkel ab. Ich betätigte die elektrischen Fensterheber, nahm die Spinne und warf sie nach draußen. Dann wurde mir auf einmal bewusst, was ich da gerade gemacht hatte, und ich musste über mich selber schmunzeln. Seitdem ist das Thema durch. Ich muss hinzufügen, dass ich, nachdem wir vor 3 Monaten die Demositzung gemacht hatten, weder an das Thema gedacht noch daran gearbeitet hatte."

Dies ist ein Beispiel dafür, wie die innere Intelligenz, einmal auf den Weg gebracht, ihre heilsame Wirkung weiterverfolgt.

Die Überprüfungssitzung kann manchmal sehr kurz sein, gerade wenn der Patient keine Belastung mehr aufweist und die positive Kognition kraftvoll und stimmig ist. Unabhängig davon, ob sie kurz oder lang ausfallen sollte, sie ist absolut notwendig! Überall dort, wo EMDR-Behandlungen beschrieben werden, die nur eine Sitzung umfasst haben sollen, wurde meines Erachtens nicht sorgfältig gearbeitet. Das kann bestenfalls gut ausgehen, im schlechtesten Fall bleibt offenes, belastendes und unbearbeitetes Material übrig, mit dem der Patient alleingelassen wird.

Die **Abb. 8.6** zeigt eine Übersicht über die 8 Schritte des EMDR-Protokolls.

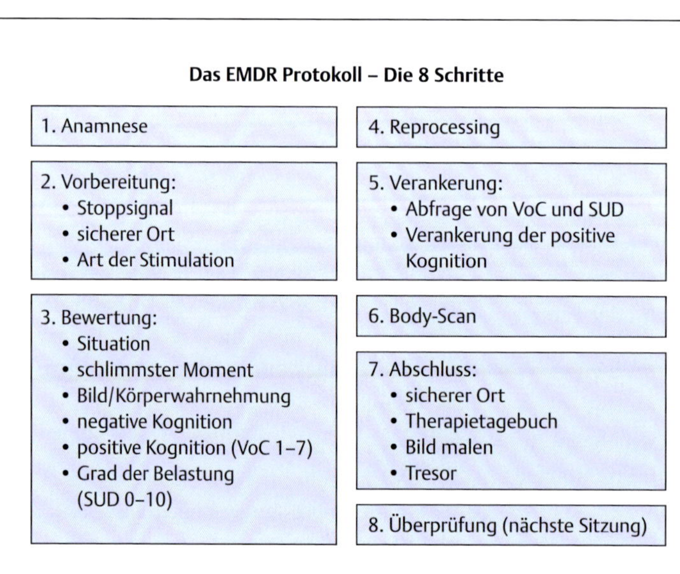

Abb. 8.6 Die 8 Schritte des EMDR-Protokolls.

Fallgeschichte

Beispiel eines Behandlungsablaufs

Ausgangslage und Anamnese

Eine Frau, 33 Jahre alt, in zweiter Ehe verheiratet, 2 Kinder aus erster Ehe, 1 Kind aus zweiter Ehe, erschien in meiner Praxis zum Erstgespräch. Sie litt seit mehreren Monaten in zunehmendem Maß an einem starken inneren Druckgefühl, vermehrt auftretender Aggressivität, einem starken Gedankenkreisen sowie einem erhöhten körperlich spürbaren Druck und Brennen in der Herzgegend. Differenzialdiagnostisch wurde dieses Körpergefühl bereits medizinisch abgeklärt. Ihr Herz war kerngesund. Sie erlebte sich selbst zunehmend als einer Überforderungssituation ausgesetzt, in der sie neben ihrem beruflichen Engagement das gesamte häusliche Umfeld organisieren musste, von der intensiven Begleitung der Kinder (3, 13 und 14 Jahre alt) bis hin zur Versorgung der Mutter, die mit im Familienverbund wohnte. Immer wieder kam es zu Streitigkeiten zwischen ihrem Mann und den beiden älteren Söhnen, und auch der Konflikt ihres Mannes mit ihrer Mutter spitzte sich immer mehr zu. Ihre Reaktion auf diese Konflikte war geprägt von einem ambivalenten Verhalten, das sich einerseits durch impulsive und ungewollte/unangemessene verbale Aggression und andererseits durch zunehmenden inneren Rückzug zeigte. Ihre Gedanken kreisten immer mehr um die jeweiligen Konflikt- und Belastungsthemen. Somit fiel es ihr im Laufe der Zeit immer schwerer, klare und konstruktive Gedanken zu fassen und sich zu konzentrieren. Die Ressourcendiagnostik zeigte ein gutes und kraftvolles soziales Umfeld, repräsentiert durch die Beziehung zu ihren Kindern, zu ihrer Mutter und zu ihrem Freundeskreis. Ferner hatte sie eine klare Vision von einer beruflichen Neuorientierung und damit verbundenen Selbstständigkeit. Dieses Ziel wurde jedoch nicht von ihrem Mann mitgetragen oder unterstützt. Als Ressource wurde des Weiteren die Verbindung zu ihrem Körper herausgearbeitet. Ihr Ziel für die gemeinsame Arbeit bestand darin, in Situationen angemessen zu reagieren, ihre Emotionen besser steuern und kontrollieren zu können, wieder klar und konzentriert denken zu können und ein freieres gelösteres Körpergefühl in der Herzgegend zu empfinden. In der Anamnese wurden Erinnerungssituationen, Auslösesituationen und mögliche Zukunftsängste herausgearbeitet. Sie entschied sich für diese Sitzung, mit einer Auslösesituation zu gehen, unmittelbar vorher stattgefunden hatte. Sie war beruflich unterwegs, führte ein Telefonat mit ihrem Mann zu Hause und musste erfahren, dass es wieder Streitigkeiten zwischen ihrem Mann und dem 13-jährigen Sohn gegeben hatte, die darauf basierten, dass ihr Mann völlig unangemessen und abschätzig mit ihrem Sohn umgegangen war. Während des Telefonats traten unmittelbar wieder das Druckgefühl und das Brennen in der Herzgegend auf. Verstärkt wurde dieses Erleben durch die Unfähigkeit, aus der Ferne regulierend einzuwirken. Dies führte letztendlich zu einer Unfähigkeit, klar und authentisch mit ihrem Mann zu kommunizieren. Das, was sie ihm eigentlich sagen wollte, hielt sie in diesem Telefonat zurück. Diese Situation wählten wir zum Einstieg in diese Sitzung aus.

Stoppsignal

Als Stoppsignal vereinbarten wir das Heben ihrer linken Hand.

Sicherer Ort

Als sicheren Ort beschrieb sie einen Platz in der Natur auf einem Waldweg, von dem sie einen freien Blick auf einen klaren See hatte. Ein besonderes sicheres Gefühl verband sie mit der Jahreszeit Herbst und dem frühen Nachmittag. Im Vordergrund standen bei klaren Sichtverhältnissen braune, orange und gelbe Farben. Die Temperatur war angenehm mild. An Geräuschen nahm sie eine leichte Brise des Windes wahr sowie das Rauschen der Blätter im Wind. Das stärkste Gefühl von Sicherheit erlebte sie in leichter Bewegung auf dem Waldweg. Dieses Sicherheitsempfinden ging in Resonanz mit einem körperlichen Gefühl von Wärme und Leichtigkeit im Bereich des Solarplexus und breitete sich von dort aus im gesamten Körper aus.

Auswahl der bilateralen Stimulation
Nachdem sie im Feintuning ihre Stuhlposition und den Abstand zu meiner Person festgelegt hatte, entschied sie sich für das Arbeiten mit Augenbewegungen. Als am kraftvollsten erlebte sie Winkbewegung in mittlerer Höhe und mittlerer Geschwindigkeit.

Bewertung
Als Auslösesituation wählte sie das Telefonat mit ihrem Mann. Der schlimmste Moment war für sie die Unmöglichkeit, aus der Ferne regulierend zu intervenieren. Das Bild dazu zeigte sich in Form der Vorstellung der Konfliktsituation zwischen ihrem Mann und ihrem Sohn, begleitet von dem Körpergefühl des Drucks und des Brennens am Herzen. Ihre negative Kognition lautete: „Ich kann nichts tun." Als positive Kognition formulierte sie: „Ich kann mich wirksam ausdrücken." Auf der VoC-Skala vergab sie einen Wert von 2 und auf der SUD-Skala einen Wert von 8.

Reprocessing
Wir starteten mit der gewählten Auslösesituation. In den ersten Serien passierte gar nichts, woraufhin ich sie einlud, mit dem „nichts" einfach weiterzugehen. Nach weiteren Serien stellte sich ein leichteres und weiteres Körpergefühl in der Herzgegend ein, und der Druck sowie das Brennen ließen immer mehr nach. Mit diesem ressourcenvollen Erleben gingen wir im Prozess noch einige Serien weiter, bis als weitere Ressourcen Erkenntnisse über die gute Beziehung zu ihren Kindern und ihrer Mutter eintraten. Damit gingen wir im Prozess weiter bis zu einem Zeitpunkt, an dem sie sehr berührt und emotional reagierte und dementsprechend auch Tränen flossen. Mit dem Hinweis „Alles, was auftaucht, darf sein und auch Tränen dürfen fließen, und Sie gehen weiter mit den Bewegungen meiner Finger und Ihrem inneren Erleben" folgte sie weiter ihrem Prozess über mehrere Serien hinweg bis zu einem Punkt, an dem es aus ihr herausbrach: „Ich muss mich von ihm trennen, ich muss ihn verlassen." Im weiteren Prozess kam es zu mehreren Höhen und Tiefen, die gekennzeichnet waren einerseits von einer klaren Erkenntnis und einer damit verbunden konsequenten Entscheidung, andererseits aber auch von dem Preis dieses Veränderungsschrittes (schwere, konfliktbeladene Gespräche, emotionale Belastungen für die Kinder, Organisation der Trennung). Nach diesen Prozessinhalten formulierte sie auf einmal: „Ich gehe meinen Weg!" Damit entwickelte sich in den weiteren Serien in ihr ein enormes Ressourcenerleben sowie eine hohe Verbindlichkeit sich selbst und ihrem Lebensweg gegenüber. Es zeigten sich in den weiteren Serien positive Zukunftsassoziationen, die ihren Weg kennzeichneten, und wir endeten bei einem Abschlussbild, in dem sie sich selbst in einem entspannten friedlichen Ambiente in einem Pavillon sitzen sah, wo sie in ein Buch schrieb. Nachdem sie den Satz „Ich gehe meinen Weg" formuliert hatte, fragte ich sie, ob dies eine neue Kognition sei; sie bejahte das und unterstrich, dass diese Kognition für sie besonders kraftvoll sei.

Verankerung
Hinsichtlich des VoC-Wertes fragte ich beide Kognitionen ab. Bei der Kognition „Ich gehe meinen Weg" bewertete sie dies mit einer Stimmigkeit von 7, die Kognition „Ich kann mich wirksam ausdrücken" bewertete sie mit einer 5 (hier lag eine Restunstimmigkeit nach ihrer eigenen Aussage dadurch vor, dass die Trennungsgespräche definitiv nicht einfach und emotionslos ablaufen werden). Den Grad der emotionalen Belastung bewertete sie auf der SUD-Skala mit einer 3 (diese Restbelastung kennzeichnete für sie den emotional schwierigen, aber notwendigen Schritt der Trennung, der für sie nicht einfach sein wird). In der Herzgegend beschrieb sie selbst ein gelöstes, freieres und leichteres Gefühl.

Body-Scan
Dieser entfiel aufgrund des vorher beschriebenen Körpergefühls.

Abschlusstechniken
Da die Patientin bei mir in Blocktherapie war, benötigten wir an dieser Stelle keine spezifischen Abschlusstechniken, jedoch lud ich sie ein, ihr Abschlussbild vom Pavillon zu imaginieren – begleitet von dem Bewusstsein, ihren Weg zu gehen.

Überprüfung
In der nächsten Sitzung fragte ich die VoC- und SUD-Werte ab, die sich unverändert stabil gehalten hatten, und wir setzten unsere Arbeit an diesem Thema in weiteren Sitzungen fort.

Momentane Situation
Die Patientin hat konsequent die Handlungsschritte aus der Therapie umgesetzt, das Trennungsgespräch mit ihrem Mann geführt, die Kinder adäquat informiert und hat begonnen, den Trennungsprozess zu organisieren. Sie erlebte eine starke Unterstützung seitens ihrer Mutter, ihrer Kinder und des engsten Freundeskreises und hat die nötigen Schritte unternommen, auch ihren beruflichen Veränderungsweg zu gestalten. Sie ist auf ihrem Weg. Die Missempfindungen in der Herzgegend haben sich aufgelöst, und sie ist in der Lage, überwiegend frei und klar zu kommunizieren. Auch die Ambivalenz von Impulsivität und gleichzeitigem innerem Rückzug hat sich aufgelöst. Ihr gelingt es immer mehr, ihre eigene Haltung adäquat zu verbalisieren. Druck, Stress und Anspannung haben sich auf ein angemessenes Maß reduziert.

9 Die spezifischen Protokolle

Die beschriebenen 8 Schritte des EMDR-Protokolls bieten das Gerüst für alle weiteren spezifischen Protokolle, in denen je nach Indikation unterschiedliche Aspekte der jeweiligen Störung bearbeitet werden. Zu den nachfolgenden Protokollen liegen zum Teil wissenschaftliche Evaluationen und damit verbunden Wirksamkeitsnachweise vor, andere wurden basierend auf den Erfahrungen unterschiedlicher Schulen und Personen kreativ entwickelt und in der Praxis erprobt. Je weiter die Verbreitung von EMDR voranschreitet, umso differenzierter werden vermutlich auch noch die weiteren Protokolle in der Zukunft werden.

Die spezifischen Protokolle, die bei der Arbeit mit EMDR eingesetzt werden, folgen einem einfachen Grundsatz. Kernelement nahezu aller Protokolle sind die 8 Schritte des EMDR-Protokolls (Kap. 8). Das bedeutet, dass die einzelnen Aspekte, die Gegenstand der spezifischen Protokolle sind, mit diesen 8 Schritten durchgearbeitet werden. Hat ein Patient beispielsweise eine Erinnerung, eine Auslösesituation sowie eine Zukunftsangst (Kap. 9.1), so werden diese einzelnen 3 Aspekte im Idealfall einzeln und nacheinander mit den jeweiligen 8 Schritten des EMDR-Ablaufs durchgearbeitet. Das Praxiserleben weicht jedoch oftmals deutlich vom Idealverlauf ab. So kann es passieren, dass allein in der Reprocessing-Phase alle 3 Ebenen (Erinnerungen, Auslöser, Zukunftsängste) in einem Prozess durchgearbeitet werden. In anderen Fällen kann es beispielsweise sein, dass allein für die Erinnerung 5 Sitzungen, für die Auslösesituation 2 Sitzungen und für belastende Zukunftssituationen 2 Sitzungen nötig sind. Letztendlich bestimmt die Individualität des Patienten die Geschwindigkeit und die Struktur des Behandlungsablaufs. Am Ende der Therapie ist die Frage entscheidend, ob die Belastungsaspekte für den Patienten zu einem von ihm als gut, ausreichend oder passend bewerteten Ergebnis geführt haben. Es sollten somit in Bezug auf diese Teilaspekte keine Belastungen mehr vorhanden sein.

Insofern gehe ich in Bezug auf die spezifischen Protokolle teilweise nur relativ kurz auf die jeweiligen durchzuarbeitenden Aspekte ein, da sie in Verbindung mit den 8 Schritten des EMDR-Protokolls selbsterklärend sind. Bei komplexeren spezifischen Protokollen, die auch von den 8 Protokollschritten abweichen können, erläutere ich das Vorgehen ausführlicher.

Die spezifischen Protokolle lassen sich meiner Ansicht nach mit den jeweiligen Akkorden eines Musikstückes vergleichen. Beim Erlernen eines Instruments ist es zu Beginn sehr wichtig, diese Akkorde sauber und routiniert spielen zu können, um sie dann später im fortgeschrittenen, virtuosen Spiel kreativ zu variieren. Insofern rate ich auch jedem Therapeuten, die einzelnen Protokolle zunächst sehr exakt und korrekt anzuwenden, um dann, wenn sie eine umfangreiche Erfahrung mit dieser Methode erworben haben, aus dem Gesamtportfolio der Protokolle zu schöpfen, die

Protokolle zu kombinieren oder einzelne Teilaspekte zu einem für den Patienten maßgeschneiderten Protokoll zusammenzufügen.

9.1 Standardprotokoll

Das grundlegende Protokoll in der EMDR-Arbeit ist das Standardprotokoll (**Abb. 9.1**). Es kann immer dann eingesetzt werden, wenn keine Kontraindikation vorliegt (Kap. 7.1) oder wenn kein spezifisches Protokoll eine bessere Wirksamkeit verspricht.

Das Standardprotokoll zeigt auf, wie wichtig die unterschiedlichen Zeitebenen Vergangenheit, Gegenwart und Zukunft bei der Bearbeitung traumatischer Erlebnisse sein kann. Genau an diesen 3 Zeitebenen orientiert sich der Aufbau des Standardprotokolls:

a) Zunächst werden Erinnerungen durchgearbeitet, die mit der Symptomatik zusammenhängen.
b) Danach stehen mögliche Auslöser für die Symptomatik im Vordergrund.
c) Zuletzt werden mögliche Zukunftsfantasien, die die Symptomatik aufrechterhalten, zum Gegenstand der Arbeit gemacht.

In der klassischen EMDR-Arbeit werden diese 3 Schritte in der Regel chronologisch durchlaufen.

In meiner Arbeit stimme ich das Vorgehen gerne gemeinsam mit dem Patienten ab. Ich habe sehr viel Respekt vor der inneren heilenden Instanz des Menschen, und es gehört für mich dazu, diese innere Intelligenz partnerschaftlich „auf Augenhöhe" mit einzubeziehen.

Die 3 zu bearbeitenden Aspekte zeigen auf, dass der Arbeit mit EMDR keine schnelle einmalige Sitzung gerecht werden kann, sondern es sich dabei um ein komplexes und umfassendes Bearbeiten der jeweiligen Problemstellung handelt.

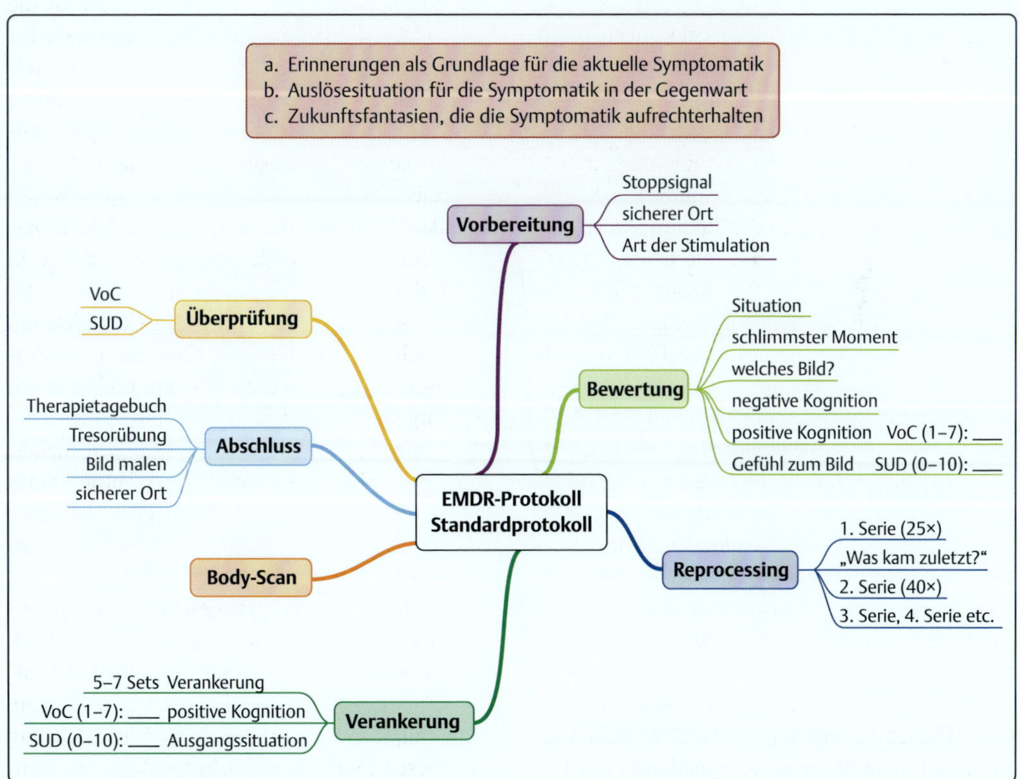

Abb. 9.1 EMDR-Protokoll – Standardprotokoll.

9.2 Angstprotokoll

Das Angstprotokoll (**Abb. 9.2**) unterscheidet sich nur in der Art und Weise, wie der Zukunftsaspekt zum Gegenstand des Arbeitens gemacht wird:

a) Zunächst geht es auch hier um Erinnerungen, die am Entstehen der Angst beteiligt sein können.
b) Danach werden Auslösesituationen für kürzlich aufgetretene Angsterfahrungen bearbeitet.
c) Ganz zum Schluss – quasi als „Sahnehäubchen“ – wird der Patient angehalten, ein Zukunftserleben zu imaginieren, bei dem er angstfrei mit gewünschten Gefühlsreaktionen agiert.

Im NLP wird eine solche positive Zukunftsimagination **„Future Pace“** genannt. Ich selbst verwende für jede Form von Future Pace immer einen neuen Bodenanker. Das heißt, dass der Patient eine andere Sitzgelegenheit wählt als die, auf der er das belastende Material durchgearbeitet hat. Die neue Sitzposition ist somit frei von der Belastung und nicht mit ihr verankert. Für den Future Pace nutze ich begleitend bilaterale Stimulationen in Form von EMDR-CDs. Diese wählt der Patient nach seinem Geschmack frei aus. Die Musik selbst hat dabei eine tragende Funktion für die Imagination, und die bilaterale Stimulation verstärkt das positive Erleben.

9.3 Phobieprotokoll

Im Unterschied zum Angstprotokoll, bei dem es sich bei den zugrunde liegenden Indikationen zumeist um diffuse Angst- oder Panikstörungen handelt, ist die Phobie gekennzeichnet von einer sehr konkreten Angst vor spezifischen Objekten oder Situationen. In den Jahren meines Arbeitens

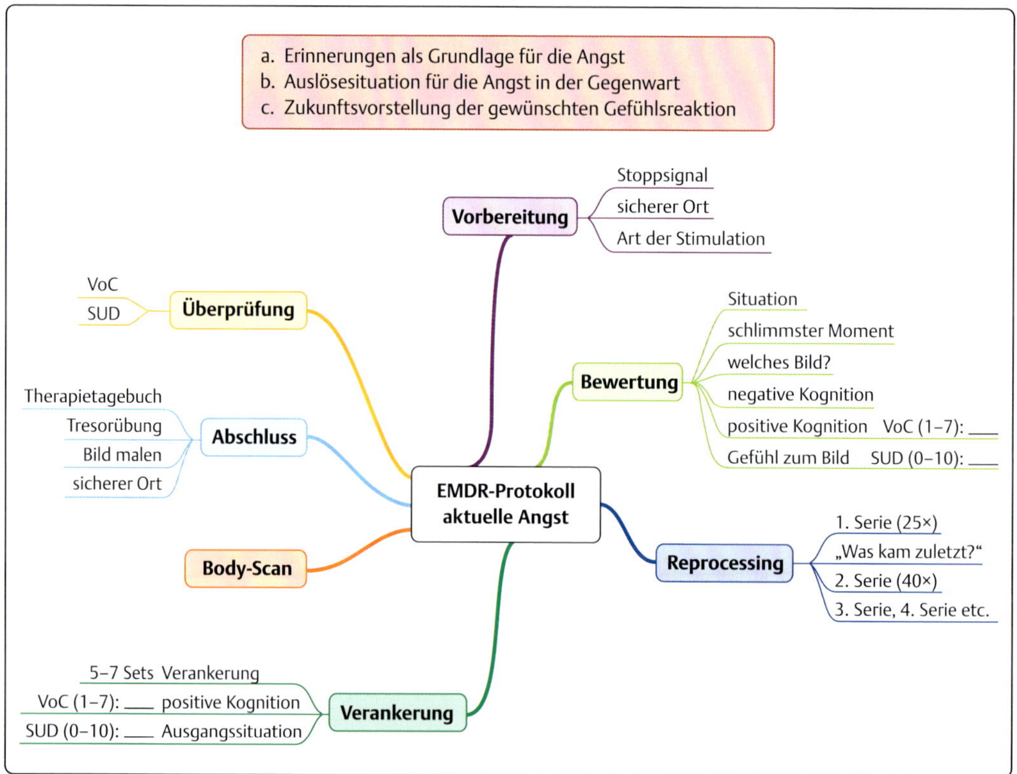

Abb. 9.2 EMDR-Protokoll – aktuelle Angst.

mit EMDR habe ich bei der Therapie von Phobien ganz unterschiedliche Erfahrungen gemacht. Einerseits gab es Patienten, die ihre Phobien in sehr kurzer Zeit und mit relativ geringem Sitzungsaufwand verarbeitet haben, andererseits brauchten einige Patienten enorm viel Zeit und viele Sitzungen, bis Heilung eintrat.

Zur Entstehung und dem Krankheitsbild von Phobien gibt es unterschiedliche therapeutische Ansichten. So werden Phobien beschrieben als fehlgelerntes und damit konditioniertes Verhalten, bei dem in der Therapie das angemessene Verhalten mit den dazugehörenden Emotionen wieder neu gelernt werden kann. Einer anderen Sichtweise zufolge wird davon ausgegangen, dass einer phobischen Störung grundsätzlich ein frühkindliches Trauma vorausgegangen ist, ganz gleich ob es sich dabei um ein Einzel-, Komplex- oder Bindungstrauma gehandelt hat. Da ich nichts davon halte, therapeutische Ansichten in „richtig" oder „falsch" und somit in ein „Entweder-oder" einzuteilen, sondern davon überzeugt bin, dass ich der Komplexität des Menschen wesentlich besser mit einem „Sowohl-als-auch" gerecht werden kann, beziehe ich beide Perspektiven in meine Arbeit mit ein. Das heißt, es kann Patienten geben, bei denen die Phobie tatsächlich konditioniert ist, bei anderen Patienten liegt hingegen eine Traumatisierung zugrunde und bei einigen kommt vielleicht beides zusammen. Meine Erfahrung hat mich zu der Hypothese veranlasst, dass gerade die reinen Konditionierungen weniger Zeit in der therapeutischen Arbeit beanspruchen als die Verarbeitung traumabasierter Phobien.

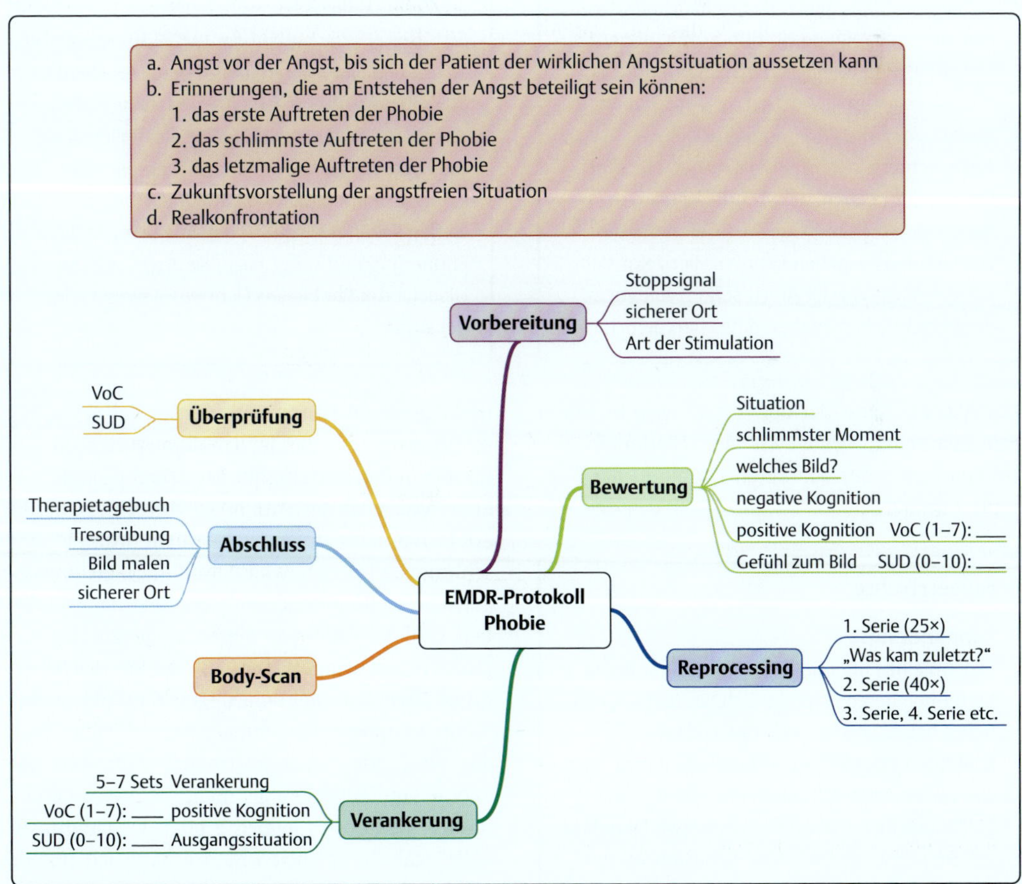

Abb. 9.3 EMDR-Protokoll – Phobie.

Beim Phobieprotokoll (**Abb. 9.3**) bearbeiten wir als Erstes die **Angst vor der Angst**. Hierbei handelt es sich um ein diffuses Gefühl, das Betroffene in der Regel sehr gut kennen. Bei der Angst vor der Angst ist noch kein konkretes Objekt oder keine konkrete Situation in Reichweite der eigenen Wahrnehmung und doch bildet sich ein diffuses Angstgefühl, unter dem die Patienten leiden.

Fallgeschichte

Angst vor der Angst

Ich erlebe es manchmal bei Ausbildungsteilnehmern, die sich für Seminare anmelden, dass sie sehr genau hinterfragen, wie es sich in dieser ländlichen Umgebung mit „Hofhunden" verhält. Sie hätten große Angst vor Hunden, und vermutlich (sie haben sich den Seminarort auf Google Maps genau angeschaut) gebe es hier viele freilaufende Hofhunde, die Joggern hinterherliefen. Die Beschäftigung mit diesem Thema, manchmal Wochen oder Monate im Voraus, zeigt die Wirkung dieser diffusen Angst. Auch wenn sie noch keinen einzigen Hund am Ort gesehen haben, bereitet die Angst den Nährboden für alle möglichen Gefahren, die von Hunden ausgehen können. Hier zeigt sich, wie die Angst vor der Angst schon weit vor dem eigentlichen Erleben diffus hervortritt.

Der Aspekt „Angst vor der Angst" wird in jedem Fall bearbeitet, bevor wir dem Patienten das Durcharbeiten der konkreten Phobie in der Therapie zumuten.

Fallgeschichte

Zahnarztangst

So kam eine Patientin zu mir, die mit anderen Methoden bereits an ihrer Zahnarztangst gearbeitet hatte, und sich wunderte, dass in der konkreten Behandlungssituation die Angst nach wie vor so stark war. Durch das Arbeiten mit EMDR und insbesondere das intensive Eingehen auf die Angst vor der Angst kam dann letztendlich die Linderung, sodass angstfreie Behandlungen möglich waren.

Als Nächstes werden Erinnerungen durchgearbeitet, die am **Entstehen der Phobie** beteiligt sein können.

Fallgeschichte

Erinnerungen an die Entstehung der Phobie

Vor Jahren kam eine multiphobische Patientin zu mir. Sie litt an Klaustrophobie, Soziophobie und Höhenangst. Als ich sie nach einer Erinnerung fragte, äußerte sie, dass sie einige Monate vor ihrem ersten phobischen Erleben auf dem Fahrrad von einem Auto angefahren worden war. Dabei war ihr außer ein paar kleineren Schürfwunden nicht viel passiert, aber irgendwie brachte sie diese Erfahrung mit der Phobie in Verbindung. Eine weitere Erinnerung kam ihr an dieser Stelle nicht.

Erst im weiteren Verlauf der EMDR-Therapie zeigte sich eine weitere Erinnerung. Als kleines Mädchen wurde sie von einem Mann vom Fahrrad gestoßen und vergewaltigt. Bezüglich dieses Erlebens lag zu Beginn der Therapie eine Amnesie vor, die sich im Verlauf des behutsamen Arbeitens löste, sodass die ursprüngliche Erinnerung und somit auch die ursprüngliche Ursache der Phobie ans Licht des Bewusstseins gelangte.

Im folgenden Arbeitsschritt werden das **erste**, das **schlimmste** und das **letztmalige Auftreten der Phobie** in den Mittelpunkt der Arbeit gestellt: das erste Mal, weil der Patient zu diesem Zeitpunkt erlebt hat, dass „irgendetwas nicht stimmt", das schlimmste Erleben, weil darauf die meiste energetische Ladung liegt, und das letztmalige Erleben, weil der Patient an dieses am besten und detailliertesten erinnert. Diese 3 Aspekte mache ich grundsätzlich immer zum Gegenstand der phobischen Anamnese; manchmal zeigt sich dabei, dass das erste oder auch letztmalige Auftreten der Phobie vom Patienten als nicht so intensiv empfunden werden, es jedoch 2 oder 3 „schlimmste Male" gab. In solchen Fällen arbeite ich immer mit dem Material, das mir der Patient präsentiert, denn letztendlich will und muss ich ihm mit seinem Belastungserleben gerecht werden.

Sind diese Themen durchgearbeitet, erfolgt auch hier ein **Future Pace**, bei dem der Patient die Konfrontation mit dem ursprünglichen phobieauslösenden Inhalt erlebt, auf den er dann mit den gewünschten Gefühlen, Gedanken und Verhaltensweisen reagiert.

Erst wenn der Future Pace gänzlich angst- und störungsfrei imaginiert werden kann, ist im letzten Schritt des Phobieprotokolls an eine Exposition „in vivo" zu denken. Bei der **Realkonfrontation** sollte, wenn irgend möglich, der Therapeut zur Sicherung dabei sein. Ich biete dies meinen Patienten grundsätzlich an.

Fallgeschichte

Flugangst

Nachdem ich mit einer Patientin das Thema Flugangst durchgearbeitet hatte, stellte sich die Frage, ob ich sie in der Realkonfrontation begleiten solle. Sie überlegte kurz, was das alles kosten würde, und sagte dann: „Das krieg ich alleine hin." Nach 2 Wochen kam die Rückmeldung, dass sie angstfrei von München nach Berlin und wieder zurückgeflogen ist. Nicht immer ist eine Begleitung durch den Therapeuten notwendig.

Fallgeschichte

Pferdeallergie und -phobie

Im Frühjahr erhielt ich einen Anruf von einem Bankangestellten, der zur Führungskraft aufgestiegen war. Er buchte bei mir für den Sommer ein Führungscoaching mit Pferden, von dem sein Kollege, der ihn an mich weiterempfohlen hatte, nach seiner Aussage stark profitiert hatte. Als er im Sommer zum vereinbarten Termin anreiste, stieg er bei mir im Hof aus dem Auto und sagte als Erstes: „Ach, eines hatte ich am Telefon vergessen zu erwähnen – ich habe eine Pferdeallergie und eine Pferdephobie." Ich erwiderte nur: „Super, und dann buchen Sie ein Pferdecoaching!?" Nach modifizierter Auftragsklärung behandelten wir zuerst die Allergie, dann die Phobie, und es blieb auch noch ein bisschen Zeit für das Führungscoaching. Am letzten Tag der Arbeit ritt er auf eigenen Wunsch in kurzen Hosen ohne Sattel auf einem Pferd mit 1,85 m Stockmaß durch die Halle. Hier zeigt sich, wie sich der ursprüngliche Coaching- in einen Therapieauftrag verändert hatte und wie in relativ kurzer Zeit ein komplexes intensives Arbeiten zum Ziel geführt hatte.

Fallgeschichte

Generalisierte Tierphobie

Eine Frau aus München suchte mich in der Praxis auf, da sie sowohl auf kleine und mittlere als auch auf große Tiere phobisch reagierte. Wir arbeiteten erfolgreich mit EMDR, und sie absolvierte die Realkonfrontation mit kleinen und mittleren Tieren kraftvoll und erfolgreich. Im Rahmen der Exposition mit großen Tieren entschied sie sich für Pferde.

Eine Freundin von mir betreibt einen Reitstall und hatte dort eine 36 Jahre alte, entspannte und souveräne Schimmelstute (es fehlte nur das Einhorn am Kopf). Meine Patientin beschäftigte sich ausgiebig mit der Stute namens Fee am Boden, brachte sie dann wieder zurück in die Box und schaute auf das Pferd in der Nachbarbox. Dort stand ein mächtiger schwarzbrauner, respekteinflößender Wallach, und ich sah die Ambivalenz in ihrem Gesicht – einerseits den Respekt, andererseits den Wunsch, auch mit diesem Pferd am Boden zu arbeiten. Da ich wusste, dass Ritzo, so hieß der Wallach, ein sanfter Riese war, bot ich ihr die Möglichkeit an, ebenfalls mit ihm in den Reitzirkel (Roundpen) zu gehen. Sie nahm das Angebot an, und die Arbeit mit diesem großen, mächtigen Pferd verstärkte noch einmal den Therapieerfolg.

Zum krönenden Abschluss fragte sie, ob sie denn auch einmal auf Ritzo reiten dürfe. Ich half ihr aufs Pferd, sie schloss die Augen und nahm eine Körperhaltung ein, wie seinerzeit Kate Winslet am Bug der *Titanic* im gleichnamigen Film, und Tränen der Rührung kullerten ihre Wangen hinunter.

Drei Monate später bekam ich von ihr eine Postkarte aus München mit einem Motiv des Englischen Gartens, in dem sie jetzt endlich angstfrei spazieren gehen konnte. Weitere 4 Monate später erhielt ich eine Postkarte aus Südfrankreich. Eine Freundin meiner Patientin besaß dort einen kleinen, abgelegenen Bauernhof, in dessen Umfeld sich alle möglichen wilden Tiere tummelten. Es war immer ihr Traum gewesen, dort Urlaub zu machen, und jetzt hatte sie ihn verwirklicht. Diese Patientin zeigt, wie sie mit Mut und Vertrauen in der Realkonfrontation den eigenen Heilungsprozess gekrönt hat.

Fallgeschichte

Vogelphobie

Eine Patientin kam zu mir mit einer ausgeprägten Vogelphobie. Bereits der Anblick von Federn versetzte sie in Panik. Bei der Arbeit mit EMDR begannen wir deswegen mit dem Durcharbeiten der Angst vor Federn und wendeten uns nach erfolgreichem Abschluss der eigentlichen Vogelphobie zu. Nachdem auch das erfolgreich abgeschlossen war und ein angstfreier Future Pace möglich war, äußerte sie den Wunsch nach einer Begegnung mit Vögeln.
Ich telefonierte daraufhin mit einem Freund, der eine Falknerei im nahe gelegenen Österreich betreibt. Wir vereinbarten, dass wir zu einem Zeitpunkt, wo die Tiere satt und ruhig in ihrem Gehege sind, vorbeikommen würden. Als wir dort ankamen, gingen wir zuerst in eine kleine Hütte, in der sich ausgestopfte Greifvögel befanden. Sie näherte sich diesen Objekten und war sogar in der Lage, sie angstfrei zu berühren. Im zweiten Schritt machten wir in Begleitung des Falkners einen Rundgang durch das Gehege. Auch dies verlief störungsfrei, sie war sogar in der Lage eine Schnee-Eule zu streicheln, die der Falkner auf seinem Unterarm hatte.
Dann sah sie das Schild „Flugvorführung um 15 Uhr“ und sagte: „Da will ich dabei sein, das muss ich erleben, wenn die Vögel frei fliegen.“ Ich nahm daraufhin den Falkner zur Seite, um das weitere Prozedere mit ihm zu besprechen, denn ich kannte eine Marotte seines Steinadlers. Dieser Adler hatte sich selbst angewöhnt, während der jeweiligen Flugvorführung zu einem Zeitpunkt seiner eigenen Wahl vom Himmel zu schießen, dabei sanft mit den Krallen durch die Haare der Zuschauer zu gehen, die aufgereiht auf einem Holzbalken saßen, um dann wieder nach oben zu jagen. Die Menge brachte immer nur ein „Huch!“ heraus, und der Adler war die Attraktion des Tages. Ich sagte dem Falkner, dass wir sicherstellen müssen, dass meine Patientin einen geschützten Platz hat, wo gerade das nicht passiert. Er wies ihr einen Fleck am Rande des Terrains zu und versicherte mir noch einmal, dass dieser Ort „absolutely safe“ sei. Es kam, wie es kommen musste: Ich schaute nach oben, sah den Adler hinunterschießen und dachte nur „Oh mein Gott – falscher Winkel!“, und der Adler ging meiner Patientin sanft mit seinen Krallen durch die Haare und schoss wieder nach oben. Nachdem ich selbst vor Schreck erstarrte, vernahm ich von ihr ein freudestrahlendes: „Das hat er für mich gemacht!“ Mir fiel ein Stein vom Herzen, dass sie zu dieser Art der Bewertung fähig war. Nach diesem Ereignis war der Adler ihr persönliches Krafttier.
Interessanterweise hatte der Adler so etwas vorher noch nie und auch später nie wieder gemacht. Da ich Tiere (Pferde und Hunde) schon seit Jahren in Therapie und Coaching einsetze, weiß ich um die wundervollen Beiträge, mit denen Tiere Prozesse bereichern und ressourcenvoll ergänzen können, die Erfahrung mit dem Adler war allerdings auch für mich neu. An dieser Stelle wird aber auch deutlich, dass wir Prozesse unter realen Bedingungen nicht immer und vollständig kontrollieren können, denn diese Situation hätte theoretisch auch anders verlaufen können, mit dem Resultat einer möglichen Retraumatisierung, die ein gehöriges Maß an Stabilisierung und Nacharbeit hätte mit sich bringen können.

9.4 Protokoll zur Bearbeitung von Zahnarztangst

Auch wenn sich in den letzten Jahren die Angst der Patienten vor der Zahnarztbehandlung deutlich reduziert hat, ist die Arbeit mit EMDR einerseits für den angstgeprägten Patienten von großem Nutzen, andererseits bietet diese Arbeit auch eine gute Möglichkeit zur Kooperation mit Zahnärzten und ist letztendlich auch für diese von Nutzen, denn nicht umsonst heißt es: „Die größte Angst des Zahnarztes ist die Angst des Patienten!"

In der Protokollarbeit beginnen wir in der Regel entweder mit einer Timeline der prägenden, belastenden Zahnarzterinnerungen oder mit dem intensivsten, am stärksten belastenden Erlebnis, das eine kardinale und prägende Funktion in der Geschichte des Patienten hatte (**Abb. 9.4**).

> **Fallgeschichte**
>
> **Angst nach Zahnarztbehandlung ohne Betäubung**
>
> So behandelte ich vor einiger Zeit einen Patienten, der im Alter von 8 Jahren während der Nachkriegszeit mit Lederriemen und Maulsperre im Behandlungsstuhl fixiert worden war und bei dem die weitere Behandlung dann ohne Betäubung erfolgt war. Es ist nur verständlich, dass sich seit diesem Zeitpunkt eine sehr ausgeprägte Angst vor zahnärztlichen Behandlungen zeigte.

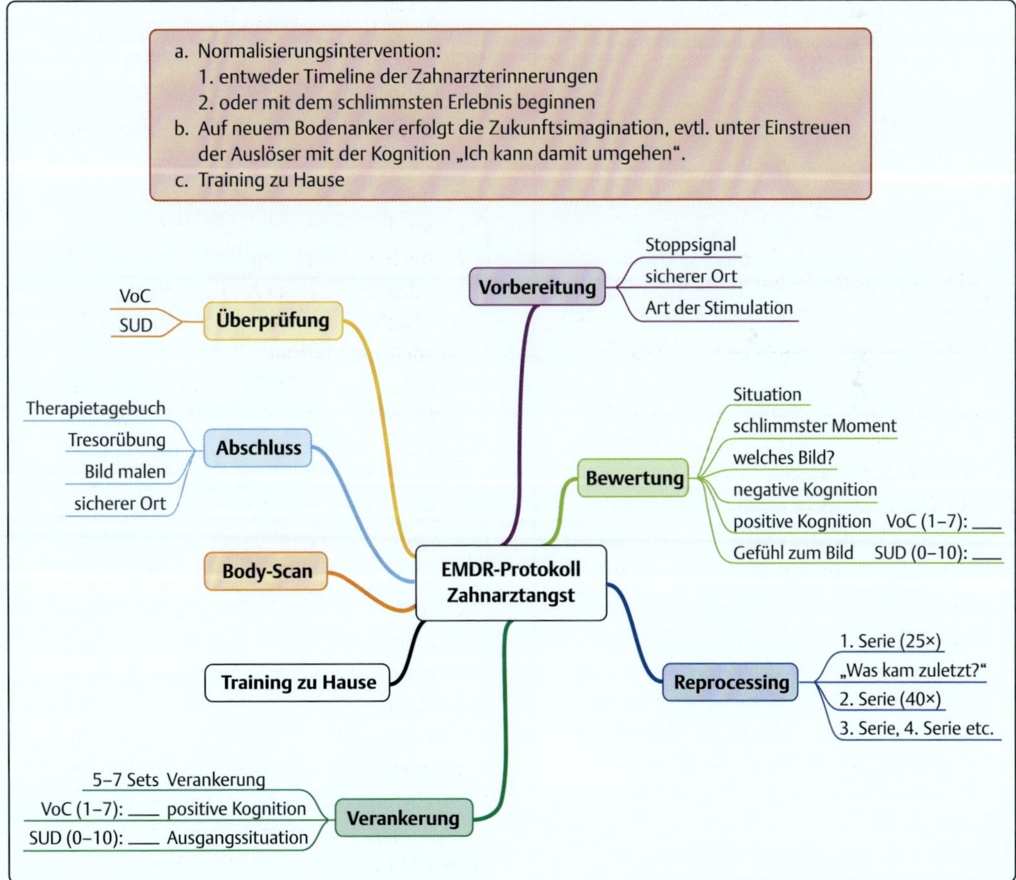

Abb. 9.4 EMDR-Protokoll – Zahnarztangst.

Es müssen jedoch nicht immer negative Erfahrungen beim Zahnarzt sein, die solche Ängste verursachen.

Fallgeschichte

Zahnarztangst nach Mandelentfernung
Einem Patienten wurden im Alter von 9 Jahren die Mandeln ohne Betäubung herausgeschnitten, und er wäre beinahe an seinem eigenen Blut erstickt. Ohne jemals eine einzige schlechte Zahnarzterfahrung gemacht zu haben, entwickelte der Patient eine ausgewachsene Zahnarztangst.

Fallgeschichte

Zahnarztangst nach Behandlung einer Nasennebenhöhlenentzündung
Ein weiterer Patient wurde während seiner Bundeswehrzeit wegen einer chronischen Nasennebenhöhlenentzündung zur ambulanten Behandlung in ein Bundeswehrkrankenhaus überwiesen. Dort wurden ihm ohne Betäubung (das Vereisungsspray war in der Klinik ausgegangen) die Nasennebenhöhlen ausgebrannt. Auch er entwickelte in der Folge eine manifeste Angst vorm Zahnarzt.

Fallgeschichte

Zahnarztangst nach Missbrauch
Nicht immer müssen es negative Arzterfahrungen sein, auch traumatisches Erleben kann die gleichen Resultate nach sich ziehen. So hatte ich eine Patientin mit einer ausgewachsenen Zahnarztangst. Mit 58 Jahren erzählte sie erstmals in der Therapie, was ihr widerfahren war: Sie wuchs auf einem Bauernhof auf, und der dort arbeitende Knecht zwang sie ab ihrem 4. Lebensjahr, ihn oral zu befriedigen. Er drohte ihr, wenn sie das irgendwem erzählte, würde er zuerst ihre Eltern und dann sie töten, und dann würde er den Hof niederbrennen. Hier liegt die Analogie nahe, dass, wenn ein Behandler mit einem phallischen Instrument in eine intime Körperöffnung wie den Mundraum eindringt, ein ursprüngliches Traumaerleben getriggert werden kann. Der beschriebene Fall zeigt, welch hohes Maß an Sensitivität und Einfühlungsvermögen gerade in der Zahnbehandlung notwendig ist.

Wenn die Belastungsaspekte durchgearbeitet sind, erfolgt ein Future Pace hinsichtlich der anstehenden Zahnbehandlung. Der Patient wird aufgefordert, jedes Detail des Zahnarztbesuchs in Verbindung mit der positiven Kognition „Ich kann damit umgehen" zu imaginieren. Ist das störungsfrei möglich, können in das Setting des Future Pace klassische Auslöser (Gerüche, Geräusche o. Ä.) eingespielt werden. Dies hilft dabei, die reale Behandlungssituation gelassener und entspannter zu erleben. Ergänzend kann dem Patienten angeboten werden, diese Imagination auch in der Realität zu erleben. Er sucht die Praxis des Zahnarztes auf unterzieht sich dem kompletten Prozedere mit Ausnahme einer wirklichen Behandlung (der Bohrer befindet sich zwar im Mundraum, berührt aber kein Zahnmaterial).

Idealerweise erfolgt die Zahnarztangstbehandlung mit EMDR mindestens 3 Wochen vor der eigentlichen Behandlung beim Zahnarzt, damit der Patient genügend Raum und Zeit für den wiederholten Future Pace hat.

9.5 Protokoll für die Bearbeitung von Einzeltraumatisierungen

Das folgende Protokoll findet Anwendung beim klassischen Traumatyp I, also plötzlichen, einmaligen Traumatisierungen, die menschengemacht oder nicht menschengemacht sind (Kap. 6.3).

Auch beim Protokoll für die Bearbeitung von Einzeltraumatisierungen (**Abb. 9.5**) werden als Erstes Erinnerungen durchgearbeitet, die die Grundlage für die aktuelle Symptomatik darstellen. Weiterhin, aber nur, wenn sie sich von den Erinnerungen unterscheiden, werden mögliche Flashbackszenen durchgearbeitet. Sind die Flashbackszenen identisch mit den Erinnerungssituationen, werden auf neuronaler Ebene assoziativ dieselben Netzwerke angesprochen; daher reicht das Bearbeiten dieser Netzwerke aus. Danach werden mögliche Albträume durchgearbeitet, aber ebenfalls nur, sofern sie sich von den Erinnerungen unterscheiden. Als letzter Schritt steht die Bearbeitung möglicher Auslösesituationen an, unter denen der Betroffene leidet und denen er hilflos ausgeliefert ist.

> **Fallgeschichte**
>
> **Trauma nach Bankraub**
>
> Eine Bank wurde innerhalb eines Jahres von demselben Täter 2-mal ausgeraubt. Er tauchte in der Filiale auf, trug eine dunkle Mütze, einen schwarzen Hoodie und darüber eine dunkle Bomberjacke. Der erste Überfall ereignete sich am helllichten Tage, gegen 11:40 Uhr. Der Kassierer, der dem Täter unmittelbar ausgesetzt

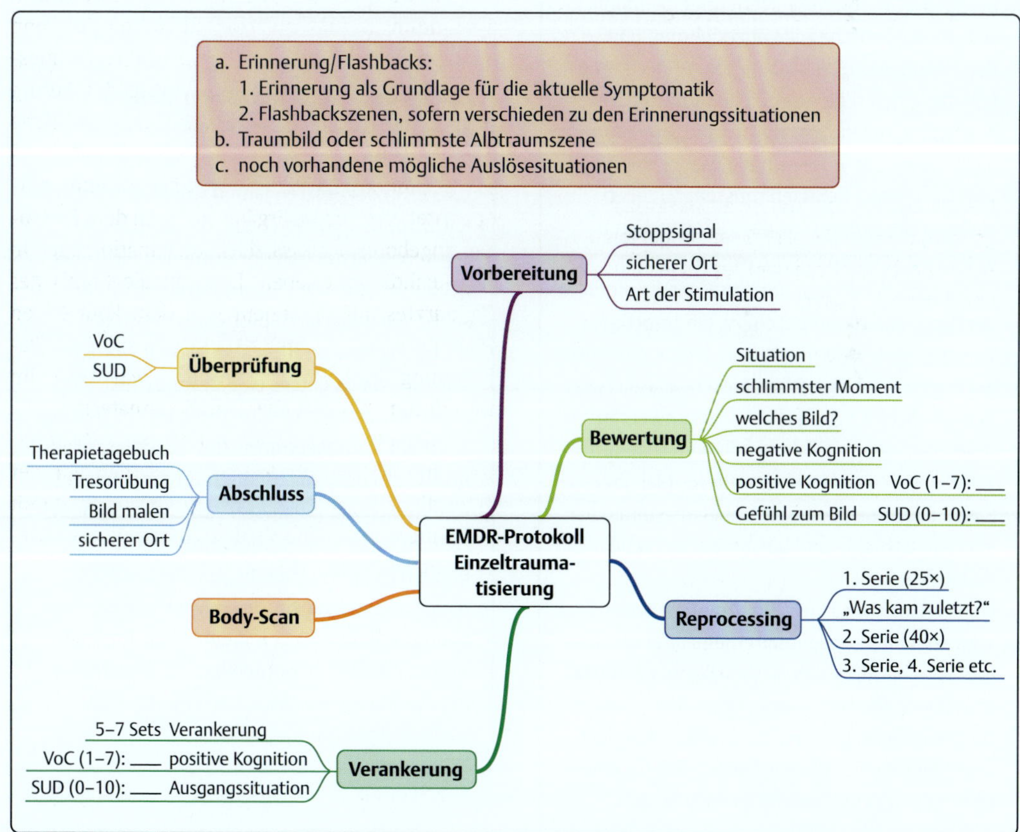

Abb. 9.5 EMDR-Protokoll – Einzeltraumatisierung.

war, litt seit dieser Zeit an einer PTBS. Er litt an Flashbackszenen, in denen sich der Überfall immer wieder wiederholte, sowie unter diffusen Albträumen, und es gab einige Auslösesituationen, die bei ihm sofort das Trauma triggerten. Dazu gehörten Kunden, die mit Mütze, Hoodie oder Bomberjacke die Bank betraten, oder auch der Blick auf die Uhr, wenn es gerade 11:40 h war. Sein Vorgesetzter, den ich in einem Führungscoaching begleitete, fragte mich, ob ich mit seinem Mitarbeiter einmal reden könne, er habe den Eindruck, dass dieser sehr unter dem Arbeitsalltag an der Kasse leide und psychotherapeutischer Hilfe bedürfe.
Die Möglichkeit eines Gesprächs nahm der Kassierer dankend an, wobei es mir wichtig war, meine Rolle sehr deutlich zum Ausdruck zu bringen, denn ich war Coach seiner Führungskraft und nicht sein Therapeut. So informierte ich ihn im Gespräch vor allem über die Möglichkeit, therapeutische Hilfe anzunehmen und so den Heilungsweg zu beschreiten, und ich empfahl ihm einen regionalen Kollegen. Für den Kassierer kam eine Psychotherapie überhaupt nicht infrage, er wolle sich nie wieder mit diesem Geschehen befassen müssen. Mir blieb nichts anderes übrig, als das zu respektieren und einen anderen Lösungsweg zu finden.
So sprach ich mit dem Vorstandsvorsitzenden der Bank, und dieser beschloss die sofortige Versetzung des Mitarbeiters in den Innendienst, wo er geschützt war. Diese Entscheidung erwies sich als absolut richtig und sogar notwendig, denn genau diese Filiale wurde vom selben Täter kurze Zeit später ein weiteres Mal überfallen. Der Mitarbeiter war dabei in einem ganz anderen Gebäude und bekam davon erst einmal nichts mit.
Ob er sich jemals zur Traumatherapie entschlossen hat, entzieht sich meiner Kenntnis. Hier wird deutlich, wie Flashbacks und Auslösesituationen das Leben eines Menschen nachhaltig beeinträchtigen können. Es zeigt aber auch, dass Menschen das Recht haben, sich für oder eben gegen eine Therapie zu entscheiden.

9.6 Protokoll für kurz zurückliegende Einzeltraumatisierungen

Das Protokoll für kurz zurückliegende Einzeltraumatisierungen (**Abb. 9.6**) ist aus meiner Sicht sehr vorsichtig und behutsam zu handhaben. Es sollte nur eingesetzt werden, wenn der Therapeut sich absolut sicher ist, dass der Patient stabil genug für die Arbeit ist. Dass es ein Protokoll für kurz zurückliegende traumatische Einzelerlebnisse gibt, kann unter Umständen zu dem gefährlichen Trugschluss führen, dass es bei dieser Indikation grundsätzlich eingesetzt werden kann. Dieses Protokoll ist allerdings ein Ausnahmeprotokoll, das nur dann zur Anwendung kommt, wenn der Patient in der frühen Phase nach dem traumatischen Erleben stabil genug für eine verarbeitende Psychotherapie ist.

Fallgeschichte

Folgen des Zugunglücks von Eschede
Eine Kollegin von mir war seinerzeit bei dem Zugunglück von Eschede tätig. Sie erzählte mir, dass es in den letzten Jahren wohl keine andere Katastrophe gegeben habe, die so viele und schwere Spättraumafolgestörungen nach sich gezogen habe. Die Versorgung von Eschede selbst soll dabei hoch professionell von den dortigen Einsatzkräften abgewickelt worden sein, allerdings gab es eine Besonderheit: Zur gleichen Zeit fand in einer nicht weit entfernten Stadt ein Traumakongress statt, und eine große Anzahl der dort anwesenden Therapeuten entschloss sich mit positivster Absicht, in Eschede Hilfe zu leisten. So wurden Busse gechartert und ein Heer von Therapeuten fiel unkoordiniert in Eschede ein. Eine Hypothese ist, dass ebenso unkoordiniert mit den frisch Traumatisierten gearbeitet worden ist und diese frühen Interventionen verantwortlich für die Spättraumafolgestörungen sind.

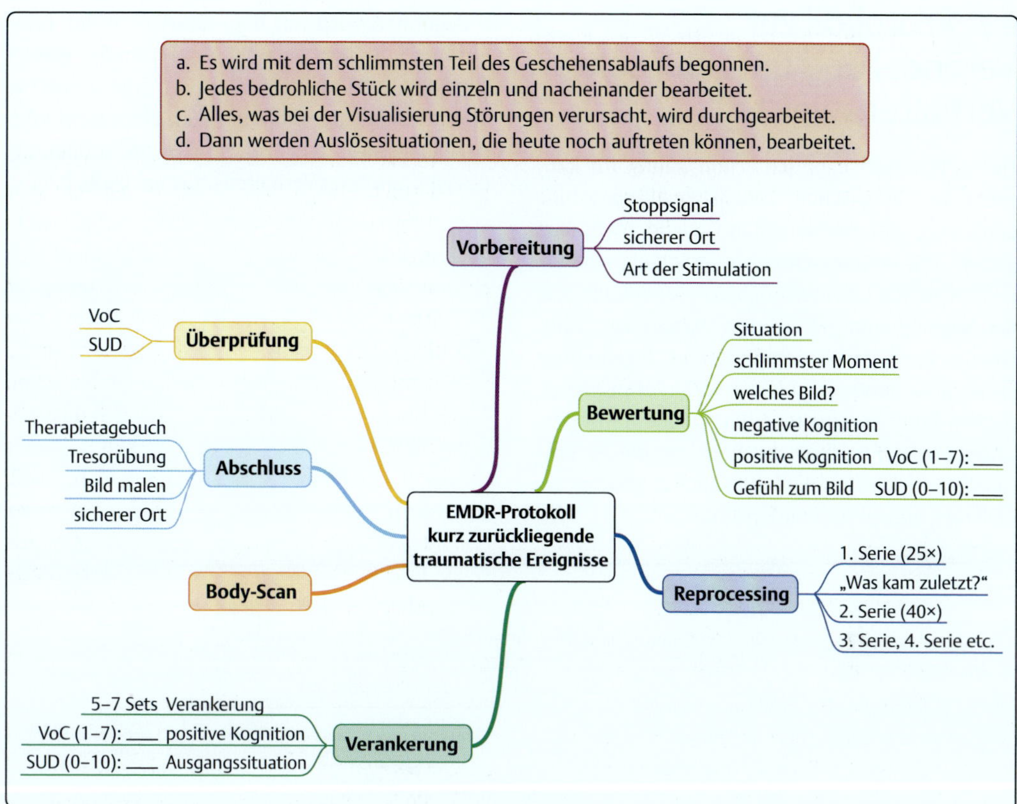

Abb. 9.6 EMDR-Protokoll – kurz zurückliegende traumatische Ereignisse.

Der Einsatz dieses Protokolls verlangt eine sehr große Erfahrung seitens des Therapeuten. Er muss beurteilen können, ob der Patient stabil genug ist (Kap. 6.4.1). Ferner stellt sich beim Einsatz dieses Protokolls die Frage, ob ein therapeutisches Intervenieren zu diesem frühen Zeitpunkt überhaupt erforderlich ist. Vielleicht verfügt der Patient ja über genügend Ressourcen – dazu gehören auch Abwehrmechanismen –, um mit dem Geschehen alleine und ohne Therapie oder therapeutische Unterstützung zu einer guten Lösung zu kommen.

Wenn dieses Protokoll eingesetzt wird, erfolgt der Einstieg über den schlimmsten Teil des Geschehens. Bearbeitet wird jedes bedrohliche Stück – einzeln und nacheinander. Dabei wird alles mit einbezogen, was bei der Visualisierung des Ablaufs Störungen verursacht. Im letzten Schritt werden zudem alle Auslösesituationen für die Symptomatik bearbeitet, die noch auftreten können.

9.7 Protokoll zur Veränderung unerwünschter Verhaltensweisen

Dieses Protokoll habe ich schon häufig im Rahmen der klassischen Lebensbewältigungshilfe eingesetzt, insbesondere dann, wenn Menschen gezielt ihre Verhaltensweisen verändern wollten. Das reicht von „kleinen Süchten" des Alltags, z. B. der Neigung zum gesteigerten Verzehr von Schokolade, über das Hineinfinden in regelmäßige körperliche Bewegung bis zur Veränderung spezifischen Konfliktverhaltens hin zu einem lösungsorientierten Verhalten. Insofern ist dieses Protokoll auch ein Protokoll, das höchst effizient im Coaching eingesetzt werden kann.

Begonnen wird mit dem Bearbeiten der Erinnerungen für die aktuelle Symptomatik, gefolgt von den Auslösesituationen für unerwünschte Verhaltensmuster. Am Ende der Arbeit steht wieder der Future Pace, also die Zukunftsvorstellung des gewünschten Verhaltensmusters (**Abb. 9.7**).

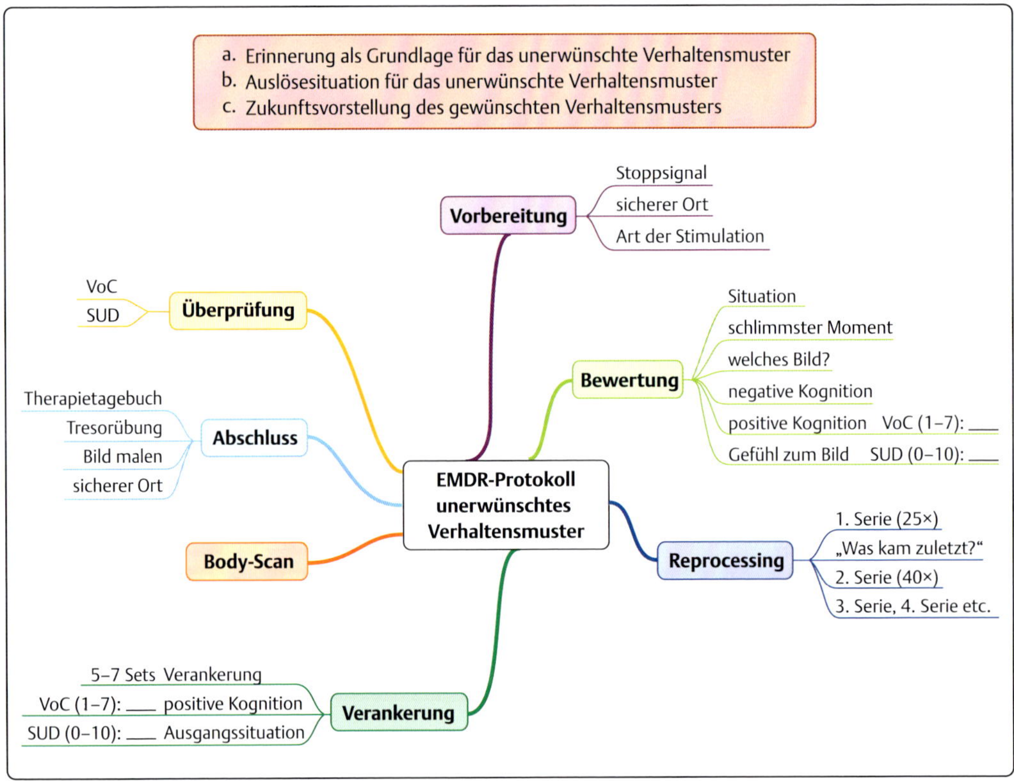

Abb. 9.7 EMDR-Protokoll – unerwünschtes Verhaltensmuster.

9.8 Psychosomatikprotokoll

Die Richtlinien für die Behandlung somatischer und psychischer Krankheiten waren schon immer von dem jeweils gültigen Menschenbild abhängig. In der Medizin der Frühen Neuzeit wurden die anatomischen Strukturen des Körpers untersucht. Dann ging man dazu über, in Funktionen zu denken. Unsere moderne Medizin ist eine Medizin der Krankheit: Erforscht werden die Entwicklungsbedingungen, Gesetzmäßigkeiten und Interventionsmöglichkeiten bei Krankheiten. Diese werden oft losgelöst vom Menschen gesehen. Der Hintergrund, die Lebensgeschichte, die größeren Zusammenhänge fallen durch das diagnostische Raster, der Mensch wird auf seine Symptome reduziert. In der heutigen Apparatemedizin verschwindet die Persönlichkeit des Patienten immer mehr aus den Fallgeschichten. Es ist fast nur noch von Organen, Tumoren und Medikationen die Rede. Vereinfacht ausgedrückt heißt das: Der Mensch ist eine Maschine, und die muss repariert werden, indem sie geölt wird, schadhafte Teile entfernt und Ersatzteile eingesetzt werden.

Der psychische Bereich wird allenfalls am Rande mitbetrachtet. Inzwischen kommen aber immer mehr Mediziner nicht länger umhin, anzuerkennen (obwohl Prof. Sauerbruch einmal behauptet hat, eine Seele habe er bei seinen vielen Operationen nie gefunden), dass 60–80 % aller körperlichen Erkrankungen psychisch bedingt oder mitbedingt sind. Jeder gute Hausarzt weiß inzwischen und hat es wahrscheinlich immer gewusst (und nur nicht öffentlich äußern dürfen), dass es sich bei den Krankheiten seiner Patienten auch um seelische Konflikte handelt. Ich gehe aber noch einen Schritt weiter und behaupte, dass alle körperlichen Krankheiten und Unfälle nur unter Mitbeteiligung der Psyche geschehen können – logischerweise, denn die Psyche gehört ja zu unserer Persönlichkeit. Wenn wir also von einer Krankheit sprechen, müssen wir immer von einer psychosomatischen Krankheit reden.

Fallgeschichte

Unangemessenes Konfliktverhalten in der Partnerschaft

Ein Patient suchte mich auf, der das Konfliktverhalten mit seiner Ehefrau verändern wollte. Er beschrieb die Situation so, dass durch sein Verhalten die Ehe „am Abgrund" stehe. Danach befragt, was denn sein genaues Verhalten sei, antwortete er: „Jeden Tag, wenn ich abends von der Arbeit nach Hause komme, gehe ich ins Wohnzimmer, und es liegen Krümel auf dem Teppich. Meine Frau hatte den ganzen Tag Zeit, um zu saugen, und wenn ich das sehe, raste ich aus. Ich schreie und beschimpfe sie, und das kann so nicht weitergehen." Wir bearbeiteten als Erstes die letzten Konfliktsituationen, die noch mit heftigen Emotionen verknüpft waren, landeten dabei auch in der Kindheit bei einer zwanghaft reinlichen Mutter, bearbeiteten danach die täglichen Auslösesituationen und beendeten die Arbeit mit dem gewünschten Verhaltensmuster, das er wie folgt beschrieb: „Wenn ich von der Arbeit nach Hause komme, bin ich ganz entspannt, greife als Erstes zum Staubsauger, und das Saugen hilft mir, in aller Ruhe zu Hause anzukommen und von der Arbeit abzuschalten. Im Umgang mit meiner Frau und meiner Tochter bin ich entspannt und liebevoll."
Diese Arbeit ist nun einige Jahre her, und ich hatte vor einiger Zeit noch einmal Kontakt mit dem Patienten. Mittlerweile hat er 3 Töchter, die krümeln, einen Hund, der haart, und Katzen, die alles Erdenkliche in die Wohnung schleppen. Ihm ist es möglich, dabei entspannt und gelassen zu bleiben. Er hat gelernt, seine Bedürfnisse zu artikulieren und ggf. selbst für sich zu sorgen. Bei diesem Fall wird klar, wie kraftvoll die Arbeit an Verhaltensänderungen sein kann.

Psychosomatische Krankheiten sind Leiden, die einen seelisch-geistigen Ursprung haben, sich aber durch organische Symptome äußern. Schon die alten Griechen kannten die seelische Beteiligung und Auslösung somatischer Leiden. Seele und Körper stehen in Wechselwirkung: Eine Veränderung des Zustands der Seele kann eine Veränderung im Körper bewirken und umgekehrt. Körper, Immunsystem, Gehirn, Psyche, soziales Umfeld – alles ist eng miteinander verbunden.

Der Mensch ist mehr als Anatomie, Physiologie oder sogar Psychosomatik und Molekularbiologie. Was er genau ist, vermag bis heute niemand genau zu sagen. Eines steht jedoch fest: Gute Gesundheit hängt von guter „Kommunikation" ab – Kommunikation zwischen den Zellen, zwischen den Organen und Funktionssystemen des Organismus, zwischen Individuen und Umwelt, zwischen Psyche und Körper. Die Menschheit gelangt so von einer biomedizinischen zu einer biopsychosozialen Betrachtungsweise. Dabei kommt bei der Beurteilung einer Krankheit und deren Heilung immer deutlicher der psychologischen Dimension eine herausragende Bedeutung zu. Die Einstellungen, der Glaube, der Lebenswille werden – gerade im Licht der psychoneuroimmunologischen Faktoren – immer wichtiger.

Der menschliche Körper verfügt über ein eigenes **Heilungsprogramm**, von dessen Leistungsfähigkeit Gesundheit, Krankheit und Genesung abhängen. Dieses Heilungsprogramm wird von psychischen und körpereigenen Prozessen in Gang gesetzt, wobei diese Prozesse einander blockieren oder verstärken können. Gedanken und Gefühle beeinflussen über das Gehirn das zentrale Nervensystem, das wiederum mit dem Immunsystem gekoppelt ist. Die Qualität der Gedanken und Gefühle entscheidet mit darüber, in welcher Weise und in welcher Intensität die Subsysteme des Körpers arbeiten. So wird allmählich die offenbar große Bedeutung der Neuropeptide für seelische und körperliche Prozesse erkannt: Neben dem Nervensystem und den Neurotransmittern existiert ein Parallelsystem, das mit körpereigenen Chemikalien arbeitet, von denen 1967 erst 3 bekannt waren. Heute kennt man etwa 60 Neuropeptide, die im Körper wichtige Aufgaben erfüllen: Mit ihrer Hilfe werden Schmerzen gelindert, Erschöpfung und Müdigkeit überwunden, sie können den Organismus buchstäblich energetisieren. Die Neuropeptide reisen im Blutstrom durch den Körper zu ihren Rezeptoren, sie können somit allgegenwärtig sein. Die Grenzen zwischen Körper und Psyche, zwischen leiblichem und seelischem Geschehen sind durch diese Wirkstoffe noch unschärfer geworden.

Stress (**Disstress**) gilt als Auslöser für negative Emotionen und physische sowie psychische Erkrankungen. Andererseits führen erfolgreich bewältigte Stresssituationen zu positiven Gefühlen, das Leben bewältigen zu können, und stärken sogar das Immunsystem (**Eustress**). Die Theorien zur Stressentstehung und -verarbeitung haben innerhalb der Psychologie eine erhebliche Bedeutung erlangt. Ob Stress gesund- oder krankmachend wirkt, darüber entscheidet die Art und Wirkung von Stressreizen. Diese hängen von mehreren Faktoren ab:

- Intensität des Reizes (stimulierende Musik – abtötender Lärm)
- Möglichkeiten, Stress zu vermeiden oder zu bewältigen
- Vorerfahrungen (wer häufig gescheitert ist, für den kann jede Prüfung eine Zitterpartie sein)
- Dauer und Häufigkeit der Stressreize
- Persönlichkeit (manche Menschen fühlen sich nur wohl bei absoluter Ruhe, andere brauchen permanente Aktivität)
- Aktivierungszustand beim Eintreffen des Stressreizes (Tageshoch oder -tief) von der sozialen Unterstützung („geteiltes Leid ist halbes Leid")

Eine besondere Bedeutung bei der **Verarbeitung von Stressreizen** kommt dem vegetativen Nervensystem zu. Die Aufgabe des vegetativen Nervensystems ist die automatische Steuerung lebenswichtiger Organfunktionen (Kreislauf, Atmung, Stoffwechsel, Verdauung, Wasserhaushalt, Sexualfunktionen). Es arbeitet weitgehend ohne Beeinflussung durch den Willen und das Bewusstsein. Es besteht aus zwei Teilsystemen, dem Sympathikus und dem Parasympathikus. Sie haben oft gegensinnige Wirkung. Damit unsere Organfunktionen geregelt ablaufen können, müssen Sympathikus und Parasympathikus im Gleichgewicht sein. Energieverbrauchende und energieliefernde Prozesse, Anspannung und Entspannung müssen sich abwechseln und sich insgesamt die Waage halten. Allgemein formuliert wird der Sympathikus vor allem bei solchen Aktivitäten erregt, die nach außen gerichtet sind (z. B. körperliche Arbeit). Der Parasympathikus dominiert dagegen bei nach innen gerichteten Körperfunktionen (Essen, Verdauen, Ausscheiden). Durch das Zusammenspiel von Sympathikus und Parasympathikus erfolgt ständig eine optimale Anpassung an die jeweiligen Bedürfnisse des Körpers. So war in der Steinzeit das Jagen und Erlegen eines Tieres eine Sympathikus-, das anschließende Verzehren und Verdauen eine Parasympathikusphase. Bei der Jagd, aber auch in klassischen Angst- und Stresssituationen kommt es somit zum Wechselspiel innerhalb des vegetativen Nervensystems. Gleichzeitig laufen komplexe Vorgänge innerhalb des Endokriniums (Hormonsystem) ab.

Stressreaktionen setzen im zentralen Nervensystem 2 parallel verlaufende Reaktionsketten in Gang:

- Die kurzfristige Wirkung (Ausschüttung von Adrenalin/Noradrenalin im Nebennierenmark) stellt sich wie folgt dar:
  - Anstieg der Herzfrequenz
  - Anstieg des Herzschlagvolumens
  - Förderung der Muskeldurchblutung
  - Bronchiendilatation (= Weitstellung)
  - Glukosefreisetzung
  - Verminderung kognitiver Fähigkeiten zugunsten schematischer Reaktionen
  - Verminderung von Sexualfunktionen
- Bei langfristiger Wirkung (Ausschüttung von Kortisol in der Nebennierenrinde) kommt es zu folgenden Beeinträchtigungen:
  - Schwächung des Immunsystems (erhöhte Infektanfälligkeit)
  - Schlafstörungen
  - Konzentrationsstörungen
  - Lernstörungen
  - Spannungskopfschmerz

Vor allem **Dauerstress** (Angst, Ärger, Leistungsdruck) kann zu psychovegetativen Allgemeinstörungen und auch zu schweren organischen Erkrankungen führen. In der empirischen Stressforschung haben sich deutliche Hinweise ergeben, dass die Wahrscheinlichkeit, eine Störung auszubilden, zunimmt, wenn bestimmte Störreize intensiv und dauerhaft auf den Menschen einwirken. Dabei spielt es auch eine Rolle, ob die Belastungsstörungen durch die betroffenen Individuen kontrollierbar sind. Auch unregelmäßiges und unkontrolliertes Einwirken von Stressoren fördert die Ausbildung von Störungen, jedoch in Abhängigkeit von individuell verfügbaren Bewältigungsmechanismen.

Folgende Metapher kann herangezogen werden, um den Verlauf **psychovegetativer Reaktionen** zu veranschaulichen. Ausgangspunkt ist die sog. „Eisbergtheorie“: Sie besagt, dass ca. 10 % dem Menschen bewusst sind, die übrigen 90 % sind unbewusst (bei einem Eisberg schauen nur 10 % seiner Masse aus dem Wasser, der Rest befindet sich unterhalb der Wasseroberfläche). Gefühle wie Angst, Wut, Trauer, Schmerz liegen unter der (Wasser-)Oberfläche; sie drängen nach oben, streben danach bewusst zu werden. Hier greifen unsere Abwehrmechanismen. Verdrängung tritt auf den Plan und „deckelt“ die Gefühle, erlaubt ihnen nicht, ins Bewusstsein zu treten. Das Gefühl bleibt unter der (Wasser-)Oberfläche und wartet darauf, zu einem späteren Zeitpunkt aufsteigen zu können. Nach einiger Zeit meldet es sich wieder zu Wort, doch unsere Selbstbeherrschung tritt auf den Plan und abermals wird das Gefühl „gedeckelt“. Dies ist oftmals das Stadium, in dem innere Resignation auftritt (bei Beziehungsproblemen: innere Trennung; bei Problemen am Arbeitsplatz: innere Kündigung etc.). Das Gefühl, das bleibt, ist ein diffuses Gefühl, eine Angst vor der Angst. Wieder vergeht einige Zeit, und das Gefühl meldet sich in Form einer ersten Symptomatik, um beachtet zu werden. Die (Wasser-) Oberfläche wurde zum ersten Mal durchbrochen. Dies stellt sich dar als psychosomatische Erkrankung wie Asthma, Herzprobleme, Magengeschwüre, Hautprobleme, Erkältungskrankheiten.

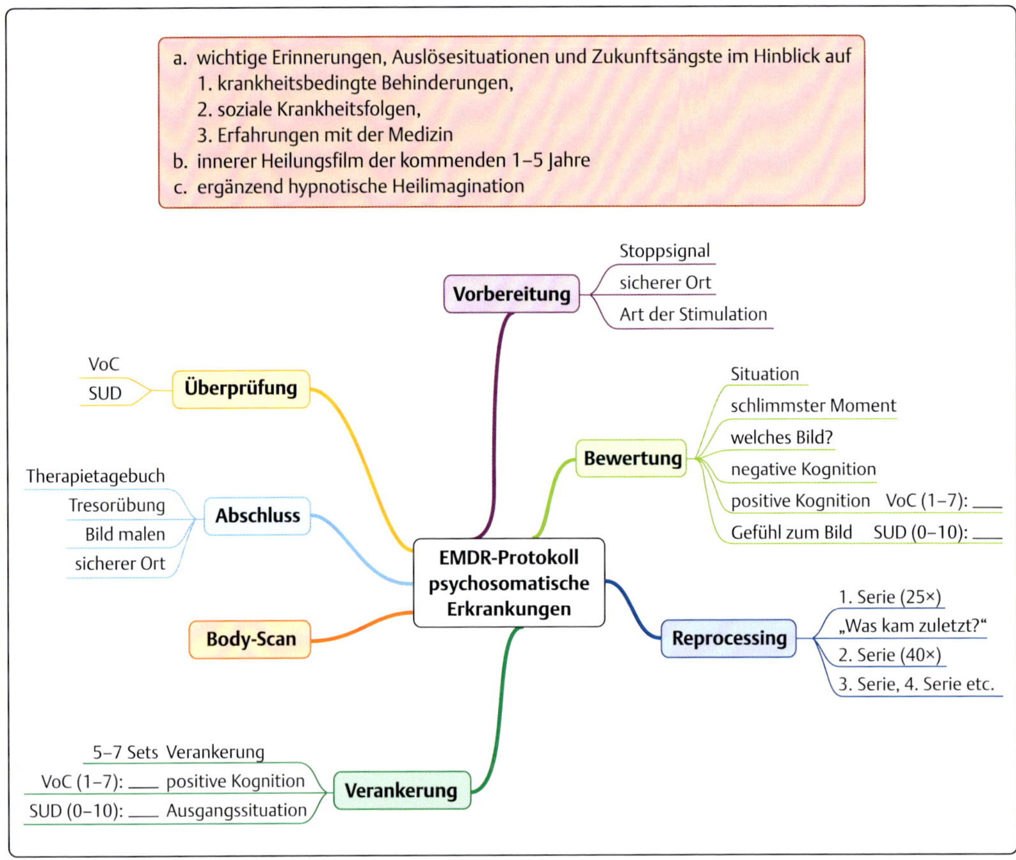

Abb. 9.8 EMDR-Protokoll – psychosomatische Erkrankungen.

Oftmals werden in diesem Stadium die Gefühle (und mit ihnen gleichzeitig die große Wachstumschance, die darin steckt) mit Medikamenten symptomatisch verdeckt. Weitere Zeit vergeht, ohne dass den ursprünglichen Gefühlen Beachtung geschenkt wurde, ohne dass die Sprache der Symptome verstanden und in Bearbeitungs- und Handlungskonsequenzen umgesetzt wurde. Das ist dann das Stadium der ernsthaften Erkrankungen. Das unbearbeitete Gefühl tritt als massive Form der Störung in Krankheitskomplexen wie Depression, Sucht, Suizid, Herzinfarkt, Apoplex, Krebs auf. Es besteht jederzeit die Möglichkeit, diesen Teufelskreis zu durchbrechen und den Wachstumsschritt anzutreten, der in diesem Geschehen steckt.

Auch beim **Psychosomatikprotokoll** (**Abb. 9.8**) werden wichtige Erinnerungen, Auslösesituationen und Zukunftsängste im Hinblick auf krankheitsbedingte Behinderungen, soziale Krankheitsfolgen und den Erfahrungen mit der Medizin bearbeitet. Wenn diese Belastungsaspekte für den Patienten zufriedenstellend bearbeitet wurden, folgt ein innerer Film der kommenden 1–5 Jahre, in dem Heilung und Genesung imaginiert wird. Die Therapeuten, die umfassend in Hypnose ausgebildet sind, können die EMDR-Arbeit mit einer hypnotischen Heilimagination abrunden und ergänzen.

Fallgeschichte

Colitis ulcerosa

Ein Patient, 38 Jahre alt, litt seit seinem 26. Lebensjahr an Colitis ulcerosa und hatte bereits eine Odyssee von Arzt- und Therapeutenbesuchen hinter sich. Er war ursprünglich semiprofessioneller Tennisspieler, hatte gemeinsam mit seiner Frau ein großes Unternehmen aufgebaut und zu dem Zeitpunkt, an dem er die Therapie bei mir startete, zeigten sich oben genannte Aspekte deutlich in seinem Erleben. Bedingt durch die Erkrankung war es ihm nicht mehr möglich, Tennis zu spielen, sonstigen Sport zu treiben oder die Sexualität mit seiner Frau zu leben (krankheitsbedingte Behinderungen). Ferner erfolgte mittlerweile der Rückzug aus der gemeinsamen Firma. Weder Arbeiten noch Sozialkontakte wie Geschäftsessen oder gemeinsame Aktivitäten mit Freunden waren ihm möglich. Das erfolglose Ausprobieren unterschiedlicher Behandlungsaspekte hatte bei ihm zu einer Resignation geführt, sodass für ihn kaum noch Hoffnung auf Heilung bestand.

Diese gesamten Belastungsaspekte wurden mit EMDR bearbeitet. Sein Heilungsfilm bezog sich nach eigenem Wunsch auf ein Zeitfenster von einem halben Jahr. Verstärkend setzte ich noch eine Heilhypnose, speziell auf seinen Verdauungstrakt bezogen, ein. Genau nach einem halben Jahr meldete er sich telefonisch und beschrieb, dass er wieder behutsam angefangen habe, Tennis zu spielen, wieder sexuell aktiv sei und sich in Teilzeit in der gemeinsamen Firma engagiere.

Nach ziemlich genau 5 Jahren klingelte erneut das Telefon, und mein Patient fragte, ob er kurz vorbeischauen könne, er halte sich gerade in der Gegend auf. Bei diesem gemeinsamen Treffen teilte er mir mit, dass sich seit der damaligen Behandlung keine Symptomatik mehr gezeigt habe, ihm ein störungsfreies Leben möglich sei und er mittlerweile gemeinsam mit seiner Frau ein zweites Unternehmen gegründet habe. In dieser Therapie bearbeiteten wir dann noch ein Bindungstrauma zu seiner Mutter.

In den meisten Psychosomatiktherapien kommt ergänzend zum Psychosomatikprotokoll auch die Bearbeitung von **traumatischem Erleben** zum Tragen. Manchmal handelt es sich dabei um spezifische Einzeltraumatisierungen, manchmal aber auch um Traumata, die auf Bindungsstörungen beruhen.

Fallgeschichte

Kombinierte Anwendung von Psychosomatik- und Traumaprotokoll

So habe ich gerade in der Behandlung vieler Adipositaspatienten neben den krankheitsbedingten Behinderungen, die sich durch das extreme Übergewicht ergaben, sowie den sozialen Krankheitsfolgen, die oft mit Ausschluss, Ächtung bis hin zu Beleidigungen reichten, die Notwendigkeit einer Traumabearbeitung erlebt. Die Traumatisierungen reichten von sexuellem Missbrauch, Tod eines nahen Angehörigen, Bindungstraumata bis hin zu spezifischen Gewalterfahrungen. Erst das Zusammenwirken von Psychosomatik- und Traumaprotokoll bewirkte den gewünschten Heilungserfolg. Dies zeigt letztendlich, wie komplex die psychosomatische Behandlung sein kann.

9.9 Schmerzprotokoll

Schon in der frühen Entwicklung von EMDR erlebte Francine Shapiro, insbesondere bei der Arbeit mit Kriegsveteranen, die Möglichkeit der Behandlung von **Phantomschmerzen** mit EMDR. Gerade der Phantomschmerz zeigt, das Schmerzen nicht an einer spezifischen Körperstelle empfunden werden, die verletzt wurde, sondern vielmehr in einem neuronalen Schmerznetzwerk im Gehirn. Der Mensch verfügt zwar über entsprechende Rezeptoren, diese melden allerdings lediglich eine spezifische Erfahrung an das Gehirn, das daraufhin das Schmerznetzwerk bildet. Die anfängliche Hypothese von Shapiro, mit EMDR Veränderungen dieser neuronalen Netzwerke herbeiführen zu können, wurde in zahlreichen Studien und Fallbehandlungen bestätigt.

Schmerz kann aus den unterschiedlichsten Gründen auftauchen und in der Regel ist er ein Zeichen dafür, dass irgendetwas im Körper nicht okay ist. Somit kann Schmerz ein lebensrettendes Warnsignal sein.

> **Fallgeschichte**
>
> **Abklärung von Schmerzursachen**
> So wurde ein Freund von mir, der unter enormen Bauchschmerzen litt, von einem Kollegen rein psychisch behandelt. Das Ganze mündete in einer lebensrettenden Notoperation, bei der meinem Freund 1 m seines Darms entfernt wurde. Dies zeigt auf, wie wichtig die differenzialdiagnostische Abklärung von Schmerzursachen ist.

Gerade der **Akutschmerz** hat eine wichtige Funktion, die oftmals auf Schutz- oder eine spezifische Behandlungsbedürftigkeit hinweist. Insofern ist der Einsatz des EMDR-Schmerzprotokolls eher für **chronische Schmerzerkrankungen** gedacht, denn manchmal ist es so, dass Schmerz länger anhält „als normal“, und genau das kann wiederum zu Veränderungen im Nervensystem führen, sodass sich der Schmerz – vergleichbar einem Perpetuum mobile – selbst aufrechterhält. So wird der Schmerz vom Nervensystem festgehalten. Mit EMDR kann das Nervensystem so stimuliert werden, dass sich die Schmerzreaktion früher oder später verändert, wobei sich nie voraussagen lässt, wie das Nervensystem eines Patienten auf EMDR reagiert.

Der Patient wird gebeten, eine offene und neutrale innere Haltung einzunehmen, um die **Qualitäten seines Schmerzes** mit all seinen Sinnen wahrnehmen zu können. Zu Beginn des Arbeitens muss sich die Intensität des Schmerzes nicht unbedingt zum Positiven verändern, sie kann sich sogar steigern. Das ist dann vermutlich eine Folge der bilateralen Stimulation (so formuliere ich das auch meinem Patienten gegenüber, denn in dieser Formulierung steckt eine Implikation: Wenn die Veränderung der Schmerzempfindung eine Folge der bilateralen Stimulation ist, dann scheint das Nervensystem gut auf EMDR anzusprechen, was wiederum bedeutet, dass EMDR für den Patienten hilfreich sein kann und zum gewünschten Erfolg führt). In der Behandlung selbst braucht der Patient selbst nichts zu tun, er soll nur beobachten, alles einfach geschehen lassen und dem Therapeuten dabei so genau wie möglich eine Rückmeldung darüber geben, wie sich der Schmerz anfühlt und ggf. verändert.

Bei der Protokollarbeit wird der Patient zu Beginn gebeten, den Schmerz so genau wie möglich zu beschreiben. Hat der Schmerz eine bestimmte Größe, Farbe, Form, Temperatur oder Beschaffenheit? Wichtig hierbei ist, dass es nicht darum geht, diese Sinneswahrnehmungen mit den damit verbundenen Submodalitäten aktiv dem Schmerz zuzuweisen, es geht nur darum, was der Patient selbst wahrnimmt. Und wenn sich diese Wahrnehmung nur auf eine einzige Gestaltqualität, z. B. die Farbe, bezieht, reicht dies vollkommen aus. Diese Wahrnehmung bildet die Ausgangslage sowohl für die Bewertung als auch für die Reprocessing-Phase. Wichtig ist auch die emotionale Beziehung zum Schmerz. Häufig ist sie geprägt von Ablehnung, Druck oder Hass. Nicht selten steckt gerade im Schmerz eine positive Absicht für den Betroffenen, denn er weist ihn auf eine Veränderung im Leben oder einen wichtigen Lernschritt in der persönlichen Entwicklung hin. Dies zeigt sich oft in der Bearbeitung der Kognitionen.

Das Schmerzprotokoll habe ich oft eingesetzt bei der Behandlung chronischer Schmerzerkrankungen wie der **Fibromyalgie**, aber auch bei **Traumafolgestörungen**, da oft bei Traumatisierungen das Trauma vom Körper festgehalten wird. Wie eingefroren schreibt es sich im Körpergedächtnis fest und kann im Laufe der Jahre zu psychosomatischen Erkrankungen und auch zu chronischen Schmerzen heranreifen.

Eine Modifikation des herkömmlichen Schmerzprotokolls (**Abb. 9.9**) haben wir in unserem Institut in den letzten Jahren im Rahmen der Brainlog-Arbeit (Kap. 16.2) auf der Basis des „bipolaren Prinzips“ entwickelt. Bei dieser Technik erleben wir ein noch schnelleres und nachhaltigeres Wirken. Zudem eignet sich diese Methode auch zur

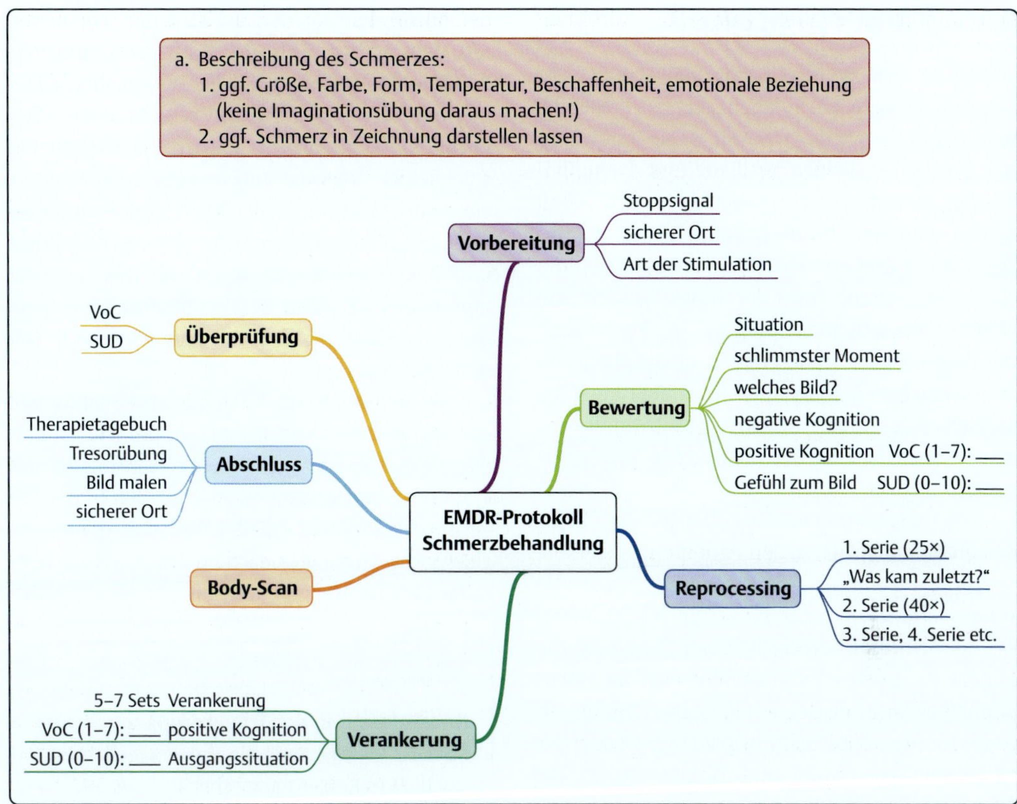

Abb. 9.9 EMDR-Protokoll – Schmerzbehandlung.

Selbstanwendung, um Schmerz zu überbrücken oder zu regulieren.

Bei dieser Art der Arbeit wird im Protokoll anstelle des sicheren Ortes der sog. **„Place of Opposite"** installiert. Es handelt sich dabei um die Stelle des Körpers, die sich genau gegenteilig zur Schmerzempfindung anfühlt. Einer meiner Patienten litt an einer Schmerzempfindung, die sich wie eine kalte Stahlplatte vom Kopf über die Schultern erstreckte, verbunden mit einem stechenden Gefühl. Sein Place of Opposite befand sich im Oberschenkel in Form eines wohlig warmen, weichen und entspannten Gefühls.

Diesen Place of Opposite benötigen wir in der **Reprocessing-Phase**. Der Patient wird gebeten, sich zuerst auf das Schmerzgefühl zu konzentrieren. Dort erfolgen einige Serien bilateraler Stimulation, bis der Patient hinüberwechselt zum Place of Opposite. Dort taucht er unter Begleitung bilateraler Stimulation in das Ressourcenempfinden ein, verbleibt eine Zeit lang dort, um dann wieder zum Schmerzempfinden zu wechseln. Der bipolare Wechsel zwischen Schmerz und Ressource erfolgt so lange intuitiv, bis sich eine spürbare positive Veränderung der Schmerzwahrnehmung einstellt. Wenn das der Fall ist, wird der Patient gebeten, auf seine Weise eine Verbindung zwischen dem Schmerzareal und dem Place of Opposite herzustellen (über das Auflegen der Hände, einen imaginierten roten Faden, einen Lichtstrahl o. Ä.). Ab diesem Zeitpunkt erfolgt das Reprocessing dann nur noch mit der gehaltenen Verbindung, bis sich die bestmögliche Reduzierung der Schmerzempfindung oder sogar ihre komplette Auflösung einstellt.

Gerade bei traumabasiertem Schmerz ist oftmals der zusätzliche Einsatz des Traumaprotokolls indiziert.

9.10 Trauerprotokoll

Trauer an sich ist kein behandlungsbedürftiger Zustand, sondern ein Erleben, das jeder Mensch in seinem Leben erfährt. Somit ist sie eine wichtige Quelle der eigenen Resilienz und der individuellen Persönlichkeitsentwicklung, auch wenn Trauer schmerzt. Insofern sollte die Protokollarbeit mit EMDR erst einsetzen, wenn es sich um eine pathologische Form der Trauer handelt und es den Patienten nicht möglich ist, konstruktiv mit dem eigenen Trauererleben umzugehen und es zu verarbeiten. Manchmal führt aber auch die ausbleibende Trauer zu einer reaktiven Pathologie – auch hier ist der Einsatz des Trauerprotokolls indiziert.

Umso mehr sollten die Bemühungen des Therapeuten darauf abzielen, den Patienten zu stärken, sodass er – wenn möglich aus eigener Kraft – die Trauer verarbeiten kann. Im ersten Schritt bieten sich hier **Normalisierungsinterventionen** an, die es dem Patienten ermöglichen, wieder an einem normalen Gang der Dinge teilzuhaben mit einem geregelten Tagesablauf, der Ausübung gewohnter Aktivitäten wie Sport und Hobbys sowie die Pflege sozialer Beziehungen. Im weiteren Verlauf können den Patienten Strategien vermittelt werden, die dabei hilfreich sein können, das Trauererleben zu bewältigen.

So eröffnet ein **Trauertagebuch** die Möglichkeit, Erinnerungen und Empfindungen auf Papier zu bringen, somit auszudrücken und sich auch ein Stück weit von diesen distanzieren zu können, denn das Tagebuch kann der Patient auch beiseitelegen.

Gerade wenn Menschen keine Möglichkeit mehr hatten, der Person, die aus ihrem Leben geschieden ist, noch etwas Wichtiges zu sagen, bietet das **Verfassen von Briefen** eine Möglichkeit, nachträglich Gedanken und Gefühle auszudrücken und auf den Weg zu schicken. Ob ein Brief tatsächlich postalisch aufgegeben wird oder einfach nur „energetisch" auf Reisen geschickt wird, ist dabei unerheblich. Oftmals lässt sich das auch mit **spezifischen Ritualen** verknüpfen, denn kaum ein Erleben ist von so vielen und starken Ritualen begleitet wie der Tod. Eine besondere Bedeutung kommt den 4 Elementen bei diesen Ritualen zu. Das Erdritual weist die langsamste Form der Veränderung auf. Es hat von allen 4 Elementen den am stärksten bewahrenden Charakter. Das Luftelement bietet eine leichte und spielerische Verwandlungsenergie, das Wasserelement beschreibt in der Regel eine emotionale und prozessorientierte Form der Verwandlung, und das Feuerelement bietet die dynamischste und schnellste Form der Veränderung. So kann der Patient entscheiden, welchem Element er seinen Brief anvertraut.

Eine weitere frühe Strategie im Umgang mit der Trauer bietet die **Trauergruppe**. Ich habe in der Vergangenheit sehr gute Erfahrungen mit Trauergruppen gesammelt; sie werden in der Regel sehr kompetent geleitet und sind darauf angelegt, die Mitglieder nach einem gewissen Zeitraum auch wieder zu entlassen.

> **Fallgeschichte**
>
> **Bewältigung in der Trauergruppe**
>
> So hatte ich eine Patientin, die den tödlichen Unfall ihres Kindes mitansehen musste. Sie suchte sehr zeitnah eine Trauergruppe auf, verarbeitete ihr eigenes Erleben innerhalb der Therapie und leitet heute selbst eine Trauergruppe. Gerade Eltern, die ihre Kinder verlieren, spüren oftmals nur im Kreis derer, denen gleiches widerfahren ist, Verständnis und Akzeptanz.

Ab einem gewissen Zeitpunkt kann auch die Beschäftigung mit spezifischer **Trauerliteratur** helfen, das belastende Erleben zu integrieren. Die Auswahl der Literatur richtet sich neben dem spezifischen Weltbild auch nach dem Trauerthema. Ob es nun Bücher von Kübler-Ross, das tibetanische Buch vom Leben und Sterben oder die Bücher von Roland Kachler sind, entscheidend ist auch hier die Wahl des richtigen Zeitpunktes.

Eine weitere einfache und zugleich effektive Strategie bei der Konfrontation mit der eigenen Trauer kann in körperlichen Aktivitäten liegen. Diese bedeuten in der Regel immer Vitalität, und

Vitalität ist eine Verbindung zum Leben. Hinzu kommt, dass bei den meisten Bewegungsformen (Laufen, Fahrradfahren, Schwimmen etc.) die Patienten automatisch in eine taktile Form der bilateralen Stimulation hineinfinden, was wiederum bei der Integration und Verarbeitung des Trauererlebens hilfreich sein kann.

Neben der Normalisierungsintervention und der Vermittlung von Strategien kommt insbesondere der Konfrontation mit dem Thema „Mythen in der Trauer" eine besondere Bedeutung zu. Folgende Mythen tauchen immer wieder auf:

Trauer nimmt bei allen in gleicher Weise ab Der Verlauf der Trauer ist genauso individuell wie jeder einzelne Mensch. Es geht darum, seine Form der Trauer zu finden. Manchmal ist es so, dass sich Trauer auf einem hohen Belastungslevel hält und dann plötzlich absinkt. Andererseits zeigen sich auch Verlaufsformen, bei denen Trauer recht rasch abnimmt, um sich dann auf einem Restniveau zu halten. In wieder anderen Fällen geht die Trauer mal rauf, mal runter und beschreibt einen wellenförmigen Verlauf.

Man muss sich die Person aus dem Kopf schlagen Das sind oft die klugen Sprüche, die sich Betroffene im Trennungserleben anhören müssen. Wie das genau gehen soll, kann bis heute vermutlich niemand beschreiben. Was beim Betroffenen jedoch übrig bleibt, ist das Gefühl, etwas falsch zu machen.

Mangelnde Trauer beweist mangelnde Liebe Dies ist oft ein Szenario, das sich beim Leichenschmaus nach Beerdigungen einstellt. Da gibt es eine Gruppe, die sitzt schwermütig trauernd, den Tränen nahe beisammen und leidet, und dann gibt es eine zweite Gruppe, die erzählt sich vielleicht Anekdoten aus dem Leben des Verstorbenen und scherzt und lacht. Interessant sind hierbei zunächst die Blicke, die die erste Gruppe der zweiten zuwirft; dann sind Formulierungen zu hören wie: „Haben die denn den Opa gar nicht geliebt?" Und schon wird klar, was der zweiten Gruppe unterstellt wird, nämlich mangelnde Liebe. Dass vielleicht gerade durch das Erzählen humorvoller Anekdoten der Verstorbene gewürdigt wird, bleibt außen vor.

Nach Jahren noch zu weinen, bedeutet mangelnde Verarbeitung Das selbst nach langer Zeit beim Denken an geliebte verstorbene Personen noch ein Gefühl der Rührung auftaucht, das sich durchaus in Form von Tränen zeigen kann, ist ein ganz normaler emphatischer Vorgang, der eher für emotionale Tiefe spricht als für eine mangelnde Verarbeitung.

Kontakt mit den Toten zu haben, ist verrückt Gerade in den ersten Tagen nach dem Ableben einer geliebten Person beschreiben Betroffene häufig Phänomene, die sich mit den meisten Weltbildern nur schwer erklären lassen. So hören sie Stimmen, sehen Verstorbene oder kommunizieren mit ihnen. Ganz gleich, ob man die Phänomene der Metaphysik zuschreibt oder ob sich der Patient das alles nur einbildet: Wenn es ihm hilft, mit dem Trauererleben besser umgehen, besser Abschied nehmen zu können oder noch Wichtiges zu kommunizieren, dann ist es nicht verrückt, sondern hilfreich und damit gut.

Trauer ist nach 1 Jahr vorbei Das Trauerjahr hat zwar eine spezifische Funktion, es ermöglicht den Hinterbliebenen die einzelnen Jahrestage und Feste ohne den Verstorbenen zu durchleben und damit neu zu integrieren, doch kann es nie darum gehen, dass der Trauernde solch einer Regel gerecht werden muss. Vielmehr gilt es auch hier, den eigenen Rhythmus zu finden; manche müssen diesen Prozess 2- oder 3-mal durchlaufen, andere haben bereits nach 3 Monaten das Trauererleben integriert. In jedem Fall vermieden werden sollte, aus dem Trauerjahr eine Erwartungshaltung abzuleiten, der die trauernde Person entsprechen muss. Dazu gehören ebenfalls Trauermerkmale wie schwarze Trauerkleidung. Diese diente ursprünglich dazu, trauernde Menschen in der dörflichen Gemeinschaft als schutzwürdig zu qualifizieren. Auch hier wird leider allzu oft eine Erwartungshaltung auf die trauernde Person projiziert.

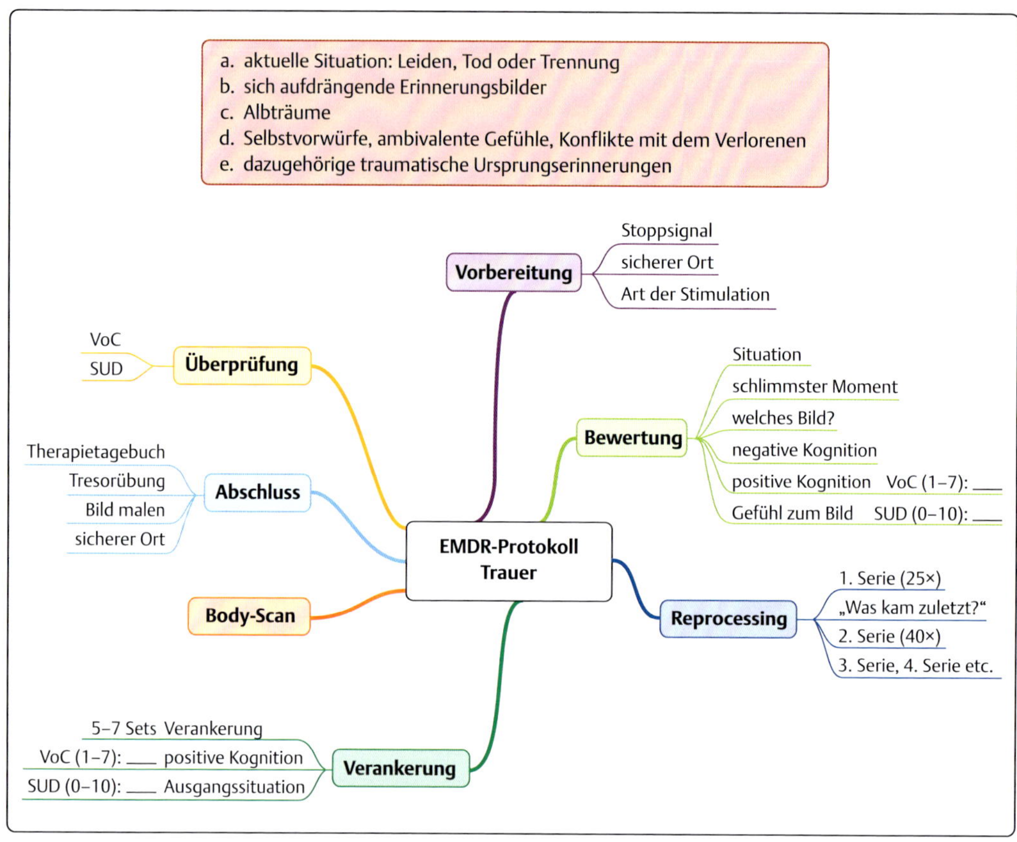

Abb. 9.10 EMDR-Protokoll – Trauer.

Es gibt eine richtige Form der Trauer Trauer sollte immer der betreffenden Person und dem Kulturkreis entsprechen, dem sie angehört. So empfinden die meisten Deutschen das Wehklagen von Klageweibern eher als hysterisch, Deutsche hingegen werden von südlicheren Kulturen als „eiskalt" im Trauererleben empfunden. Es kann immer nur die individuelle, für den Patienten passende Form von Trauer geben. Wenn Menschen sich genötigt sehen, ein Trauererleben zu praktizieren, was nicht das ihre ist, ist die Folge nicht selten eine reaktive Depression, bei der es dann gezwungenermaßen zu Auseinandersetzung mit der eigenen subjektiven Form der Trauer kommt.

Bei der Arbeit mit dem Trauerprotokoll (**Abb. 9.10**) können mit dem Patienten je nach Bedarf folgende Aspekte des Trauererlebens durchgearbeitet werden:

Zunächst geht es um die **aktuelle Situation** durch Leiden, Tod oder Trennung wie Einsamkeit, Schmerz, Orientierungslosigkeit, Hilflosigkeit, Hoffnungslosigkeit.

Wenn vorhanden, arbeiten wir **sich aufdrängende Erinnerungsbilder** durch. Gerade in der Behandlung von Suizidhinterbliebenen spielt dieser Aspekt eine wesentliche Rolle.

Fallgeschichte

Sich aufdrängende Erinnerungsbilder

Eine meiner Patientinnen hörte einen Schuss und fand ihren Vater in einem Zimmer, in dem er gerade durch einen Kopfschuss Suizid begangen hatte. Das geschah, als sie 21 Jahre alt war. In Therapie begab sie sich mit 38 Jahren, nachdem sie 17 Jahre lang von diesen Bildern verfolgt worden war.

Ein anderer Patient sah mit 16 Jahren seinen Bruder vom Hochhaus springen, und dieses Bild verfolgte ihn 10 Jahre lang.

Eine weitere Patientin verlor ihren Mann, als er vom Tsunami verschluckt wurde. Dieses Bild begleitete sie seitdem jeden Abend beim Einschlafen und jeden Morgen beim Aufwachen.

Insofern ist es enorm wichtig, diesen Bildern die Kraft zu nehmen, sie zu distanzieren und sie immer mehr verblassen zu lassen.

Manche Hinterbliebene leiden enorm unter **Albträumen**. Auch diese können zum Gegenstand des Arbeitens mit EMDR gemacht werden. An welcher Stelle der Patient in den Albtraum einsteigt, bleibt ihm überlassen. In der Regel bieten sich der Beginn, der schlimmste Moment oder die Schlusssequenz des Albtraumes an.

Besonders Selbstvorwürfe, ambivalente Gefühle sowie Konflikte mit dem Verlorenen sollten im nächsten Schritt bearbeitet werden. Manchmal ist es so, dass, wenn Menschen aus unserem Leben gehen, Dinge ungeklärt und unausgesprochen bleiben. Gerade unser Verständnis von Pietät gegenüber Verstorbenen verbietet es oftmals, Konflikte mit dieser Person zu thematisieren. Gerade hier liegt ein immenses Heilungspotenzial, das im therapeutischen Setting aktiviert werden kann.

Fallgeschichte

Suizid des Vaters

So sah sich die 21-jährige Frau, deren Vater sich erschossen hatte, genötigt, den elterlichen Betrieb fortzuführen, um ihren Bruder und sich zu ernähren. Sie hatte ursprünglich vollkommen andere Berufs- und Lebenspläne und fühlte sich durch den Tod des Vaters in diese Rolle gezwängt. Zudem empfand sie die Art des Suizids als unglaubliche Aggression.

In der Therapie war es ihr möglich, sich mit diesen Themen auseinanderzusetzen und sie zu bearbeiten. Interessanterweise verkaufte sie nach der Therapie das elterliche Unternehmen und machte beruflich das, was sie schon immer hatte machen wollen.

Zugehörige traumatische Ursprungserinnerungen können auch vorhanden sein. Manchmal kommt es vor, das Menschen Personen verlieren und selbst nur um Haaresbreite überleben.

Fallgeschichte

Überlebende eines Tsunamis

So überlebte die Frau, die ihren Mann im Tsunami verloren hatte, selbst nur durch ein Wunder. Dass sie selbst dieser starken Todesbedrohung ausgesetzt war, hatte sie abgespalten.

Im Rahmen der Therapie konnte dieses eigene Trauma aufgearbeitet werden.

9.11 Suchtprotokoll

Es existiert in der Arbeit mit EMDR ein Protokoll für substanzgebundene Süchte, bei dem sich jeder Therapeut die Frage stellen muss, ob seine Kompetenz in Bezug auf eine Suchttherapie sowie die Rahmenbedingungen einer Einmannpraxis dafür ausreichen, verantwortungsvoll mit der Indikation „substanzgebundene Sucht" zu arbeiten. Gerade hierfür gibt es spezielle Therapieinstitutionen und Suchtkliniken, die über eine hohe Kompetenz, jahrelange Erfahrung sowie die nötigen Rahmenbedingungen verfügen. Im Regelfall verweise ich Patienten an ebendiese Kliniken. Insofern eignet sich der Einsatz dieses Protokolls in der therapeutischen Praxis eher zur Behandlung „kleinerer" stoffgebundener Süchte wie Essen, Tabak, Koffein o. Ä.; drastische Formen wie die Alkohol- oder die Drogensucht gehören in die Hände ausgebildeter Suchttherapeuten.

Auch wenn dieses Protokoll in erster Linie für substanzgebundene Süchte entwickelt wurde und bei diesen wirkt, bietet sich die Schlussfolgerung an, dass es auch – vielleicht sogar noch besser – bei nicht substanzgebundenen Süchten wie Glückspiel-, Arbeits-, Sport-, Sex- oder Computersucht seine Wirkung entfaltet. Denn hier steht eher das imperative Verlangen im Vordergrund und nicht die physische Abhängigkeit und Aspekte der Dosiserhöhung und Toleranzsteigerung wie bei substanzgebundenen Süchten.

Im Rahmen der Suchtbehandlung beziehe ich in der Vorbereitung der eigentlichen EMDR-Arbeit 2 zusätzliche methodische Ansätze mit ein:

1. Neurologischen Ebenen nach Robert Dilts
Zunächst geht es darum, die größtmögliche Motivation und Kraft für den anstehenden Prozess zu generieren. Dazu bediene ich mich der neurologischen Ebenen nach Robert Dilts (**Abb. 9.11**; Dilts et al., 2015 [8]). Dabei handelt es sich um ein Wahrnehmungsmodell aus dem NLP, das für unterschiedliche Arbeitsweisen als Grundlage dienen kann. Dieses Modell orientiert sich daran, wie wir die Welt wahrnehmen. Es ist pyramidenförmig aufgebaut; jede der einzelnen Ebenen steht in Wechselwirkung mit den jeweils darunter- und darüberliegenden Ebenen.

Diese Arbeitsweise wird hier anhand des Themas „Rauchen" näher beleuchtet:

1. Die unterste Ebene ist die Ebene der **Rahmenbedingungen**. Hier stellt sich somit die Frage, wie der Patient seine Umgebung optimal gestalten kann, um rauchfrei zu bleiben. Auf dieser Ebene entsorgt der Patient sämtliche Rauchutensilien (Zigaretten, Aschenbecher u. Ä.) und sorgt für eine rauchfreie Umgebung.
2. Die 2. Ebene ist die Ebene der **Verhaltensweisen**. Hier geht es darum, einerseits das schädigende Verhalten – hier das Rauchen – einfach zu unterlassen und ggf. alternative

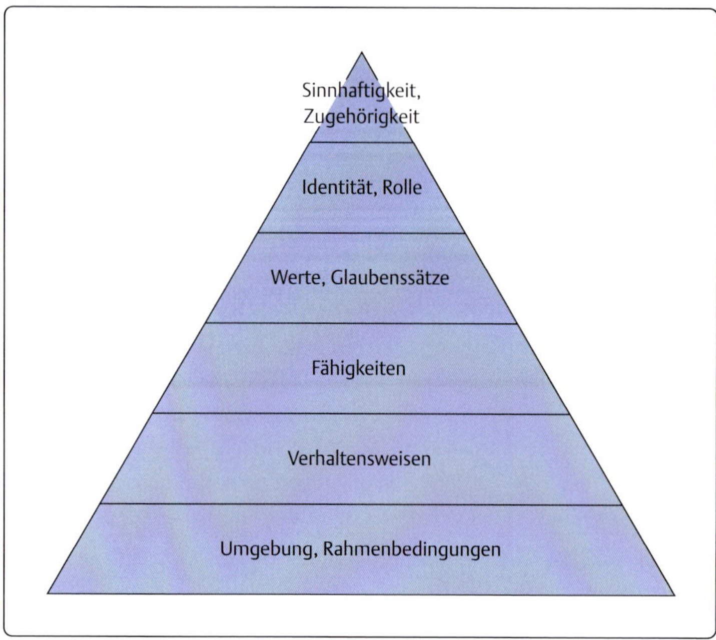

Abb. 9.11 Neurologische Ebenen nach Robert Dilts. Auf jeder dieser Ebenen gilt es, maximale Kraft und Motivation zu erarbeiten, um den Patienten bestmöglich zu stärken.

Verhaltensweisen aufzubauen (z. B. Kaugummi kauen), um den Prozess zu erleichtern.

3. Die 3. Ebene ist die Ebene der **Fähigkeiten**. Dort stellt sich die Frage, über welche Fähigkeiten der Patient verfügt oder welche er noch erwerben sollte, um sich vom Tabakkonsum zu lösen. Diese Fähigkeiten können Willensstärke, Organisationstalent oder auch fachliches Know-how hinsichtlich der schädlichen Wirkung von Tabak sein.
4. Die 4. Ebene beschreibt in erster Linie die **Werte des Patienten**. Welche Werte motivieren ihn, mit dem Rauchen aufzuhören? Solche Werte können Gesundheit, Attraktivität oder auch die Vorbildfunktion den eigenen Kinder gegenüber sein.
5. Die 5. Ebene ist geprägt von dem eigenen **Rollenverständnis** und somit von der **Identität** des Patienten. Ist er Raucher oder Nichtraucher? Verträgt sich die Raucherrolle mit anderen Identitäten, z. B. der eigenen Elternrolle? Welche Rolle ist hier stärker, und für welche will sich der Patient langfristig entscheiden?
6. Die oberste Ebene ist die der **Spiritualität**. Wie verträgt sich das Rauchen und somit das Tapezieren der klaren und reinen Lungenbläschen mit Teer sowie das Vollpumpen des Körpers mit dem Nervengift Nikotin mit dem spirituellen Selbstverständnis eines Menschen? Wenn ein gläubiger Mensch der Annahme ist, seinen Körper von Gott oder einer anderen höheren Instanz für das Leben auf dieser Erde als Geschenk erhalten zu haben, wie verträgt es sich dann damit, so mit diesem größten Geschenk umzugehen?

Im Durcharbeiten dieser Ebenen wird einerseits deutlich, auf welche Kraftquellen der Patient zugreifen kann, andererseits zeigen sich aber auch mögliche „Baustellen“, die vor der Protokollarbeit bearbeitet werden sollten.

2. Spezifische Konditionierungen Ein weiteres methodische Instrument, das dem Suchtprotokoll vorgeschaltet ist, ist die Arbeit mit spezifischen Konditionierungen (**Abb. 9.12**). Da die Patienten

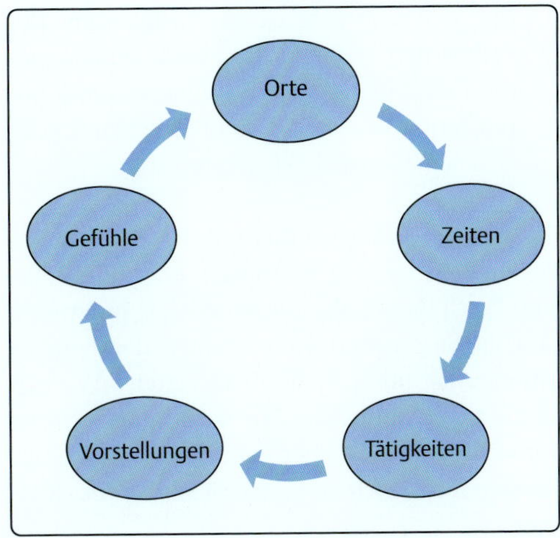

Abb. 9.12 Entkonditionierung als Vorbereitung. Sie erleichtert den Einstieg in die Protokollarbeit und bewirkt schon erste Erfolge.

in der Regel ohnehin mehrere Wochen Wartezeit bis zum Therapietermin haben, bietet es sich an, diese Zeit mit einem Entkonditionierungsprozess zu verknüpfen.

Lassen Sie uns das anhand des Beispiels „Essen“ näher betrachten:

1. In der 1. Woche bekommen Patienten die Aufgabe, nur an einem einzigen **Ort** zu essen, nämlich dem Ort, der auch für das Essen vorgesehen ist (Küchentisch, Esszimmer o. Ä.). Sie haben keine Einschränkung in Bezug auf die Menge, dürfen aber nur ganz konsequent an diesem Ort Nahrung zu sich nehmen. Personen, die tagsüber außer Haus berufstätig sind, suchen sich auch an ihrem Arbeitsplatz einen Ort, an dem sie essen können, der jedoch nicht mit Arbeit verknüpft sein darf.
2. In der 2. Woche wird neben dem Ort die **Zeit** (hier die Essenszeiten) vorgegeben. Patienten essen weiterhin an dem einen gewählten Ort, aber ausschließlich in von ihnen zuvor ausgewählten Zeitfenstern. Hier bieten sich 3–5 Zeitfenster an, die der Patient für seine Mahlzeiten konsequent berücksichtigt. Nahrung darf nur in diesen Zeitfenstern aufgenommen werden.

3. Die 3. Woche geht es um **Tätigkeiten**. Der Patient darf während des Essens keine anderen Tätigkeiten ausüben, also nicht Musik hören, fernsehen, lesen, sich unterhalten o. Ä. Es geht somit ausschließlich ums Essen.

Diese ersten 3 Wochen meistern Patienten in der Regel ohne weitere Störungen oder Rückfälle, sind durch ihre Erfolge hoch motiviert und treten nun in die schwierigeren Wochen der Entkonditionierung ein. So kraftvoll die ersten 3 Wochen sind, mit zunehmender Zeit wird dieser Prozess vom Patienten als immer herausfordernder empfunden, sodass sich die ersten Gefahren einschleichen.

1. Daher geht es in der 4. Woche um den Umgang mit **Vorstellungen**. Wir leben heutzutage in einer Gesellschaft, in der wir nahezu alles, was wir uns vorstellen, direkt verfügbar haben. Gehe ich durch die Stadt und rieche einen Döner Kebab, so kann ich davon ausgehen, dass ich innerhalb weniger Minuten hineinbeißen kann. Diese Verknüpfung von Vorstellung und direkter Umsetzung gilt es zu durchbrechen. Dafür bieten sich folgende Strategien an:
   - Zunächst geht es darum, eine Vorstellung zu generieren, die stärker ist als ein Döner. Das kann eine Vorstellung aus der Natur sein, eine Aktivität mit Freunden, das Ausüben eines Hobbys, also irgendetwas, das den Patienten in eine andere **positive Gedankenwelt** führt.
   - Manchmal reicht dies jedoch nicht aus. Hier bietet sich eine **aversive Technik** an. Der Patient wird angehalten, sich den Döner zwar vorzustellen, jedoch mit einem graugrünen pelzigen Belag überzogen, einer schmierigen Konsistenz und einem ekelhaften Geruch. Vielen vergeht dabei der Appetit auf den Döner.
   - Sollte das auch nicht wirken, soll sich der Patient durch das unmittelbare Ausführen einer **alternativen Handlung** selbst durch diese Handlung in eine andere Vorstellungswelt befördern. Das kann eine sportliche Aktivität sein, die Kontaktaufnahme zu andere Menschen, das Aufsuchen eines Geschäfts (Buchhandlung, Musikgeschäft o. Ä.), jedoch ohne etwas zu kaufen. Das wäre Kompensation.
2. In der letzten Woche geht es um **Gefühle**. Zumeist ist süchtiges Verhalten eng an eine spezifische Gefühlslage geknüpft, z. B. Essen bei Frust, Stress oder Ärger. Diesen Kreislauf gilt es dadurch zu durchbrechen, dass der Patient unmittelbar eine Tätigkeit ausübt, die ihn in eine andere Gefühlslage führt. Diese Tätigkeiten müssen mit dem Patienten sorgfältig erarbeitet werden. Entscheidend ist dabei, was für ihn kraftvoll ist. Solche Tätigkeiten können sein: Musik hören, tanzen, Sport treiben, Freunde anrufen, Hobbys nachgehen etc.

Viele Menschen sind genau in den vorgenannten Bereichen konditioniert, und das ist u. a. auch der Grund, aus dem Werbezeit im Fernsehen abends so teuer ist. Denn dort fallen alle 5 Konditionierungen in einem Punkt zusammen: Die Menschen sitzen in ihrem Lieblingssessel, zu einer bestimmten Zeit, sehen fern, und im Fernseher wird ein Vorstellungsbild generiert, das dem Konsumenten ein angenehmes Gefühl vermitteln soll. Mir ist bis heute nicht klar, was Bier mit einem grünen Segelschiff oder wunderschönen Naturlandschaften zu tun haben soll. Aber dem Zuschauer wird vermittelt: „Trink Bier und du entspannst."

Weiterhin führt die intensive Beschäftigung mit den Konditionierungen und damit mit den Auslösern des süchtigen Verhaltens direkt in den ersten Schritt des EMDR-Protokolls (**Abb. 9.13**). Denn am Anfang der Protokollarbeit steht das Durcharbeiten der bekannten Auslöser für das Suchtverhalten. Dies können Orte, Personen, Zeiten, Sinneswahrnehmungen, Ereignisse, Handlungen oder Objekte sein. Wir beginnen jeweils immer mit dem stärksten Auslöser. Beim Durcharbeiten dieser Auslöser findet sich im Bewertungsblock eine Änderung, und zwar fragen wir nicht den SUD-Wert (Belastungswert) ab, sondern wir fragen nach dem **Grad des Verlangens** (Level of

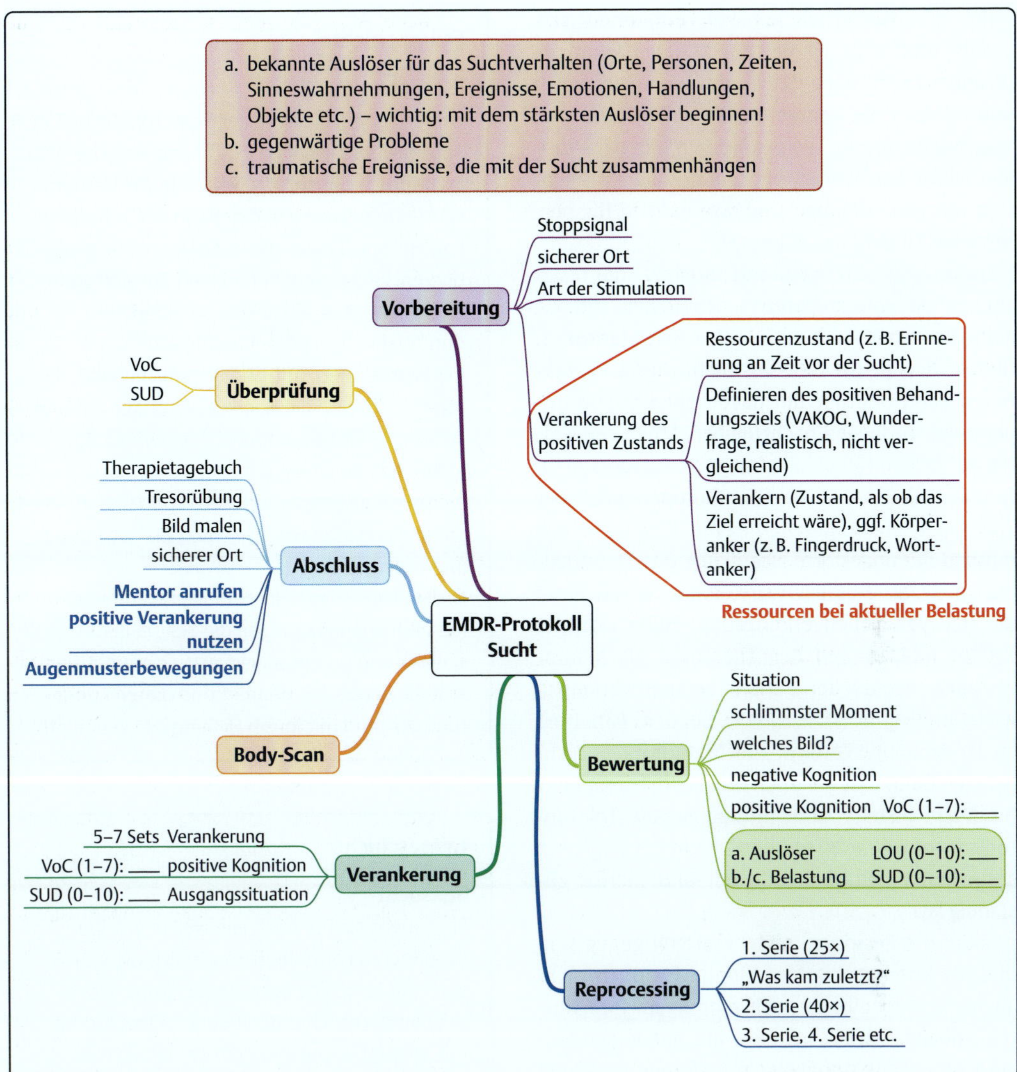

Abb. 9.13 EMDR-Protokoll – Sucht.

Urge), d. h. dem LOU-Wert, wenn sich der Patient dem Auslöser gegenübersieht. Dann werden gegenwärtige Probleme zum Gegenstand der Protokollarbeit gemacht und anschließend die traumatischen Ereignisse, die mit der Sucht zusammenhängen, bearbeitet.

Das Suchtprotokoll weist im Vorbereitungsblock und im Rahmen der Abschlusstechniken noch einige Besonderheiten auf. In der Vorbereitung wird zusätzlich ein positiver Zustand des Patienten verankert, um ihm so eine Ressource bei einer akuten Belastung an die Hand zu geben. Dieser Zustand kann während der Prozessarbeit, insbesondere aber auch zwischen den Sitzungen, wichtig sein, um abstinent zu bleiben. Bei diesem Ressourcenzustand kann es einerseits um die Erinnerungen an die Zeit vor die Sucht gehen, es lässt sich aber auch ein Zielzustand aus der Zukunft verankern. Dabei ist das **Definieren des positiven Behandlungsziels** besonders wichtig. Es sollte sinnesspezifisch konkret sein, realistisch, positiv und nicht vergleichend. Dabei kann die „Wunderfrage“ nach Steve de Shazer hilfreich sein: „Wenn Sie morgen früh aufwachen, und über Nacht ist eine Fee gekommen, die das Problem gelöst hat, woran werden Sie das am nächsten Morgen erkennen und woran wird Ihr persönliches Umfeld das erkennen“?

Dieser Ressourcenzustand ergänzt die klassischen Abschlusstechniken. Zusätzlich gilt es, gemeinsam mit dem Patienten einen **Mentor** zu finden, den er im Fall des Suchtdrucks kontaktieren kann und der ihn davon abhält, dem imperativen Verlangen nachzugeben. Mentoren sollten auf keinen Fall co-abhängige Bezugspersonen/ Familienmitglieder, der Suchtkumpan oder der Therapeut sein. Abgesehen davon, dass dann vermutlich die ungestörte Nachtruhe des Therapeuten mehr als fraglich wäre, käme es zu einer destruktiven Rollenverknüpfung. Sollte sich der Patient melden und der Therapeut als Mentor versagen, sodass der Patient seinem Verlangen nachgibt, liegt es nahe, dass es bei dem Patienten zu der Annahme kommt: „Als Mentor hat er nicht getaugt, dann taugt er auch nichts als Therapeut.“ Als letzte Instanz kann immer auf die **Telefonseelsorge** verwiesen werden, die in der Regel gut ausgebildete Mitarbeitende hat und hierfür zuständig ist.

Sollte die Ressource nicht kraftvoll genug sein und der Kontakt mit dem Mentor ebenfalls nicht ausreichen, so gibt es noch eine letzte Interventionsmöglichkeit: Der Patient übt mit seinen Fingern ca. 20–30 Winkbewegungen aus und folgt diesen mit seinen Augen. Dies kann zu einer direkten Impulsunterbrechung führen. Impulsunterbrechungen sind Musterunterbrechungen und führen oftmals direkt zu einer neuronalen Reorganisation. Ein Kollege von mir hat auf diese Weise innerhalb von 3 Monaten 10 kg abgenommen. Jedes Mal, wenn er das Verlangen nach Süßigkeiten oder herzhaften Leckereien verspürte, übte er die Winkbewegung aus, ohne gezielt einem Ernährungsplan oder Diäten zu folgen.

Fallgeschichte

Esssucht

Eine Patientin, die bei einer Körpergröße 1,85 m 165 kg wog, entschied sich, therapeutische Hilfe in Anspruch zu nehmen. Sie war früher Leistungssportlerin gewesen und hatte in der 1. Bundesliga Volleyball gespielt. Als Ressourcenorganisation entschied sie sich für einen Zustand vor ihrer Adipositas, als sie über einen extrem durchtrainierten Körper verfügte.

In einem längerfristig angelegten Therapieprozess löste sie die Konditionierungen auf und reduzierte ihr Gewicht bereits innerhalb des ersten halben Jahres um über 50 kg. Danach erfolgte eine langsamere Reduktion und es stand das Halten des erreichten Zielgewichts im Vordergrund.

Diese Klientin hatte eine unglaublich starke Ressourcenanbindung an die Zeit, in der sie fit, schlank und durchtrainiert war. Daran hat sie sich die ganze Zeit erinnert und diesen Erinnerungszustand mit ihrem Heilungsziel verknüpft.

Fallgeschichte

Sexsucht

Ein Patient suchte mich auf, weil er an einer besonderen Form der Sexsucht litt, die sich auch auf seine Ehe auswirkte. Er litt an exzessiver autoerotischer Betätigung in Verbindung mit Selbststrangulation, um das Orgasmuserleben zu erhöhen. Als er davon erfuhr, dass der Schauspieler David Carradine auf diese Weise in einem Schrank eines Hotelzimmers ums Leben gekommen und in diesem Zustand aufgefunden worden war, entschied sich der Patient, therapeutische Hilfe in Anspruch zu nehmen. So ein Ableben vertrug sich absolut nicht mit seinem Selbstbild. Ein Jahr später bekam ich in einem Brief die Rückmeldung der Ehefrau. Sie bedankte sich und informierte mich – auch im Auftrag ihres Mannes – darüber, dass sich das Therapieziel über das Jahr hinweg stabil gehalten habe. Hier wirkte als besondere Ressource das Selbstbild des Patienten – so wie David Carradine wollte er auf keinen Fall enden.

Fallgeschichte

Spielsucht

Eine Patientin bearbeitete ihre Spielsucht in der Therapie. Dadurch war es für sie möglich, den Suchtdruck zu steuern und zu kontrollieren, um dann im weiteren Verlauf wahrzunehmen, wie dieser Druck immer mehr abnahm, sodass sie heute ein freies Leben führen kann, in dem die Spielsucht keine Macht mehr über sie hat. Das heilende Moment war bei ihr das vermehrte Wahrnehmen der Selbstkontrolle, das sich immer mehr ausbreitete.

Neben dem reinen Suchtprotokoll setze ich sehr häufig das Traumaprotokoll (Kap. 9.4) ein, da sehr oft eine Verbindung von Traumatisierung und Sucht besteht. Das können traumatische Einzelerlebnisse sein, häufig aber auch Bindungsstörungen der frühesten Kindheit.

9.12 Allergieprotokoll

Das Allergieprotokoll basiert auf einem Allergieformat aus dem NLP von Robert Dilts. Ich habe vor meiner Zeit mit EMDR viele Jahre mit gutem Erfolg mit diesem NLP-Format gearbeitet, daher lag es nahe, die bilaterale Stimulation aus dem EMDR mit dieser Technik zu verknüpfen. Im EMDR gibt es einige ähnliche Ansätze, insofern existiert kein einheitliches Allergieprotokoll.

Dieses Protokoll ist in erster Linie für die Behandlung **psychogener Allergien** gedacht. In der heutigen Zeit sind die Menschen sehr vielen Schadstoffen ausgesetzt, z. B. Kleber in Teppichböden oder in Pressspan von Billigmöbeln, Pestiziden und Schadstoffen in Nahrungsmitteln oder den Auswirkungen von Amalgam. Dementsprechend ist die Kooperation mit einem Arzt oder Heilpraktiker im Bereich der Allergieerkrankungen sinnvoll, damit im Vorfeld die nicht psychogenen Belastungsfaktoren ausgeschlossen oder gezielt Schadstoffe ausgeleitet werden können.

Fallgeschichte

Amalgam

Ein Patient hatte sich mit 28 Jahren einer Amalgamsanierung unterzogen. Die Plomben wurden mit einem herkömmlichen Bohrer herausgebohrt, und er begab sich anschließend in die Behandlung einer Heilpraktikerin, die damals über eines der ersten Bioresonanzgeräte verfügte; zusätzlich nahm er über einige Wochen hinweg ein Algenpräparat zur Ausleitung. Circa 3 Monate nach der Zahnsanierung stellten sich allergische Rötungen im Wangenbereich ein.
Es folgte eine Odyssee von Arzt- und Heilpraktikerbesuchen bis hin zur Konsultation von Psychotherapeuten – ohne Erfolg. Er litt nahezu 20 Jahre an dieser Allergie.
Als er mich kontaktierte, empfahl ich ihm eine neuerliche Austestung bei einem Naturheilarzt und TCM-Mediziner. Dieser stellte eine hohe Amalgambelastung fest, bedingt durch die unsachgemäße Entfernung der Plomben, denn heutzutage wird Amalgam mit einem speziellen Kaltbohrer entfernt, wobei der Mundraum ausgekoffert wird. Der Arzt stellte fest, dass das Amalgam nicht ausgeleitet war; vielmehr wurde es im Körper in Darm und Gehirn verschoben.
Es folgte eine Ausleitung bei dem konsultierten Arzt mit anschließender EMDR-Behandlung. Die allergische Hautrötung ist nie wiederaufgetaucht. Dieser Fall dokumentiert, wie wichtig eine interdisziplinäre Zusammenarbeit mit anderen Kollegen – hier dem Arzt – sein kann.

> **Fallgeschichte**
>
> **Wohnungsausdünstung**
>
> Eine junge Frau begann ihr Studium in Passau und bezog dort eine kleine Altbauwohnung. Von Anfang an klagte sie über allergische Reaktionen, die mit der Zeit immer stärker wurden. Die Austestung bei einem Arzt ergab eine akute Schadstoffbelastung durch Klebstoffsubstanzen und Chemikalien in der Wohnung. Nach direktem Auszug, anschließender Ausleitung und Allergiebehandlung mit EMDR verschwanden die Symptome und sind nie wieder aufgetaucht. Der Fall zeigt, dass sogar ein Umzug eine Therapie sein kann.

Ich bin immer wieder überrascht, wie schnell und nachhaltig die Arbeit mit dem Allergieprotokoll ist. Ein Erklärungsmodell der Allergie bezeichnet diese als „Phobie des Immunsystems“. Ähnlich wie bei der Phobie, bei der der Konflikt einer Situation oder einem Objekt aufgelagert wird, und durch Meiden der Situation und des Objekts auch der Konflikt gemieden wird, wird bei der Allergie das Konfliktthema der auslösenden Substanz zugeschrieben, und durch Meiden der Substanz sorgt der Patient für sich.

Grundsätzlich sollten beim Behandler profunde Kenntnisse über Allergien vorhanden sein, ggf. sollte eine Absprache mit einem Arzt oder eine Kooperation mit einem Heilpraktiker stattfinden. Grundsätzlich besteht auch in der imaginären Arbeit die Gefahr des **anaphylaktischen Schocks**. Hierbei handelt es sich um ein lebensbedrohliches Kreislaufversagen, das eine sofortige Notfallintervention bedingt. Eine Anaphylaxie ist die am stärksten ausgeprägte Form einer allergischen Reaktion, wobei der gesamte Organismus betroffen sein kann. Sie äußert sich z. B. in Luftnot durch Schwellung im Hals, Juckreiz und Rötung auf der Haut, Erbrechen und Krämpfe im Magen-Darm-Trakt sowie Herz-Kreislauf-Symptomen wie Blutdruckabfall bis hin zum Herzstillstand. Beim anaphylaktischen Schock ist in der Regel der Einsatz eines spezifischen Notfallsets notwendig. Dieses besteht zumeist aus 3 Bestandteilen: einem Kortisonpräparat, einem Antihistaminikum sowie einem Autoinjektor. Die häufigsten Auslöser des anaphylaktischen Schocks sind Insektengifte (Wespe, Biene, Hornisse), Medikamente (Antibiotika, Schmerz- und Narkosemittel) sowie einige Nahrungsmittel (Fisch, Schalentiere und Nüsse).

Ich arbeite aus diesem Grund nur mit Allergien, wenn ich weiß, dass mein örtlicher Arzt, dessen Praxis nur 1200 m entfernt ist, Dienst hat oder ich ihn über das Telefon erreichen kann. Auch wenn in all den Jahren keiner meiner Patienten einen anaphylaktischen Schock hatte und ich keinen Kollegen kenne, der das in seiner Praxis erlebt hätte, besteht das latente Risiko dieser Notfallsituation. Und der Therapeut ist für die Sicherheit seiner Patienten verantwortlich.

> **Fallgeschichte**
>
> **Anaphylaktischer Schock durch Imagination**
>
> Vor einiger Zeit schilderte eine Patientin meiner Frau, dass sie im Rahmen eines Selbsterfahrungsseminars gemeinsam mit 200 Personen an einer Fantasiereise teilgenommen hatte. Der Seminarleiter führte sie in dieser Fantasiereise auf den Meeresgrund. Die Patientin litt unter einer Meeresfrüchteallergie, und so geschah es, dass sie während der Fantasiereise einen anaphylaktischen Schock erlitt. Ein Arzt, der sich unter den Teilnehmern befand, hatte glücklicherweise seinen Notfallkoffer im Fahrzeug und konnte direkt Erste Hilfe leisten. Dies ist ein Beispiel dafür, dass selbst eine Imagination solch eine gravierende Notfallsituation auslösen kann.

Die Symptomatik von Allergien betrifft häufig die Haut und das Atmungsorgan. Beides sind Organe, die einerseits die Grenzen unseres Körpers darstellen, andererseits aber auch eine Verbindung zu anderen Menschen ermöglichen. Das legt nahe, dass es bei Betroffenen oftmals um den **Umgang mit Grenzen** geht. Insofern kommt bei der Arbeit mit Allergien dem Thema „sekundärer Störungsgewinn“ eine besondere Bedeutung zu (Kap. 7.1). Unter Umständen sollte der Konflikt, der hier im Hintergrund liegt, separat bearbeitet werden.

In jedem Fall bietet sich das vertiefte Eingehen auf den **sekundären Störungsgewinn** an. Hier setze ich gerne unterschiedliche Interventionsvarianten ein. Der einfachste Einstieg in dieses Thema ist die Frage nach der „positiven Absicht" der Allergie. Alternativ bietet sich auch die Frage an: „Wie wäre Ihr Leben ohne Allergie?" Gerne arbeite ich auch mit dem sog. „Öko-Check" aus dem NLP: „Nennen Sie mir 3 Nachteile für sich und 3 Nachteile für Ihr persönliches Umfeld, wenn die Allergie verschwunden ist."

Fallgeschichte

Sekundärer Störungsgewinn

Eine Patientin mit einer ausgeprägten Hundeallergie suchte mich auf. Bereits wenn ein Hund im Raum war, zeigte sie Symptome wie Hautrötung, tränende Augen und Atemschwierigkeiten. Die Berührung eines Hundes war ihr gar nicht möglich. Ich stellte ihr Fragen in Bezug auf einen sekundären Störungsgewinn, erhielt jedoch keine Antwort, die auf einen solchen schließen ließ. Wir arbeiteten sodann mit dem Allergieprotokoll, darauf folgte ein Future Pace (sie stellte sich den Kontakt mit „Leo", einem meiner Hunde, vor), der ohne Symptomatik verlief. Sie äußerte den Wunsch nach einer Realexposition, und so holte ich Leo in den Raum, und der Kontakt bis hin zum Streicheln und Abschlecken der Hände verlief komplett störungsfrei. Euphorisch verließ sie die Praxis und fuhr nach Hause.

Nach ca. 3 Monaten klingelte das Telefon bei mir, und diese Patientin beschrieb, dass die Allergie wieder zurückgekehrt sei. Ich fragte sie daraufhin, was in der Zwischenzeit geschehen sei, und sie erzählte mir folgende Geschichte: Nach unserer Sitzung sei sie in die Wohnung, die sie gemeinsam mit ihrem Verlobten bewohne, gefahren und habe ihre Schwiegereltern „in spe", die einen Pudel besaßen, eingeladen. Die zukünftigen Schwiegereltern seien Pensionäre und hätten sehr viel Zeit, insbesondere die Schwiegermutter. Und nun, da sie keine Allergie mehr davon abhalte, komme sie nahezu täglich mit ihrem Pudel vorbei und habe brillante Ideen, wie die zukünftige Frau ihres Sohnes die Wohnung sauberer halten, besser Ordnung schaffen und noch schmackhafter für ihren Sohn kochen könne.

Seltsamerweise stellte sich nach einiger Zeit wieder die Allergie ein. Somit handelte es sich vermutlich nicht um eine Hunde-, sondern eher um eine „Schwiegermutterallergie". Wir machten einen neuen Termin in meiner Praxis aus, bearbeiteten das Thema „Grenzen ziehen" und rundeten die Therapie mit einer weiteren Allergiesitzung ab.

Ein Jahr später fand die Hochzeit statt, allerdings mit einem anderen Mann. Mittlerweile hat die Patientin einen eigenen Hund. Hier zeigt sich die erfolgreiche Behandlung einer „Schwiegermutterallergie".

Für das Arbeiten mit dem Allergieprotokoll ist eine sog. **„Gegenbeispielressource"** notwendig, die dem Allergen so ähnlich wie möglich und dabei trotzdem noch positiv für den Patienten besetzt ist. Diese brauchen wir als Trägersubstanz, um die ursprünglich positive und verträgliche Information wieder an das Allergen zu koppeln. Der Gegenbeispielressource kommt eine elementare Bedeutung zu – ohne sie arbeite ich nicht. Daneben bietet sich auch eine Normalisierungsintervention an: Das Immunsystem hat zu irgendeinem Zeitpunkt etwas falsch gelernt (z. B. dass die Erdbeere ein Feind ist), und dieses Fehllernen kann im Jetzt wieder umgelernt werden.

In manchen Fällen ist das Finden dieser Ressource sehr einfach. So hatte ich Patienten mit Erdbeerallergien, hier wurden in der Regel Himbeeren oder auch das Fruchtfleisch von Feigen gewählt. Bei Apfelallergien waren es Birnen, bei Pferdeallergien dienten Hundehaare als Ressource und bei einer generalisierten Nussallergie waren es Pinienkerne. Schwieriger gestaltet sich das in der Regel bei Pollenallergien, da der eigentliche Allergieauslöser aufgrund seiner geringen Größe schlechter „greifbar" ist. Manchmal gestaltet sich die Suche nach der Gegenbeispielressource extrem schwer, und es gibt Indikationen, bei denen mir bis heute keine positive Trägersubstanz eingefallen ist, so z. B. bei Wespenstichallergien.

> **Fallgeschichte**
>
> **Birkenpollenallergie**
>
> So hatte ich vor einigen Jahren einen Patienten mit einer Birkenpollenallergie, bei dem es nahezu unmöglich war, eine Gegenbeispielressource zu finden. Irgendwann kam mir die Idee, im Internet unter Bildersuche den Begriff „Birkenpollen" einzugeben, und es tauchten unterschiedliche Fotos auf. Diese Fotos erinnerten meinen Patienten an Erdnussflips, die er ungemein gerne mochte. Ich war zwar etwas irritiert, folgte jedoch der Eingebung meines Patienten, zumal die Erdnussflips so positiv besetzt waren. Das Arbeiten war erfolgreich und er zeigte im weiteren Verlauf keine Symptomatik mehr.

In diesem Kontext setze ich auch sehr gerne gezielt Sprache ein. Viele Allergiker identifizieren sich mit ihrer Allergie („Ich bin Allergiker"). Insofern ist der Begriff „Allergie" natürlich im Selbstbild des Patienten verankert. Daher benutze ich gerne Synonyme wie „Stoff" oder „Substanz" oder benenne das Allergen bei seiner Bezeichnung, z. B. Erdbeere. Damit vermeide ich es, diesen Identifikationsprozess anzustoßen.

Um einerseits eine maximale Wirkung und anderseits einen größtmöglichen Schutz des Patienten zu bewirken, findet die Imagination des Gegenbeispielressource immer assoziiert statt und die Konfrontation mit dem Allergen immer dissoziiert. Dabei bietet sich die Metapher des Wissenschaftlers an, der sich wie in einem Labor hinter einer Glasscheibe selbst beobachtet. Ich lege großen Wert darauf, dass meine Patienten das auch sprachlich ausdrücken, indem sie über sich selbst hinter der Glasscheibe in der dritten Form sprechen. Gleiten sie zurück in „Ich-Aussagen", kann das ein Indiz dafür sein, dass sie wieder zurückgefallen sind in eine Assoziation. Bei Patienten mit einer sehr starken und schnell auftretenden Symptomatik oder bei Personen, die bereits einen anaphylaktischen Schock erlebt haben, setze ich eine zwei- oder dreifache Dissoziation ein:

- Bei der **zweifachen Dissoziation** befindet sich der Patient in seiner Vorstellung auf einem beliebigen Sitzplatz in einem Kino und betrachtet auf der Leinwand einen Film, in dem er sich als Wissenschaftler hinter einer Glasscheibe selbst beobachtet, wie er sich behutsam dem Allergen aussetzt.
- Bei der **dreifachen Dissoziation** schaut der Patient aus dem Filmvorführerhäuschen und sieht sich selbst im Kino sitzen, wie er auf der Leinwand einen Film betrachtet, in dem er als Wissenschaftler hinter einer Glasscheibe sich selbst beobachtet, wie er sich behutsam dem Allergen aussetzt.

Bei der Arbeit mit dem Allergieprotokoll (**Abb. 9.14**) biete ich meinen Patienten in der Regel die **bilaterale Stimulation** in Form des wechselseitigen Drückens eines parasympathischen Punktes in den Handinnenflächen an. Dieser Punkt wird nicht geklopft, sondern langsam und tief gedrückt, ähnlich dem „Milchtritt" bei Katzen. Das setzt natürlich die Erlaubnis des Patienten zur körperlichen Berührung voraus.

Im **Bewertungsblock** wird das Allergen so behutsam wie möglich eingeführt, und wir beginnen jeweils mit der geringsten Belastung.

> **Fallgeschichte**
>
> **Einstieg mit der geringsten Belastung**
>
> Eine Patientin mit generalisierten Nussallergie reagierte auf Paranüsse am stärksten, gefolgt von Walnüssen, Haselnüssen und Erdnüssen. Auf Mandeln (obwohl dies keine Nüsse sind) reagierte sie am geringsten. Folglich starteten wir mit den Mandeln und arbeiteten uns dann in der Intensität nach oben.
>
> Bei einem Patienten mit Pferdeallergie setzte die Symptomatik in der freien Natur bei ca. 30 m Entfernung ein. Erste Symptome wie Augen- und Atemwegsreizungen waren schon bei dieser Entfernung bemerkbar. Bei weiterer Annäherung kamen Hautrötungen dazu. Wir starteten in der Protokollarbeit bei einer Entfernung, bei der noch keine Symptomatik auftrat (50 m).

a. Normalisierungsintervention: Fehler des Immunsystems kann umgelernt werden.
b. sekundärer Gewinn: Wie würde das Leben ohne Allergie sein? Alternativen herausarbeiten, ggf. erst BiCo-Tools (Be One, First Step to Change)
c. Gegenbeispielressource finden, die dem Allergen so ähnlich wie möglich ist (ohne allergische Reaktion) und diese verankern. Anker während der gesamten Zeit halten! (Alternativ: Ressource aus der Zeit vor der Allergie finden lassen, Zeitleiste)
d. Während des Reprocessing: kognitives Einweben/hypnotische Sprachmuster: angemessene Funktion des Immunsystems

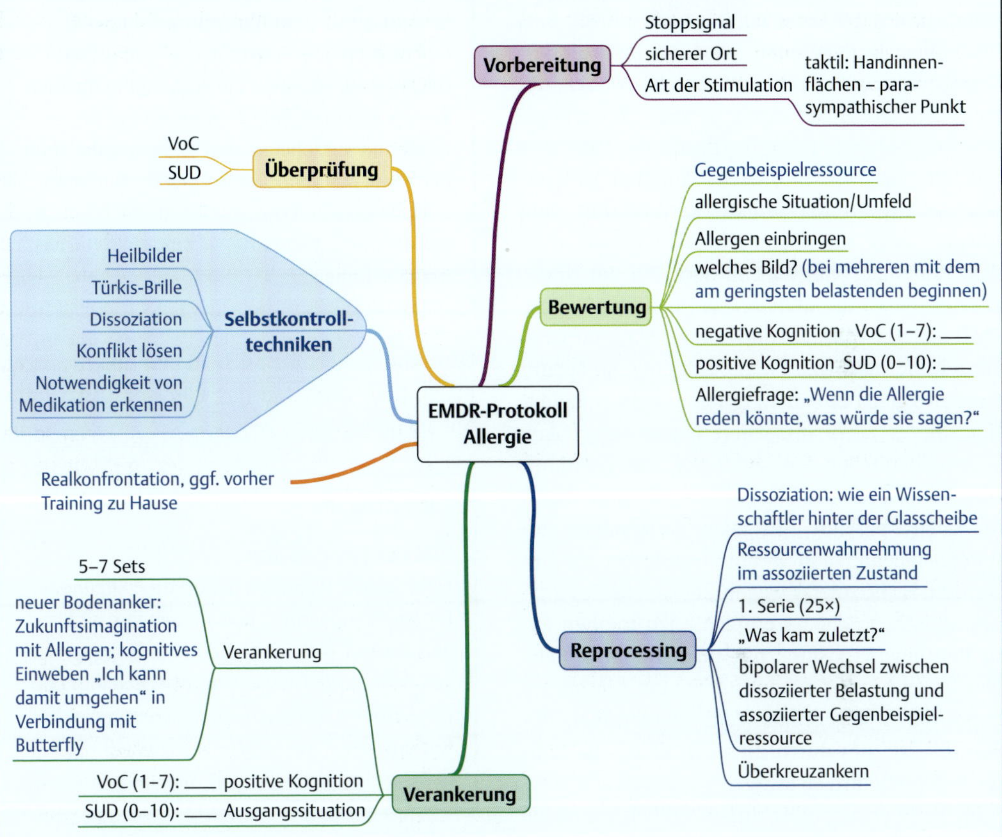

Abb. 9.14 EMDR-Protokoll – Allergie.

Vor dem Einstieg in die Reprocessing-Phase sollte auf jeden Fall die Gegenbeispielressource verankert werden. Ich nutze hierzu einen Körperanker, den ich durch leichtes Drücken mit meinem Fuß auf den Spann des Patienten aktiviere. Dabei muss beachtet werden, dass das **Verankern** selbst durchaus eine oder mehrere Sitzungen in Anspruch nehmen kann. Es sollte erst weitergearbeitet werden, wenn der Anker auch eine entsprechende Reaktion bewirkt.

Zwischen Bewertungsblock und Reprocessing kann dem Patienten die **„Allergiefrage“** gestellt werden: „Wenn die Allergie reden könnte, was würde sie Ihnen sagen?“ Meistens kommen an dieser Stelle keine nachhaltigen Antworten, ab und zu lautet die Antwort: „Ich schütze dich.“

Wenn Formulierungen dieser Art auftauchen, ist es sinnvoll, im Prozess zurückzugehen und den sekundären Störungsgewinn nochmals genauer zu betrachten. Es muss sichergestellt sein, dass sich der Patient in Zukunft auf andere Art und Weise, d. h. konstruktiver und bewusst, schützen kann.

Die **Reprocessing-Phase** startet mit der sanftesten Form der Belastung im dissoziierten Zustand (hinter der Glasscheibe); nach einigen Sets bilateraler Stimulationen wird zur assoziierten Gegenbeispielressource gewechselt, wobei der zuvor gesetzte Anker aktiviert wird. Dieser bipolare Wechsel verläuft im Rhythmus des Patienten und ist eher von intuitivem Arbeiten gekennzeichnet. Wenn der direkte Kontakt mit dem Allergen nahe ist, arbeite ich „über Kreuz", d. h., dass der Anker von nun an auch bei der dissoziierten Belastung aktiviert wird. Verläuft diese Prozessarbeit positiv und ohne Symptomatik, kann in der nächsten Therapiesitzung ein **Future Pace** erfolgen. Der Patient erlebt nun die Imagination, die er zuvor dissoziiert hinter einer Glasscheibe betrachtet hat, assoziiert und verknüpft dies mit der positiven Kognition „Ich kann damit umgehen". Verläuft auch diese Imagination zufriedenstellend, kann an eine Exposition gedacht werden. Nicht zuletzt wegen der Gefahr des anaphylaktischen Schocks empfehle ich meinen Patienten eine Exposition nur im sicheren Umfeld. Idealerweise verbringt der Patient die Zeit bis zur Exposition mit regelmäßigem Wiederholen des Future Pace, um durch dieses Training die Bahnungen im Gehirn zu festigen.

Im Rahmen der Abschlusstechniken empfehle ich meinen Patienten, weiterhin die mögliche **Notwendigkeit einer Medikation** zu erkennen. Hier zeigt sich oftmals das Kunststück, einerseits keine selbsterfüllende Prophezeiung zu setzen, andererseits aber auch die Wichtigkeit des Notfallmedikaments herauszustellen. Ich nutze dafür gerne eine Metapher. Dabei erzähle ich, dass ich in Städten wie Berlin oder Hamburg unterwegs bin und dort oft über kleine Brücken gehe, die über Kanäle und Wasserstraßen führen. An jeder dieser Brücken hängt ein Rettungsring, meistens mit sehr viel Patina. Dieser Ring ist vielleicht noch nie benutzt worden und er wird es vielleicht auch nie. Aber wenn ein Mensch ins Wasser fällt, kann dieser Ring Leben retten. Und unter diesem Aspekt lässt sich auch das Notfallmedikament betrachten.

Fallgeschichte

Umgang mit dem Notfallmedikament

So hatte ich eine Patientin, die nach erfolgreicher Realexposition ihr Notfallset in meinem Beisein in den Mülleimer warf. Ich bat sie, es wieder herauszuholen, und schilderte die oben genannte Metapher. So trug sie ihr Notfallset noch längere Zeit mit sich, bis sie nach Monaten die Gewissheit hatte, es tatsächlich nicht mehr zu brauchen.

Weiterhin gehört für mich zu den Abschlusstechniken, dem Patienten das **Bild der Dissoziation** mit auf dem Weg zu geben.

Fallgeschichte

Bild der Dissoziation

Einer meiner Patienten benötigte 3 Sitzungen für die Allergiearbeit, und ich gab ihm als Hausaufgabe mit, sich immer dann, wenn er an Katzen denkt, eine Glasscheibe zwischen ihm und der Katze vorzustellen, ebenso wenn er in der Realität eine Katze sieht. Die Dissoziation kann dabei helfen, die Belastung minimal zu halten.

Nach erfolgreicher Therapie beschließe ich die Arbeit gerne mit einer geführten **Heilimagination**, bei der sich der Patient entscheiden kann, ob wir mit Wasser oder Licht als heilendem Element arbeiten. In der darauffolgenden geführten Trance imaginiert der Patient, dass das von ihm gewählte heilende Element jegliche noch existierende Information in Bezug auf die Allergie aus dem Körper spült oder löst, sodass der Körper sich danach vollkommen frei und gereinigt anfühlt.

Fallgeschichte

Katzenallergie

Ein Kollege begab sich aufgrund einer Katzenallergie bei mir in die Behandlung. Nach erfolgreicher Prozessarbeit und gut verlaufendem Future Pace wollte er zwei Wochen später die Realexposition machen. Als er meine Praxis verließ, kam Nachbars Katze, strich ihm um die Beine und wich nicht mehr von seiner Seite. Spontan nutzte er die Gelegenheit, die Katze zu streicheln, und blieb symptomfrei. Drei Monate später erhielt ich von ihm eine E-Mail mit einem Foto von ihm und seiner sich an ihn kuschelnden Hauskatze. Das Bild war untertitelt: „Hilfe, ich werde zum Katzenfreund.“ Dies ist nun schon Jahre her, und der Kollege hat sich selbst in Allergietherapie weitergebildet und ist heute auf diesem Sektor sehr erfolgreich. Katzen sind manchmal weise Therapeuten.

Fallgeschichte

Apfelallergie

Ein Patient litt an einer Apfelallergie, wobei grüne Äpfel schlimmer waren als rote. Da der Future Pace positiv verlief, entschied er sich, frühestens in 3 Wochen Äpfel zu kosten – erst die roten, dann die grünen. Nach der Therapie führte ich ihn zur Verabschiedung in Richtung Haustür, und wir durchschritten den Aufenthaltsraum. Dort befand sich eine Schale mit roten und grünen Äpfeln, und er war versucht zuzugreifen. Ich erinnerte ihn an seine selbst gewählte Zeitvorgabe und bremste ihn an dieser Stelle, denn Vorsicht geht vor. Nach einigen Wochen kam die Rückmeldung, dass er sowohl rote wie auch grüne Äpfel gut vertragen hatte. Dies ist ein gutes Beispiel dafür, dass jeder Patient sein individuelles Tempo hat und dieses auch zu berücksichtigen ist (es sei denn, eine Katze ist in der Gegend).

9.13 Tinnitusprotokoll

Bei der Arbeit mit Tinnituspatienten erfolgt zunächst eine differenzialdiagnostische Abklärung, ob den Ohrgeräuschen eine medizinische Ursache zugrunde liegt, z. B. Zysten, Störungen im Bereich der Halswirbelsäule oder Nebenwirkungen von Medikamenten. Wie bei der Arbeit mit Schmerzstörungen sollten körperliche Ursachen eingangs ausgeschlossen werden.

In den letzten Jahren hat es einen deutlichen Anstieg bei den Tinnituserkrankungen gegeben. Das mag einerseits daran liegen, dass das „Alarmsystem Ohr“ besonders sensibel auf Stress reagiert, über den in den letzten Jahren immer mehr Betroffene klagen; andererseits hängt es vielleicht auch mit der permanenten Beschallung zusammen, der so viele Menschen in der modernen Welt ausgesetzt sind. Das Gehör hat gar keine Möglichkeit mehr, zur Ruhe zu kommen: Straßenlärm, Musik und Fernseher, Bauarbeiten, Hintergrundgeräusche etc. sorgen für eine Dauerbeschallung. Dabei ist das Ohr das einzige Organ, das keine Energie für seine Funktion benötigt – wir hören durch die Schallwellen, die wir aufnehmen. Das Ohr braucht jedoch Energie zur Regeneration und Erholung. Besonders interessant ist hier die Arbeit von Dr. Lutz Wilden, der diesen Prozess sehr deutlich in seinen Büchern darstellt (z. B. Wilden, 2006 [37]).

Patienten mit Tinnitus befinden sich in einem Teufelskreis: Sie erleben den Tinnitus und bewerten ihn negativ. Dies führt zu nervöser Unruhe, Konzentrationsmangel, Schlafstörungen bis hin zur depressiven Entwicklung. Das wiederum führt zu einer Verstärkung des Tinnitus, der Tinnitus wird als lauter wahrgenommen, was wiederum negativ bewertet wird.

In dem Wechselspiel zwischen Stressfaktoren und Ressourcen geht es daher vor allem darum, die mit dem Stress verbundenen Gefühle von Angst, Anspannung und Müdigkeit zu reduzieren und kraftvolle Gefühle wie Entspannung zu verstärken, um letztendlich zu einer Neubewertung und Regeneration zu finden.

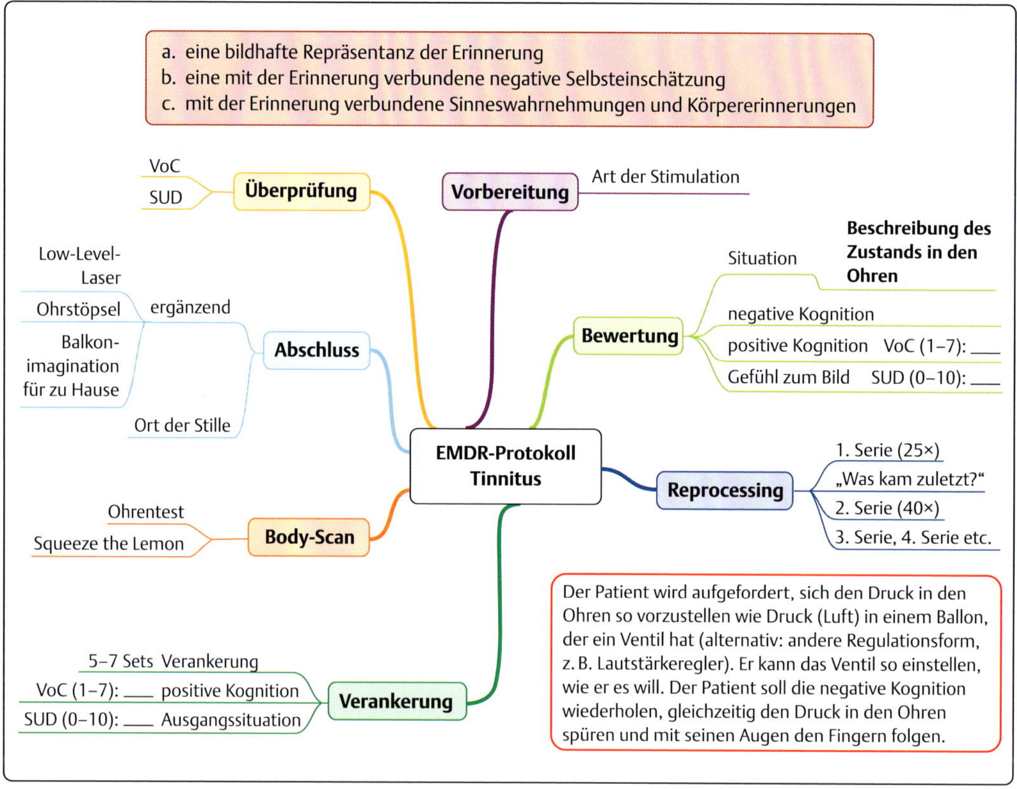

Abb. 9.15 EMDR-Protokoll – Tinnitus.

In der Protokollarbeit können wir mit 3 möglichen Aspekten in die Arbeit einsteigen (**Abb. 9.15**):

a) Der Patient wählt eine bildhafte Repräsentanz für den Tinnitus.
b) Er wählt eine mit dem Tinnitus verbundene negative Selbsteinschätzung.
c) Er beginnt mit einer Körpererinnerung oder mit einer mit dem Tinnitus verbundenen Sinneswahrnehmung.

Bei der Festlegung der **Art der Stimulation** in der Vorbereitungsphase sollte mit dem Patienten besprochen werden, ob eine auditive bilaterale Stimulation für ihn überhaupt infrage kommt, da sie das Gehör ggf. zusätzlich belasten kann. Eine Ausnahme hiervon bildet die Arbeit mit sog. „Naturschallwandlern“, die das Ortungssystem im Gehör durch absolut natürliche Klangwiedergabe regulieren (Kap. 19.3).

Im **Bewertungsblock** wird der Patient aufgefordert, den gegenwärtigen Zustand in den Ohren zu beschreiben. Häufig spüren Patienten Druck in den Ohren, Geräusche wie Brummen, Rauschen, Klingeln, Pfeifen, verbunden mit einer Hörminderung, innerer Unruhe und Konzentrationsschwäche. Manchmal beschreiben sie auch Druck im Kopf oder Spannung im Nackenbereich. Danach wird die negative Kognition abgefragt: „Wie können Sie Ihren Gedanken über sich selbst, darüber, dass Sie dieses Ohrgeräusch haben, beschreiben?“ Daraufhin wird die positive Kognition herausgearbeitet: Wie würde der Patient gerne über sich denken, wenn er das Ohrengeräusch wahrnimmt, und wie stimmig ist das Ganze auf einer Skala von 1 bis 7 (VoC-Wert)? Beim Festlegen des Belastungswertes wird der Patient gebeten, sich das Ohrgeräusch in Verbindung mit seiner negativen Kognition vorzustellen, um dann den SUD-Wert auf der Skala von 0 bis 10 festzulegen.

Mit der im Bewertungsblock herausgearbeiteten Repräsentanz wird mit der **Reprocessing-Phase** begonnen, wobei dem Patienten ein zusätzliches Hilfsmittel an die Hand gegeben wird. Er kann dabei eine beliebige Variante auswählen, die ihm hilft, das Druckgefühl in den Ohren zu regulieren. Das kann ein Ventil an einem Luftballon sein, mit dem der Druck in dem Ballon reguliert wird, oder ein Lautstärkeregler an einem Radio oder auch jede andere kreative Form, die es dem Patienten ermöglicht, den Regulationsmechanismus so zu steuern, wie er mag. Während der Reprocessing-Phase hat er permanenten Zugriff auf die Steuerung.

Beim **Body-Scan** wird der Patient aufgefordert mitzuteilen, ob er etwas in seinen Ohren spürt – und wenn ja, was. Angenehme Empfindungen können verstärkt und kurz bilateral stimuliert werden. Unangenehme Empfindungen können wiederum zum Gegenstand des Reprocessing gemacht werden, bis die maximale Reduktion stattgefunden hat. Bei optimalem Body-Scan, wenn also überhaupt keine unangenehmen Geräusche für den Patienten wahrnehmbar sind, setzte ich gerne die Technik „Squeeze the Lemon“ ein. Dabei wird der Patient angehalten, mit intensiver Anstrengung ein Ohrgeräusch zu produzieren: Je mehr er es versucht, desto weniger gelingt es. Das führt in der Regel zu einer positiven Bestärkung des Therapieerfolgs.

Im Kontext der Abschlusstechniken erarbeite ich gerne mit dem Patienten einen **inneren Ort der Stille**, den er in der Imagination regelmäßig aufsuchen kann. Ergänzend soll er sich den vor der Reprocessing-Phase gewählten Regulationsmechanismus bewusst machen und ihn bei Bedarf einsetzen.

Darüber hinaus empfehle ich den Einsatz von **Lichtstimulationen** über den Ohren, da Licht in den Mitochondrien fotosynthetische Heilungsprozesse auslösen kann und dies die Regenerationsmöglichkeit des Gehörs unterstützt. Hilfreich können dabei Low-Level-Laser oder EyEmotion-Glasses bzw. InEars (Kap. 19.1) sein. Generell empfehle ich auch ein spezifisches **Entspannungstraining** oder gezielte **Fotostimulationen** über die EyEmotion-Glasses. In Studien hat Professor Tönnies nachgewiesen, das gezielte Fotostimulation im Alpha-Bereich eine Reduktion des Tinnitus um ca. 25 % bewirken kann.

Von Tinnitus-Maskern rate ich in der Regel ab. Diese Geräte messen die Tinnitusfrequenz und überlagern sie, sodass der Tinnitus vermeintlich nicht mehr hörbar ist. Für das Gehör ist es jedoch eine akustische Belastung. Aus meiner Sicht ist dies nur dann sinnvoll, wenn der Tinnitus so quälend ist, dass mit dem Masker eine subjektiv wahrgenommene Ruhephase eingeleitet werden kann.

Gerade bei stress- oder traumainduziertem Tinnitus sollte ergänzend der Einsatz weiterer spezifischer Protokolle (Standard-, Trauma-, Verhaltensänderungs- oder Psychosomatikprotokoll) erfolgen.

9.14 Zwangsprotokoll

Zwangsstörung werden grundsätzlich unterteilt in Zwangsimpulse, Zwangshandlungen und Zwangsgedanken. Ein Zwangsimpuls kann z. B. darin bestehen, dass eine Mutter nach der Schwangerschaft den Impuls verspürt, das eigene Kind zu töten, wobei dieser Impuls in der Regel nicht in die Tat umgesetzt wird. Zwangshandlungen zeigen sich z. B. im Waschzwang, Ordnungszwang, Zählzwang u. Ä. Zwangsgedanken kennen all jene, die in den Urlaub fahren, nach einiger Zeit taucht die Frage auf: „Habe ich die Haustür abgeschlossen? Habe ich das Bügeleisen ausgeschaltet?“

Zwang hat in der Regel immer eine Funktion, die beispielsweise darin bestehen kann, sich von Schuld- oder Schamgefühlen reinzuwaschen (Waschzwang), oder darin, Situationen im Nachhinein vermeintlich zu kontrollieren. Wenn jemand mit einem Ordnungszwang die Gewissheit hat, dass alles exakt an seinem Platz steht, vermittelt ihm dies erst einmal ein Gefühl von Kontrolle und damit Sicherheit. Vermutlich hatte er genau diese Kontrolle bei einer früheren Traumatisierung nicht. Durch das zwanghafte Wiederholen der kontrollierenden Tätigkeit findet der – an sich untaugliche – Versuch statt, sich selbst in Sicherheit zu bringen.

In der Arbeit mit EMDR gibt es unterschiedliche Varianten, mit Zwangsstörungen zu arbeiten. Da dem Zwang im Regelfall eine Traumatisierung zugrunde liegt, ist grundsätzlich das Traumaprotokoll (Kap. 9.4) oder das Standardprotokoll (Kap. 9.1) indiziert. Liegt der Fokus auf spezifischen Auslösern, eignet sich auch das Verhaltensänderungsprotokoll (Kap. 9.7).

Mittlerweile gibt es unterschiedliche Varianten des Zwangsprotokolls (**Abb. 9.16**) mit kreativen Anreicherungen:

Variante 1 So kann der Patient angeleitet werden, an eine Situation zu denken, in der er normalerweise einen Zwang erlebt, sich jetzt aber vorzustellen, dass die Zwangsreaktion ausbleibt. Mit dem daraufhin entstehenden Bild kann gearbeitet werden.

Variante 2 Eine weitere Technik ist die sog. „Falltürtechnik". Das Reprocessing wird mit dem schlimmsten Szenario eingeleitet. So erlebt der Patient mit einem Waschzwang eine Situation, auf die er normalerweise mit Händewaschen reagiert, und wird hierzu gefragt: „Was ist das Schlimmste daran?" Auf die darauffolgende Antwort hin wird wieder gefragt: „Und was ist das Schlimmste daran?" Dieser Prozess setzt sich während des gesamten Arbeitens fort.

Variante 3 In der 3. Variante blockiert der Therapeut die Zwangsreaktion. Wenn sich der Patient z. B. in seiner Imagination die Hände waschen will, verhindert der Therapeut dies durch die Aussage, dass der Wasserhahn kaputt sei. Jede weitere Möglichkeit, den Zwang auszuüben, wird verhindert. Dann wird mit dem auftauchenden

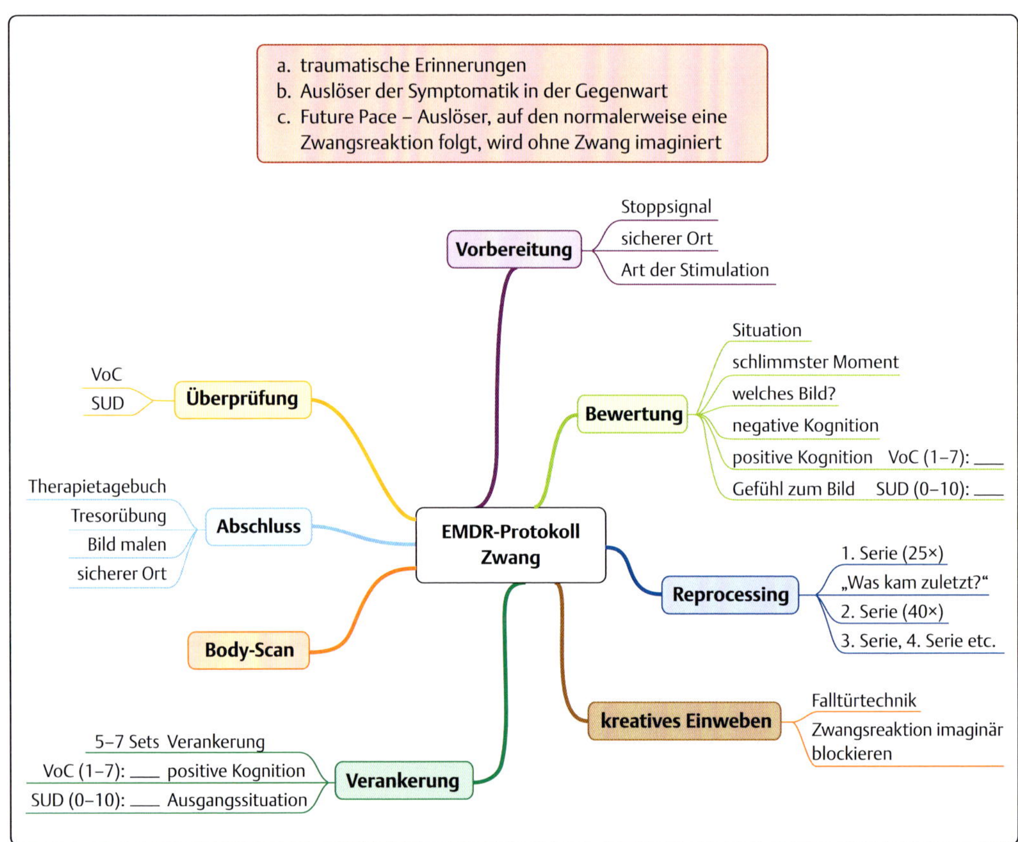

Abb. 9.16 EMDR-Protokoll – Zwang.

Material (Ängste, Bilder, Erinnerungen) gearbeitet. Zum Schluss kann die Arbeit mit einer Realkonfrontation abgeschlossen werden.

9.15 Bipolares EMDR-Protokoll

Das bipolare EMDR-Protokoll basiert auf der Annahme, dass die gezielte Verknüpfung von neuronalem Belastungs- und neuronalem Ressourcennetzwerk (**Abb. 5.1**) Heilungsprozesse beschleunigen und verstärken kann. Zudem bietet gerade die kontinuierliche Anbindung an den Ressourcenpol in der Arbeit mit komplextraumatisierten Menschen ein höheres Maß an Stabilität, Sicherheit und Ressourcenorientierung.

Das bipolare EMDR-Protokoll (**Abb. 9.17**) ist im Prinzip aufgebaut wie das Standardprotokoll, allerdings sollte spätestens bis zum Zeitpunkt des Reprocessing eine Ressourcenorganisation stattfinden.

Für diese **Ressourcenorganisation** gibt es 2 Varianten. Einerseits kann der Therapeut aus dem eigenen Methodenportfolio eine spezifische Form der Ressourcenarbeit einsetzen, um auf diese Art und Weise gezielt einen Ressourcenpol zu erarbeiten. Andererseits gibt es die Möglichkeit der sog. „dynamischen Ressourcenorganisation" (Plassmann, 2010 [29]), bei der der Therapeut auf spontan auftretende Ressourcen seines Patienten ach-

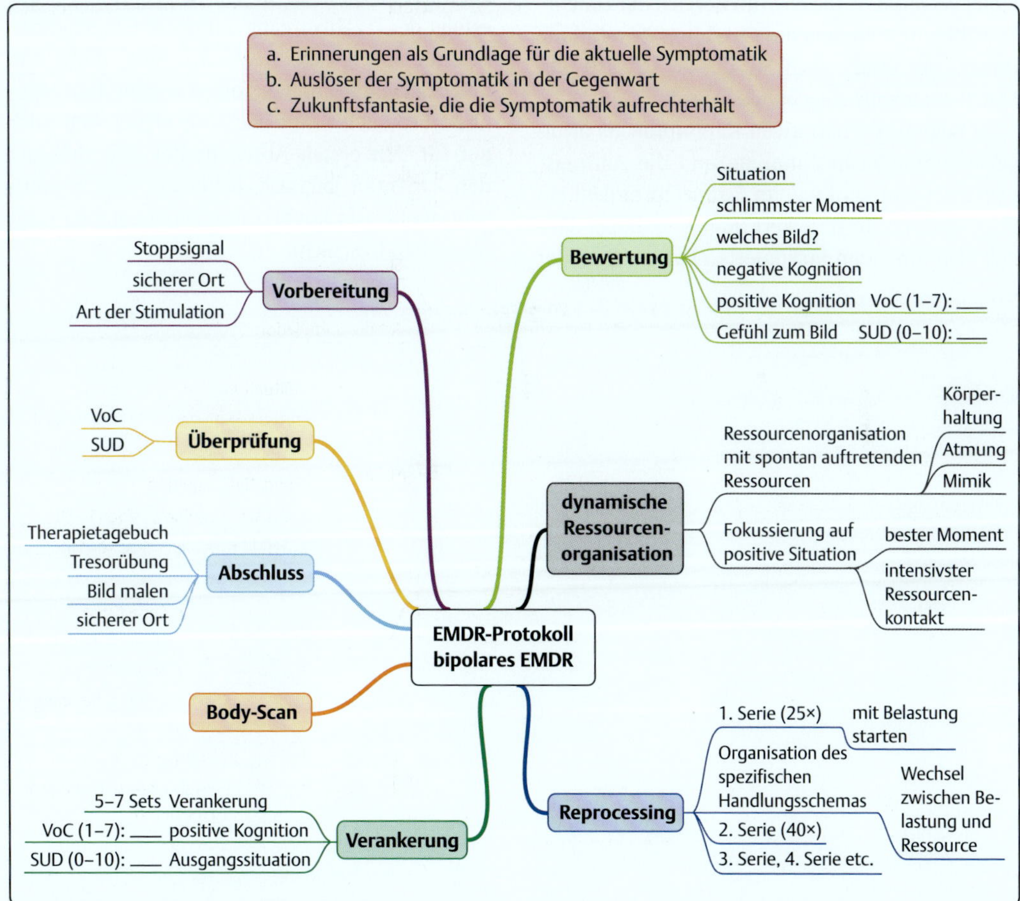

Abb. 9.17 EMDR-Protokoll – bipolares EMDR.

tet, die sich durch die Mimik, die Körperhaltung und die Atmung zeigen. Dann wird diese Situation fokussiert, um den besten Moment und den intensivsten Ressourcenkontakt herzustellen.

In der **Reprocessing-Phase** selbst wird ganz regulär mit der Belastung gestartet und dann bipolar zwischen Ressource und Belastung gewechselt. Auf diese Art und Weise findet die Organisation des spezifischen Heilungsschemas durch den bipolaren Wechsel statt.

9.16 Narratives Kurzprotokoll

Beim narrativen Kurzprotokoll gibt es eine sehr einfache Variante, die eher im Bereich der Lebensbewältigungshilfe und des Coachings Anwendung findet, allerdings auch in die 8 Schritte des EMDR-Protokolls eingebunden werden kann.

Zu Beginn des narrativen Kurzprotokolls erfolgen die Standortbestimmung und die Auftragsklärung. Dann wird wie im Schmerzprotokoll ein Place of Opposite verankert (Kap. 9.9). Dabei handelt sich um einen imaginierten Ort, an dem der Patient genau das Gegenteil seiner Problemstellung erlebt (bei Misserfolg wird es ein Erfolgserleben sein, bei Stress bietet sich ein innerer Ort der Gelassenheit an). Im Anschluss wird die bilaterale Stimulation gestartet, in der Regel über spezifische EMDR-Musik, über die EyEmotion-Glasses oder den Tac/AudioScan. Nun beginnt der Patient seine Geschichte zu erzählen, und der Therapeut achtet auf jede sich zeigende – auch die kleinste – Ressource. Diese Ressourcen werden gespiegelt, verstärkt und bewusst gemacht, sodass der Patient während seines Erzählvorgangs eine durchgängige Ressourcenanbindung hat.

Wird diese Technik in das EMDR-Protokoll eingebettet (Kap. 8), finden zuvor die Vorbereitung und die Bewertung statt. In einer Traumakonstellation wird der Place of Opposite durch den „sicheren Ort“ ersetzt. In der Reprocessing-Phase erfolgt der Erzählvorgang mit der entsprechenden Ressourcenverstärkung. Verankerung, Body-Scan und Abschlusstechniken folgen wieder dem regulären Protokoll. Diese Variante eignet sich auch gut für den ersten Abschnitt der Therapie, um den Patienten langsam, behutsam und ressourcenorientiert in Kontakt mit seiner eigenen traumatischen Geschichte zu bringen.

10 Arbeit mit Komplextraumatisierungen

Die Arbeit mit Komplextraumatisierungen erfordert vom Therapeuten ein hohes Maß an Traumakompetenz beim methodischen Einsatz von EMDR und eine entsprechende Ausbildung und Erfahrung im Umgang mit Traumata (Kap. 6). Denn letztendlich bestehen durchaus Gefahren beim Reprocessing von Traumamaterial. Das Geschehen kann so belastend für den Patienten sein, dass er mit einer Dissoziation oder mit Flashbacks darauf reagiert. Unter Berücksichtigung der Tatsache, dass Traumata regelrecht vom Körper festgehalten und gespeichert werden, ist auch das Auftauchen und Auslösen von körperlichen Erkrankungen möglich. Außerdem kann beim Patienten sogar eine Suizidgefahr bestehen.

Vor der Prozessarbeit sollten vonseiten des Therapeuten einige Aspekte geklärt werden. Dazu gehört die Vermeidung fortgesetzter möglicher Traumatisierungen, ebenso sollte der Kontakt zum Täter vermieden werden. Ferner sollte im Rahmen der Anamnese verstärkt auf Komorbiditäten eingegangen werden, also auf weitere mögliche psychopathologische Störungen. Gegebenenfalls sollte überprüft werden, ob der Patient

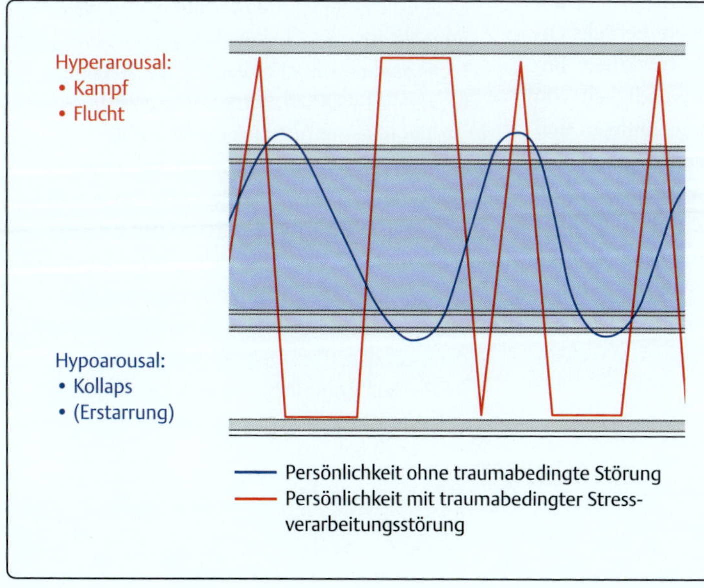

Abb. 10.1 Window of Tolerance (Toleranzfenster). Die Verarbeitung sollte in dem gemäßigten Bereich des Fensters stattfinden, eine zu frühe Intervention oder eine Überstimulation könnten ausgeprägte Stressreaktionen nach sich ziehen – vom Hyperarousal (Kampf und Flucht) bis hin zum Hypoarousal (Kollaps). Beide Stressreaktionen können außerdem zur Erstarrung führen.

während des Arbeitens innerhalb des Window of Tolerance (**Abb. 10.1**) bleiben kann. Falls das nicht möglich sein sollte, sind an dieser Stelle zunächst die Stabilisierung und die Ressourcenorganisation erforderlich. Zudem wird auch die Qualität der therapeutischen Beziehung Einfluss darauf haben, inwieweit eine verarbeitende Psychotherapie möglich ist.

Um zu klären, ob ein Reprocessing erfolgen kann, sind einige Kriterien verstärkt ins Auge zu fassen:

- Sind die Vitalfunktionen gesichert?
- Wie geht der Patient im Alltag mit bedrohlichen Situationen um?
- Ist es ihm möglich, Gefühle (positiv wie negativ) assoziiert zu empfinden und adäquat darauf zu reagieren?
- Mit welchen Strategien reagiert er auf Stress?
- Bei dissoziativen Störungen: Inwieweit kooperieren die inneren Anteile?
- Erfährt der Patient Unterstützung in seinem familiären und sozialen Umfeld und/oder existieren sekundäre Verstärker im Familiensystem?
- Liegen Selbstverletzungen oder Suizidmerkmale vor?
- Leidet der Patient unter Schmerzsymptomen?

Erst wenn anhand dieser Fragen eine Gefährdung des Patienten ausgeschlossen wurde, sollte an ein Reprocessing gedacht werden. Hierbei sollte der Therapeut unterschiedliche Ebenen berücksichtigen: Es braucht eine konstante, tragfähige Beziehung. Er sollte immer die Notwendigkeit von Grounding-Übungen, Stabilisierungsübungen und Dissoziationsstopptechniken im Fokus haben. Der Einsatz der jeweiligen Arbeitsvariante aus dem Werkzeugkoffer des EMDR sollte sich unbedingt an den individuellen Möglichkeiten des Patienten orientieren und somit an der Frage der Zumutbarkeit.

10.1 Ressourcenkaskade

Die Ressourcenkaskade beschreibt eine Möglichkeit, durch eine konsequente und andauernde Ressourcenorientierung an einem Belastungsthema zu arbeiten, ohne den Patienten mit der Belastung konfrontieren zu müssen. Es wird quasi an dem Trauma gearbeitet, ohne das Trauma selbst zu bearbeiten. Diese Methode basiert auf einer modifizierten Form der Absorptionstechnik (**Abb. 10.2**; s. auch Hofmann, 2014 [15]).

Der Patient wird gebeten, die belastende Ausgangssituation auf der SUD-Skala zu bewerten. Danach wird für die hier in der Regel auditive bilaterale Stimulation die entsprechende EMDR-Musik ausgewählt und gestartet.

Variante 1 Bei der ersten Variante erkundigt sich der Therapeut nach den **Fähigkeiten des Patienten**, die ihm dabei helfen können, besser mit dieser Belastung umzugehen.

> **Praxistipp**
>
> Manche Patienten sagen an dieser Stelle, dass sie keine Fähigkeiten haben. In diesem Fall gebe ich ihnen als Hausaufgabe, sich bis zur nächsten Sitzung von befreundeten und nahestehenden Personen ein Fremdfeedback einzuholen: Was, glauben diese Menschen, kann der Patient gut? Über welche Fähigkeiten verfügt er ihrer Meinung nach?
>
> Ergänzend bekommt er von mir die Aufgabe, bis zur nächsten Sitzung den Stärkentest „Values in Action“ (VIA) der Universität Zürich durchzuführen (unter: https://www.charakterstaerken.org/). Dieser Test ist wissenschaftlich evaluiert und generiert auf Basis der Antworten des Patienten als Ergebnis prozentual geordnet die 25 führenden Stärken, inklusive der Kardinaltugenden. In der Regel werden dann aus den 10 ausgeprägtesten Stärken 3 Fähigkeit ausgesucht, die in der vorliegenden Belastungssituation hilfreich sein können.

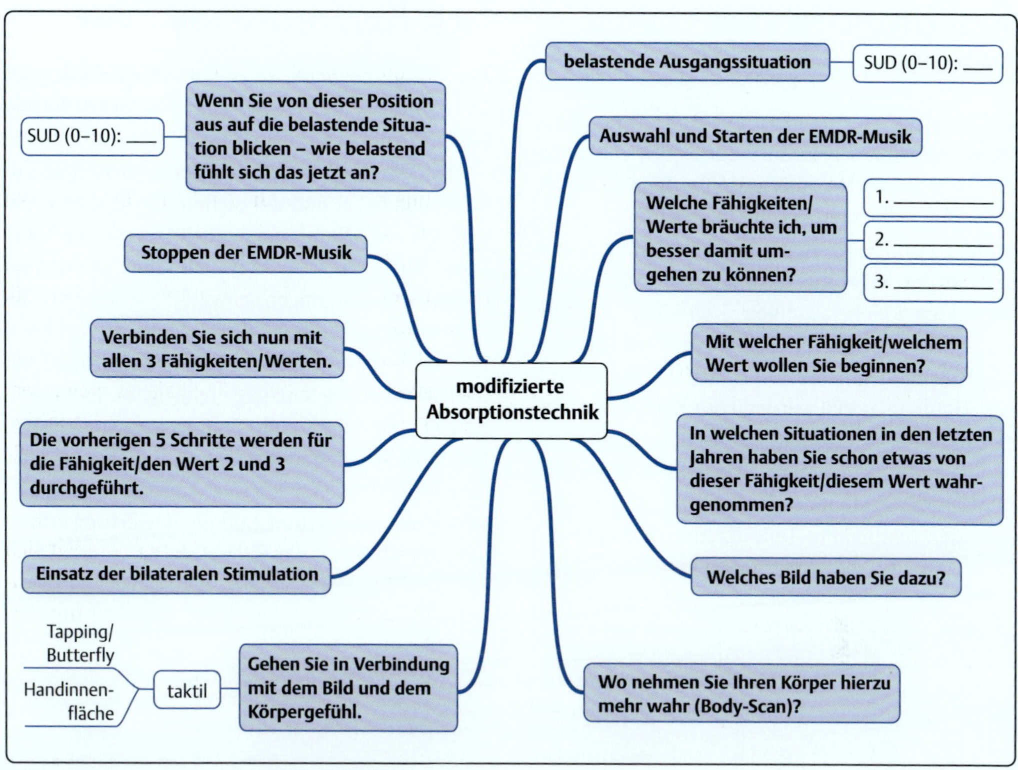

Abb. 10.2 Modifizierte Absorptionstechnik.

Nachdem er 3 Fähigkeiten ausgewählt hat, wird der Patient gefragt, mit welcher er beginnen möchte. Dann wird er eingeladen, sich Situationen aus seinem Leben zu vergegenwärtigen, in denen er Kontakt mit der 1. gewählten Fähigkeit hatte. Er wird zunächst nach dem Bild, dann nach dem Körpergefühl hierzu gefragt. Daraufhin wird er angeleitet, eine Verbindung von Erinnerung, Bild und Körpergefühl einzugehen. Wenn er an einem Moment angelangt ist, in dem sich die Intensität kaum mehr steigern lässt, erfolgt ein kurzer Einsatz bilateraler Stimulation über Tapping bzw. Butterfly durch den Patienten oder ein wechselseitiges Stimulieren parasympathischer Reflexpunkte in den Handinnenflächen durch den Therapeuten. Diese Schritte werden auch für die 2. und 3. Fähigkeit durchgeführt. Danach verbindet sich der Patient mit allen 3 Fähigkeiten, die Musik wird gestoppt, und er schaut aus dieser Position auf die belastende Situation und wird eingeladen, zu dieser Belastung nochmals eine Bewertung auf der SUD-Skala von 0 bis 10 abzugeben.

Variante 2 Da ich in den Jahren die Erfahrung gemacht habe, dass nicht immer Fähigkeiten die kraftvollsten Ressourcen sind, setze ich auch oft eine andere Variante ein und arbeite mit den **Werten des Patienten**. Anstelle der Fähigkeiten werden die wichtigsten 3 Werte des Patienten herausgearbeitet, die im Umgang mit der Belastungssituation hilfreich sein können. Fällt es dem Patienten schwer, Werte zu finden, kann ihm eine Wertehierarchie an die Hand gegeben werden, anhand deren er seine Werte identifizieren kann. Die Arbeit mit Werten erweist sich oft in Entscheidungssituationen und an Weggabelungen im Leben als besonders effizient.

10.2 Umgekehrtes Standardprotokoll

Das umgekehrte Standardprotokoll (**Abb. 10.3**) eignet sich für den Einsatz der Arbeit mit komplextraumatisierten Patienten. Die Idee ist dabei, sich ganz behutsam in Teilschritten den traumatischen Erinnerungen anzunähern. Daher startet man in der Regel mit anstehenden, zukünftigen Konflikten oder belastenden Situationen und geht dann über zu gegenwärtigen, den Alltag einschränkenden Auslösern. Danach können durch das Traumamaterial verursachte Symptome Gegenstand der Protokollarbeit werden, gefolgt von der Bearbeitung irrationaler negativer Kognitionen. Erst dann stehen Erinnerungen an das Trauma oder signifikante Teile davon im Fokus der EMDR-Arbeit.

10.3 Kurzprotokoll

Die Einsatzmöglichkeiten des Kurzprotokolls nach Dr. Marion Seidel reichen von der Stabilisierung bis hin zur Exposition und Verarbeitung.

Auch hier werden in der **Vorbereitungsphase** das Stoppsignal und der sichere Ort etabliert, bei der Art der Stimulation wird eine extrem langsame Form der visuellen bilateralen Stimulation (Zeitlupenbewegungen) gewählt.

Innerhalb des **Bewertungsblocks** finden beim Fokussieren der Situation eine Konzentration auf die Orientierung am gegenwärtigen Affekt und eine Zentrierung auf die Emotionen statt. Die Arbeit bezieht sich damit ausschließlich auf das Hier und Jetzt. Insofern können kognitive Elemente vernachlässigt werden, und die Bewertung erfolgt ausschließlich mit der SUD-Skala.

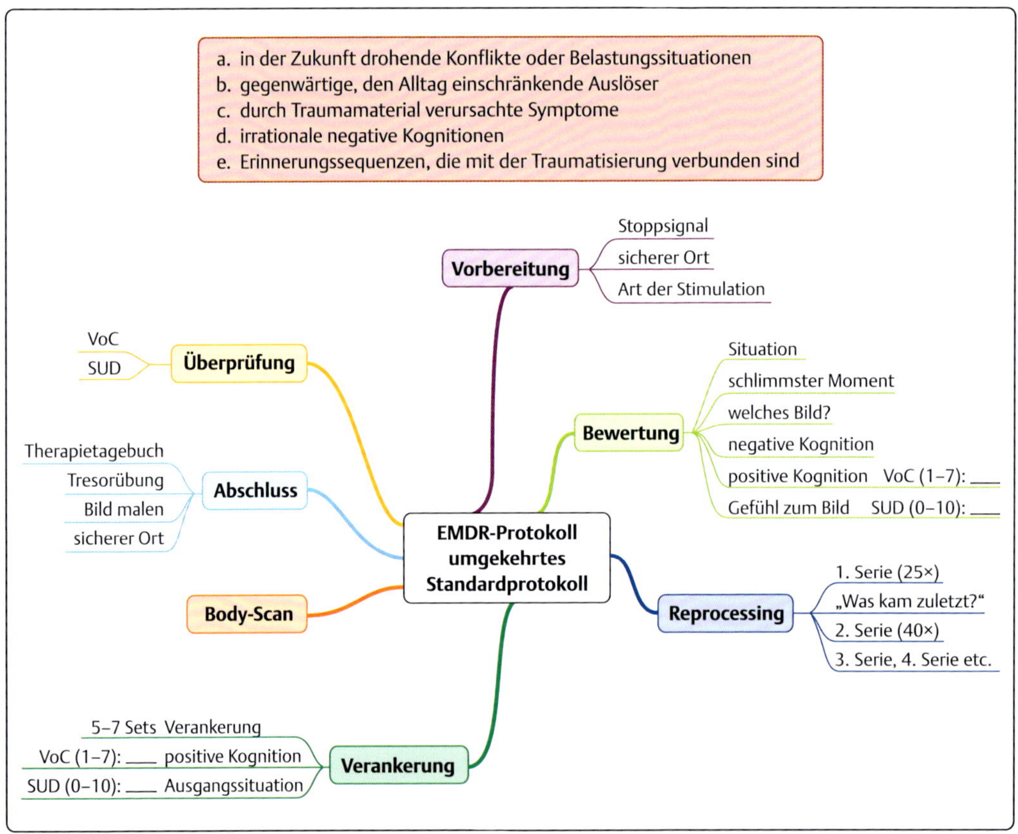

Abb. 10.3 EMDR-Protokoll – umgekehrtes Standardprotokoll.

Die **Reprocessing-Phase** wird eingeleitet mit einer Konzentration auf die innere Mitte. Der Patient schließt kurz die Augen, hält den Kopf gerade und atmet entspannt durch. Darauf folgt eine Serie von maximal 3 Sets der extrem langsamen Winkbewegungen, wobei die Augenbewegungen entweder links oder rechts beginnen. Danach wird der Patient erneut aufgefordert, kurz die Augen zu schließen, den Kopf gerade zu halten und entspannt durchzuatmen. Der Patient durchläuft auf diese Weise mehrere Serien und bestimmt bei diesem Protokoll den Verlauf und das Ende selbst.

Da bei dissoziativen Störungen innere Anteile – in der Regel der gesunde Anteil, der traumatisierte Anteil und der Überlebensanteil – abgespalten werden, geht es bei dieser Arbeit speziell darum, die dissoziativen Barrieren zu lockern und die abgespaltenen emotionalen Innenanteile zu integrieren. Dies kann durch eine Spezifikation des kognitiven Einwebens unter Einbeziehung hypnotischer Sprachmuster erfolgen. Die inneren Anteile werden eingeladen, zu kooperieren, zusammenzurücken, sich gegenseitig zuzuwenden, gegenwärtige Emotionen zu teilen, wobei der Prozess vom Patienten bestimmt und auch jederzeit unterbrochen werden kann. Er hat die Kontrolle.

Ich ergänze diese Form der Arbeit gerne durch die Integration einer spezifischen Form der Teilearbeit. Zunächst werden die einzelnen Persönlichkeitsteile identifiziert und ggf. symbolisiert. Danach findet eine Charakterisierung dieser Anteile hinsichtlich ihrer Fähigkeiten und Defizite statt. Darauf aufbauend wird behutsam die Kommunikation zwischen diesen Persönlichkeitsanteilen eingeleitet, die sich an den gegenseitigen Bedürfnissen und der Bereitschaft zum Austausch orientiert. In der Regel erfolgen dann schrittweise eine Kooperation und Integration dieser Anteile.

Ist die Reprocessing-Phase beendet, wird erneut der SUD-Wert angefragt. Dann folgen wie beim regulären Protokoll die **Abschlussphase** und in der nächsten Sitzung die **Überprüfung**.

10.4 Arbeit mit Affektbrücken

In der Arbeit mit EMDR kann es hin und wieder geschehen, dass bei der Prozessarbeit Affektbrücken zu anderen mit dem traumatischen Material zusammenhängenden früheren Ereignissen auftauchen. Methodisch kann unterschiedlich auf diese Affektbrücken reagiert werden.

10.4.1 Klassische EMDR-Variante

Bietet sich eine Affektbrücke in der Arbeit an, so kann der Therapeut darauf zunächst mit dem klassischen Bewertungsblock des Protokolls reagieren, also die Situation, den schlimmsten Moment, das zugehörige Körpergefühl und die negative Kognition herausarbeiten, um dann den VoC- und den SUD-Wert abzufragen (**Abb. 10.4**).

Danach wird der Patient mit dem Material der Affektbrücke in Kontakt gebracht, indem er das Bild, die negative Kognition und das Körpergefühl fokussiert.

Nachfolgend findet die Vergangenheitsorientierung statt, indem der Patient aufgefordert wird, seine Aufmerksamkeit auf die Vergangenheit zu richten, begleitet von Worten wie: „Kennen Sie dieses Gefühl, diese Sinneswahrnehmungen etc.? Wenn ja, woher?"

Sollten an dieser Stelle Informationen kommen, kann nochmals der SUD-Wert abgefragt werden. Wenn es für den Patienten passend ist, erfolgt an dieser Stelle der Einstieg in die Prozessarbeit mit der früheren Situation. Ist dies nicht der Fall, kann die frühere Situation im Tresor abgelegt werden, und es wird mit der gegenwärtigen Situation weitergearbeitet.

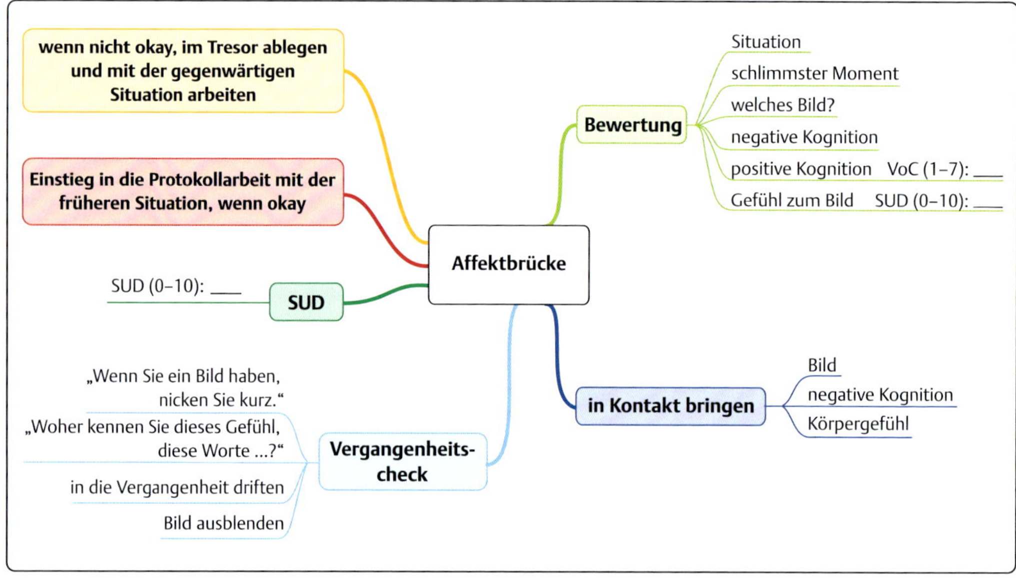

Abb. 10.4 Affektbrücke.

10.4.2 Imaginative Variante

Sobald eine Affektbrücke auftaucht, fragt der Therapeut, welche Stelle im Körper in Resonanz geht. Dieses Körpergefühl wird etabliert und verstärkt.

Dann wird der Patient aufgefordert, zu diesem Körpergefühl ein passendes Symbol entstehen zu lassen. Dieses Symbol kann er mit einem Gefährt seiner Wahl so lange in der Zeit zurückfahren lassen, bis es von selbst anhält. Erfahrungsgemäß stoppt dieses Gefährt in einer Zeitperiode, in der die Situation klar wird, die zur entsprechenden Affektbrücke gehört.

Mit dieser Situation kann dann die klassische Prozessarbeit erfolgen. Danach sollte das Gefährt wieder zurück in die heutige Zeit fahren.

10.4.3 Timeline

NLP-erfahrene Anwender können als weitere Variante auch das Format der klassischen Timeline einsetzen, um die Situation, die mit der Affektbrücke verknüpft ist, herauszuarbeiten. An der Stelle der damaligen Situation fände dann zur Verarbeitung die Reprocessing-Arbeit statt.

11 EMDR in der Burn-out-Behandlung

Ausgebranntsein (Burn-out) wird im ICD-10 mit dem Diagnoseschlüssel Z73 erfasst. Danach ist Burn-out eine Rahmen- oder Zusatzdiagnose und keine reguläre Behandlungsdiagnose. Im Durchschnitt dauert es ca. 1,5 Jahre, bis ein Mensch aufgrund eines Burn-outs handlungsunfähig ist – und das erst nach längerer Krankschreibung.

Der Begriff „Burn-out" wurde 1974 erstmalig von dem Analytiker Herbert Freudenberger im Zusammenhang mit helfenden Berufen verwendet. Der Begriff hat in den letzten Jahren einen deutlichen Bedeutungswandel erfahren: Zu Beginn waren die Betroffenen froh, dass das, was sie verspürten und erlebten, endlich einen Namen hatte; mittlerweile wird er leider inflationär benutzt, das reicht von sog. „Bore-out" (Burn-out-Symptomatik durch massive Unterforderung) bis hin zur gesellschaftlichen anerkannten Ersatzdiagnose für depressive Störungen.

Die Folgen eines Burn-outs lassen sich in Absentismus und Präsentismus unterteilen. Absentismus bedeutet die Abwesenheit von der Arbeit, also der Knock-out. Unter Präsentismus versteht man die Produktivitätsverluste, die dadurch entstehen, dass Mitarbeiter zwar am Arbeitsplatz erscheinen, aber bedingt durch ihre Burn-out-Problematik deutlich weniger leisten können als üblich. Gründe hierfür sind oftmals Pflichtbewusstsein und Loyalität, Angst vor Jobverlust sowie das Vermeiden von Ärger mit Kollegen. Zudem stellt das „Nichtkrankfeiern" aus Sicht des Arbeitgebers oftmals ein positives und lobenswertes Verhalten dar. Ferner vermittelt die Arbeit vielen Menschen Sinn, Zugehörigkeit, Anerkennung und Befriedigung. Die Kosten hierfür belaufen sich auf ca. 20–30 % der Lohnkosten, wobei Zusatzkosten wie Produktionsausfälle, Fehlleistungen, Unfälle, verminderte Mitarbeiterzufriedenheit, Kundenunzufriedenheit und Fluktuation noch nicht eingerechnet sind.

Natürlich liegt eine große Verantwortung beim Arbeitgeber, durch entsprechende Präventionsmaßnahmen die Burn-out-Quote zu senken, was letztendlich eine Situation für Mitarbeiter und Unternehmen darstellt, von der beide profitieren, da nur gesunde Mitarbeiter langfristig motiviert und leistungsfähig sind. Geht es darum, welche Rolle in diesem Kontext der Einsatz von EMDR spielt, muss die Frage nach der Verantwortlichkeit des Arbeitgebers an dieser Stelle jedoch außen vor bleiben, vielmehr steht hier der Burn-out-Betroffene im Vordergrund.

11.1 Abgrenzung von der Depression

Wohlwissend, dass es in der Praxis immer darum geht, depressive Störungen differenzialdiagnostisch zu erfassen und abzugrenzen, gibt es einige allgemeine Kriterien, die bei der Unterscheidung von Depression und Burn-out hilfreich sein können. Während die Depression in der Regel alle Lebensbereiche betrifft, bezieht sich der Burn-out oft auf einen oder wenige Lebensbereiche (Arbeit, Pflege von Angehörigen u. Ä.). Während bei der Depression Selbstvorwürfe und Schuldgefühle im Vordergrund stehen, zeigt der Burn-out-Patient eher Aggressionen, Zynismus und Sarkasmus. Depressionen weisen häufig einen plötzlichen Beginn auf, während sich die Burn-out-Störung schleichend vollzieht (**Abb. 11.1**). Während bei Depressionen die Arbeitsunfähigkeit schon früh einsetzen kann, bleibt beim Burn-out die Arbeitsfähigkeit noch lange erhalten (Präsentismus). Depressionen werden schulmedizinisch zumeist medikamentös behandelt, wobei die Medikamente idealerweise in einem psychotherapeutischen Gesamtplan eingebunden sind; bei der Burn-out-Behandlung können Lebensstilveränderungen und Erholung schon eine Verbesserung der Symptome bewirken, wobei es letztlich um eine Neujustierung im Leben geht. Die 4 Charakteristika von Burn-out sind zudem emotionale Erschöpfung, Leistungseinbußen, eine negative zynische Einstellung zum Leben sowie die Distanzierung von Menschen und ihren Problemen.

Gemeinsamkeiten von Burn-out und Depressionen sind kognitive Verzerrungen, Übertreibungen und Generalisierungen sowie willkürliche Schlussfolgerungen („Ich bin unfähig", „Ich bin wertlos" u. Ä.). Betroffene erleben das Gefühl der Erschöpfung und mangelnden Antrieb. Sie verspüren einen Verlust des Selbstwertgefühls und des Selbstvertrauens und ziehen sich aus ihrem sozialen Umfeld zurück. Ferner leiden sie unter Schlafstörungen, innerer Unruhe und Libidoverlust.

11.2 Burn-out und Gehirn

Im Grunde gleicht das Gehirn eines Burn-out-Patienten dem Gehirn einer traumatisierten Person. Zu finden sind die gleichen neurophysiologischen Gehirnprozesse wie beim Trauma, deshalb kann beim Burn-out auch vom „Trauma auf Raten" gesprochen werden.

Das Übermaß an Kortisol führen zu einer Blockade der Informationsleitungen zwischen Amygdala und Hippocampus, der Prozess der Langzeitpotenzierung im Gehirn wird deutlich erschwert, und die Interaktion zwischen den unterschiedlichen Gehirnarealen ist teilweise gar nicht mehr möglich (Kap. 5.2.3). Dies verändert sowohl die Wahrnehmung als auch die Bewertung des Erlebens. Das Gehirn funktioniert nur noch als Notsystem.

Die Betroffenen haben dadurch keinen Zugang mehr zu Ressourcen und jede zusätzliche Belastung verstärkt ihr Insuffizienzerleben. Konzentration ist nur schwer möglich, und kognitive Prozesse kosten unglaublich viel Kraft. Zudem hat der veränderte Hirnstoffwechsel auch Einfluss auf vegetative Funktionen, das Immunsystem ist deutlich geschwächt und Regenerationsprozesse fallen immer schwerer.

11.3 Phasen des Burn-outs

In der Literatur werden unterschiedliche Modelle zur Entwicklung des Burn-outs beschrieben. Sehr anschaulich ist das 3-Phasen-Modell (**Abb. 11.1**), in dem die Entwicklung des Burn-outs in eine Überlastungs-, eine Alarmierungs- und eine Knockout-Phase unterteilt wird. Die Arbeit mit EMDR orientiert sich an diesen nachfolgenden Phasen.

11.3.1 Überlastungsphase

Hier erlebt der Betroffene eine Veränderung des Schlafverhaltens (weniger Schlaf wird zur Norm), seine Aufmerksamkeit konzentriert sich immer mehr auf Hauptbeschäftigungen, und es besteht

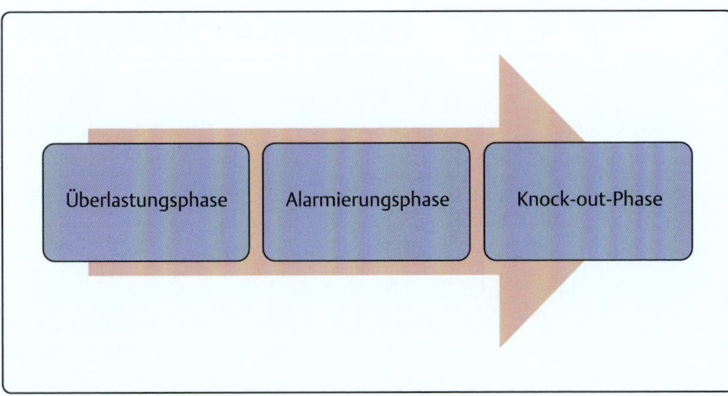

Abb. 11.1 Burn-out-Phasen. Das einfache 3-Phasen-Modell zeigt die Entwicklung des Burn-outs hin zu einer immer stärker werdenden Dynamik, die mit erheblichen Symptomen und Einschränkungen verbunden ist.

die Gefahr, dass auch Kompensationsverhalten (Essen/Trinken) normal wird. Dabei wird die Überbelastung oft verleugnet, es fehlt an notwendiger Einsicht. In dieser Zeit nimmt auch die zunehmend Sozialkompetenz ab, und es kommt vermehrt zu Konflikten und Störungen in Beziehungen. Körperlich können sich Infektanfälligkeiten, Verdauungsprobleme oder diffuse Dauerschmerzen zeigen.

11.3.2 Alarmierungsphase

In dieser Phase zeigen sich starke Schlafstörungen. Oftmals tritt eine gedankliche Fixierung auf und Selbstbestimmung und Entscheidungsfähigkeit sind stark eingeschränkt. Der Betroffene kann kaum noch auf mentale Ressourcen zugreifen und seine Denkfähigkeit ist beeinträchtigt. Körperfunktionen können eingeschränkt sein, teils sogar mit lebensbedrohendem Charakter.

11.3.3 Knock-out-Phase

In dieser höchsten Stufe des Burn-outs kreisen die Gedanken des Betroffenen quälend um spezifische Themen, er leidet unter massiver Zukunftsangst und seine Steuerungsfähigkeit ist blockiert. Eine hohe Antriebslosigkeit ist begleitet von dem Gefühl, abgeschaltet zu sein, bei gleichzeitiger innerer Unruhe. Das lässt den Betroffenen emotional unausgeglichen und gereizt reagieren. Seine Konzentrations-, Merk- und Denkfähigkeit sind stark beeinträchtigt. Die Körperfunktionen können nicht mehr willentlich gesteuert werden, und er erlebt diffuse Körpersymptome, Schmerzen und Verdauungsprobleme.

11.4 Ziel und Auftrag

In der Arbeit mit Burn-out-Patienten geht es somit darum, innere Energiequellen zu aktivieren, wobei alleiniges Auftanken von außen nicht ausreicht, es verzögert den Prozess nur. Der Betroffene soll behutsam ein Gefühl von Sicherheit entwickeln, das von stabilen Beziehungen und dem Gefühl geprägt ist, als Mensch wachsen zu können. Er erlebt, dass sich Ziele und Herausforderungen mit den ihm zur Verfügung stehenden Mitteln sowie eine Ausgewogenheit von Anspannung und Entspannung erreichen lassen. Dabei geht es darum, das Bewusstsein für Veränderungsprozesse zu schaffen und gleichzeitig das Leben neu zu justieren. Im Vordergrund steht die Stärkung der Persönlichkeit anstelle von Schuldsuche. Letztendlich geht es darum, die Leistungsfähigkeit des Menschen zu erhalten, vielleicht sogar noch zu steigern und gleichzeitig den Zugang zu Ressourcen zu haben, um in einem ausgewogenen Zustand der Balance von Herausforderung und Kompetenzen leben zu können.

11.5 Burn-out-Behandlungsprotokoll

Die Behandlung des Burn-outs mit EMDR durchläuft 4 zentrale Stufen (**Abb. 11.2**). Zunächst geht es um das Erfassen der Ausgangslage, dann findet der Einstieg in die Veränderung statt. Darauf aufbauend erfolgt die methodenspezifische Intervention mit EMDR, die abschließend im Rückfallschutz mündet.

11.5.1 Ausgangslage

Zu Beginn der Arbeit sollte der Patient im Rahmen der Psychoedukation über seine Symptomatik, die Aspekte des Burn-outs sowie dessen Behandlung mit EMDR umfassend informiert werden. In dieser Phase können unterschiedliche Tests und Möglichkeiten der Befunderhebung eingesetzt werden. Diese reichen vom Einsatz der Herzratenvariabilitätsmessung (HRV-Messung, Kap. 19.5) über den Einsatz spezifischer Burn-out-Tests (Burnout-Screening-Skalen [BOSS], Arbeitsbezogenes Verhaltens- und Erlebensmuster [AVEM], Kap. 21.1) bis hin zum Antreiber-Test, diversen Stressskalen, dem Kohärenztest (Sense of Coherence Scale) u. Ä.

11.5.2 Einstieg in die Veränderung

In dieser Phase geht es darum, die Motivation und Entschlossenheit des Patienten für seinen eigenen Veränderungsprozess zu stärken und diesen in Gang zu setzen. Hierbei spielen insbesondere seine Stärken, seine Werte und seine positiven Lebensgefühle eine zentrale Rolle. Es geht darum, Abschied zu nehmen von der bisherigen Leidenssituation, um die Vision von einem neuen Leben aktiv zu gestalten. Dies wird jedoch erst gelingen, wenn der Betroffene auch bereit ist, den Preis der Veränderung zu zahlen. Zur Unterstützung in diesem Prozess bieten sich spezifische Tools zum persönlichen Veränderungsmanagement aus den Baukästen unterschiedlicher Therapie- und Coachingverfahren an.

11.5.3 Burn-out-Protokoll

Anamnese

Hier findet die differenzialdiagnostische Abgrenzung von anderen Störungen statt (Kap. 11.1), es erfolgt eine Einschätzung der Stabilität des Patienten sowie eine spezifische Auftragsklärung. Neben dem klassischen Beziehungsaufbau bietet die Anamnese den Raum für die notwendige Befunderhebung.

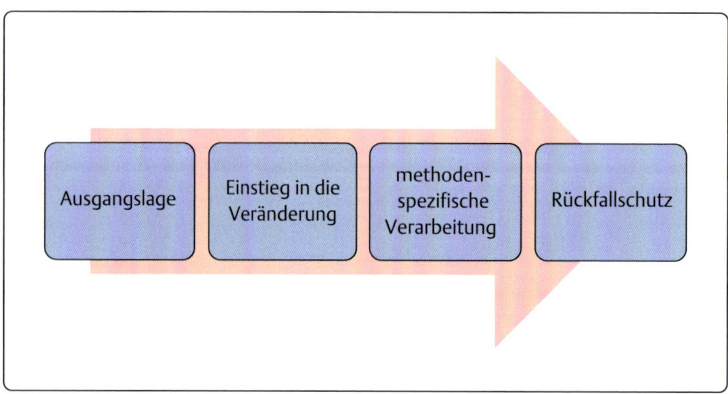

Abb. 11.2 Behandlungsphasen beim Burn-out. Im Wesentlichen geht es darum, von der exakten Standortbestimmung zu einem gesicherten Rückfallschutz zu gelangen.

Vorbereitung

Im Rahmen der Vorbereitung findet die Psychoedukation statt, der Patient wird aufgeklärt über die Wirkung des Burn-outs auf sein Gehirn und die Möglichkeiten, diese wieder rückgängig zu machen, wobei es erneut um die Aktivierung seines inneren Feuers und die Umsetzung nötiger Veränderungsschritte in seinem Leben geht. Im Vordergrund steht dabei, dass er wieder Zugang zu seinen Ressourcen erlangt, um trotz der Herausforderung in seinem Leben in Balance zu bleiben.

Für die Prozessarbeit im EMDR wird das Stoppsignal vereinbart, anstelle des sicheren Ortes im EMDR-Protokoll verankert der Patient den Place of Opposite. Dieser ist ein Ressourcenort, an dem der Patient kraftvoll genau das Gegenteil von dem erlebt, was er in seiner Burn-out-Situation empfindet. Zum Abschluss der Vorbereitung erlernt der Patient eine bewusst langsame Atemtechnik, wobei er bei jedem Atemzug ca. 1 s länger ein- und 1 s länger ausatmet als normal (**Abb. 11.3**).

Bewertungen

Der Patient beschreibt die Situation und den Einstiegsmoment für den EMDR-Prozess, dem eine Schilderung der bildhaften Repräsentanz, der Body-Scan und die Frage nach der negativen Kognition folgen. Daraufhin wird eine positive Kognition gefunden und die Stimmigkeit auf der VoC-Skala abgefragt. Danach wird das belastende Gefühl auf der SUD-Skala abgefragt.

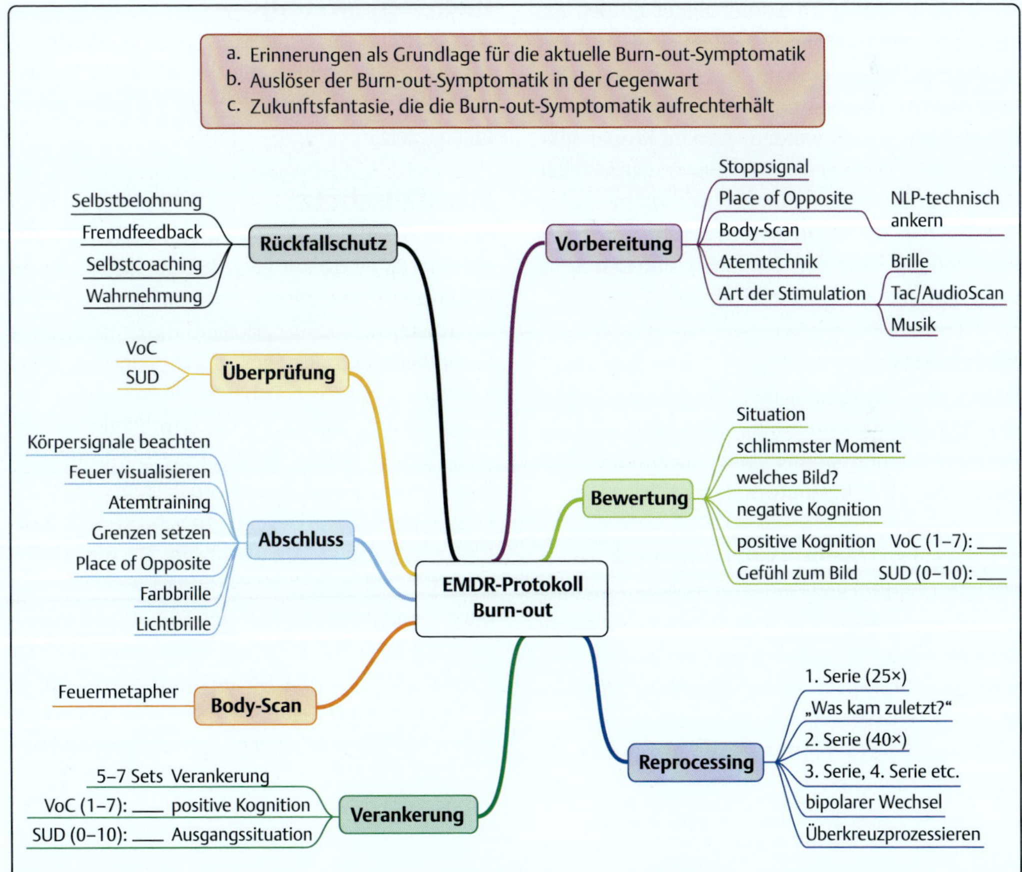

Abb. 11.3 EMDR-Protokoll – Burn-out.

Reprocessing

Hier erfolgt der Einstieg mit dem oben gewählten Belastungsbild und Körpergefühl. Ergänzend zur herkömmlichen der Arbeit in der Reprocessing-Phase wird der Patient angehalten, während des Reprocessing im vorher gelernten Atemmodus zu bleiben.

Verankerung

Hier werden noch einmal der SUD- und der VoC-Wert abgefragt und die positive Kognition verankert, falls die Werte optimal sind.

Body-Scan

Tritt beim Body-Scan eine Belastung auf, kann diese in derselben oder ggf. einer späteren Sitzung bearbeitet werden. Bei einer ressourcenvollen Wahrnehmung im Körper bietet es sich an, diese mit einer kurzen Serie von Sets taktil zu verankern. Ergänzend kann bei einem neutralen oder positiven Body-Scan die Frage nach der Feuermetapher gestellt werden: „Wo im Körper spüren Sie Ihr inneres Feuer?" Bei Bedarf kann zu der Stelle mit einer Hand Kontakt aufgenommen werden, um den Zugang zu diesem Gefühl zu verstärken; sollte es für den Patienten hilfreich sein, kann auch hier kurz bilateral stimuliert werden.

Abschluss

Neben den herkömmlichen Abschlusstechniken des EMDR-Protokolls sollte am Schluss einer Burn-out-Sitzung immer eine spezifische Entspannungs- oder Ressourcenübung erfolgen.

Eigenarbeit/Selbstwirksamkeit

Für die Überbrückung bis zur nächsten Sitzung werden gemeinsam mit dem Patienten konkrete Verhaltensschritte erörtert, die er in der Zwischenzeit umsetzen kann. Folgende Möglichkeiten bieten sich an, aus denen der Patient frei wählen und die er schrittweise umsetzen kann:

- Place of Opposite nutzen (idealerweise nach dem Aufwachen, um so den Tag zu beginnen, und kurz vor dem Einschlafen, um den Tag gut zu beenden):
  - Grenzen setzen
  - Atemtraining
  - inneres Feuer visualisieren
  - Körpersignale beachten
- Entspannung üben (autogenes Training, PMR, Qigong, Tai-Chi, Meditation o. Ä.)
- Ernährung
- Bewegung
- genügend und gesunder Schlaf
- ggf. Arbeiten an der persönlichen Stresskompetenz im privaten und beruflichen Umfeld

Überprüfung in der nächsten Sitzung

Hier werden wieder die SUD- und VoC-Werte abgefragt, zudem geht es um die subjektive Befindlichkeit des Patienten sowie eine Reflexion seiner Eigenarbeit.

Rückfallschutz

Gerade beim Burn-out ist ein Rückfallschutz elementar, da es darum geht, bereits im Ansatz zu erkennen, ob der Patient noch auf dem richtigen Weg ist. Dies kann erfolgen durch subjektive Selbstwahrnehmung, ggf. durch Führung eines Therapietagebuches. Dabei ist insbesondere die Frage wichtig, welche Signale dem Patienten zeigen, dass er wieder in Richtung Burn-out geht (Gereiztheit, keine Pausen etc.). Zentral ist die Frage, was er dann dagegen tut und welche Strategien er einsetzt (Atemübungen, Place of Opposite, Hilfe holen etc.). Hilfreich ist hier ergänzend auch Fremdfeedback oder der Einsatz von Unterstützern im sozialen System. Dabei sollte sich der Patient auch darüber Gedanken machen, wie er sich bei seinen Unterstützern bedankt und wie er sich selbst für seine eigenen Fortschritte belohnt.

12 EMDR mit Kindern und Jugendlichen

In den letzten Jahren kommt EMDR zunehmend häufiger in der Arbeit mit Kindern und Jugendlichen zur Anwendung. Methodisch eignet sich insbesondere der Einsatz des Creative Processing EMDR (CP-EMDR; Kap. 16.1). Gleichwohl kann natürlich auch mit herkömmlichen EMDR-Techniken mit Kindern und Jugendlichen gearbeitet werden, wobei der Einsatz von EMDR an bestimmten Stellen des Protokolls modifiziert werden muss.

12.1 Allgemeine Voraussetzungen für den Einsatz von EMDR

Bei der Arbeit mit Kindern und Jugendlichen muss insbesondere der Schutz vor erneuter Traumatisierung gewährleistet sein. Durch eine Retraumatisierung kann das weitere Arbeiten extrem erschwert oder sogar unmöglich werden. Insofern kommen in der Zeit, in der noch eine Traumatisierung möglich ist, in erster Linie die **Stabilisierung**, die **Ressourcenarbeit** und die **Bindungsarbeit** in Betracht und keine verarbeitende Psychotherapie, gleich welcher Art.

Ferner haben Kinder und Jugendliche ein ganz individuelles Tempo bei der Arbeit, das berücksichtigt werden muss. Manche Kinder brauchen extrem viel Zeit und sind sehr langsam, andere wiederum durchschreiten die Therapie mit einer unglaublichen Geschwindigkeit. Hier gilt es, dem individuellen Tempo gerecht zu werden.

Daneben sollte das Kind oder der Jugendliche mindestens eine stabile Beziehung zu einer Vertrauensperson haben, die ihm auch jenseits des psychotherapeutischen Settings Halt und Sicherheit gibt.

Gerade bei traumatisierten Kindern und Jugendlichen ist es wichtig, dass sie die Erlaubnis verspüren, über Geheimnisse zu sprechen. Kinder sind mit einem Teil ihrer Persönlichkeit verständlicherweise loyal gegenüber ihrem System. Erfolgt die Traumatisierung innerhalb dieses Systems und hat der Betreffende die Erlaubnis nicht, die Geheimnisse zu offenbaren, erfordert dies einen behutsamen Umgang. Würde ein Therapeut die Öffnung seines Patienten manipulativ erzwingen, brächte er ihn in ein weiteres inneres Dilemma, und zwar, sich illoyal dem eigenen System gegenüber verhalten zu müssen. An dieses System ist der Betroffene ambivalent gebunden. Einerseits ist er Opfer, dem Schlimmes widerfahren ist, andererseits bestehen Bindungen und Gefühle, z. B. Liebe zum Täter. Das Schwierige (und nahezu Unmögliche) in diesen Fällen ist, die Erlaubnis vom System selbst zu erhalten; ergänzend oder alternativ sollte so lange daran gearbeitet werden, bis der Patient authentisch die Erlaubnis verspürt, Geheimnisse aus- und anzusprechen.

Die Herausforderung bei Kleinkindern kann darin liegen, dass das abstrakte Denken nur gering ausgeprägt und manchmal erst ein geringes Bewusstsein über das Selbst vorhanden ist. Oftmals sind kleine Kinder auch ein Stück weit gefangen in der eigenen Welt und sie weisen eine erhöhte Vulnerabilität auf. Daher sollte das Augenmerk auf Prozesse und nicht auf Probleme gerichtet sein, und gerade die Beziehung zwischen Patient und Therapeut spielt eine noch größere Rolle.

Merke

Je kleiner das Kind ist, umso weniger Wert sollte auf kognitive Aspekte gelegt werden. Viel wichtiger ist hier der Fokus auf körperlich-emotionaler Erfahrbarkeit. Insofern haben Alter, Reife und Potenzial des Kindes und Jugendlichen einen grundlegenden Einfluss auf die Protokollarbeit.

12.2 Modifikationen des EMDR-Protokolls

12.2.1 Startbild

Nicht immer kann bei Kindern und Jugendlichen mit der Vorstellung der traumatischen Situation als Startbild in den Prozess eingestiegen werden. Hier bieten sich vielmehr kreative Varianten, z. B. das Malen eines Bildes, therapeutisches Märchenerzählen, oder eine andere Form der kreativen Gestaltung.

12.2.2 Bewertung

Sind die Patienten sehr jung, wird auf eine Abfrage kognitiver Werte verzichtet. Sobald Kinder dazu in der Lage sind, können ggf. Selbstaussagen wie „Ich bin sicher“ vorgegeben werden. Ab dem Schulalter können die Selbstaussagen gemeinsam abgestimmt werden.

Die Abfrage des Grades der emotionalen Belastung sollte der Therapeut in jedem Fall auf das Alter und damit die Ausdrucksfähigkeit des Kindes abstimmen. Bei ganz kleinen Kindern kann der Grad der Belastung z. B. dadurch angezeigt werden, dass sie ihre Hände in die Höhe strecken, sobald der maximale Grad der Belastung erreicht wird. Als besonders hilfreich haben sich auch bildhafte Figuren erwiesen, die auf unterschiedliche, kindliche Art und Weise emotionale Belastungen darstellen; hier sei auf die Vorlagen des KTI – Kinder Trauma Instituts verwiesen, die unter https://www.kindertraumainstitut.de/ kostenlose Arbeitsmaterialien zum Download zur Verfügung stellen (Kap. 21.1).

In der Praxis hat sich zudem bei Kindern und Jugendlichen der sog. „Spannungsregler“ bewährt. Hierbei handelt es sich um eine Kugel, die auf einem Holzstück mit einer Skalierung von –10 bis + 10 fixiert werden kann. Nebenbei hat der Patient dadurch, dass er diesen Spannungsregler in der Hand hält, eine permanente haptische Hier-und-Jetzt-Orientierung (Kap. 21.1).

12.2.3 Bilaterale Stimulation

Erfahrungsgemäß sind Winkbewegungen, gerade für sehr junge Patienten, fremd und irritierend. Insofern kommt dem Feintuning eine besondere Bedeutung zu, und um Irritationen zu vermeiden, sollte bei kleinen Kindern eher auf Winkbewegungen verzichtet werden. Alternativ kann hier mit EyEmotion-Glasses (die gerade jüngere Kinder sehr spannend und faszinierend finden) oder auditiver bilateraler Stimulation gearbeitet werden. Als hilfreich hat sich auch der Einsatz taktiler Stimulation erwiesen, wobei gerade bei kleinen Kindern die Berührung von den Eltern, einer Vertrauensperson oder dem Kind selbst ausgeführt werden können.

Bei legasthenischen Kindern (und auch Erwachsenen) hat sich der Einsatz elliptischer Augenbewegung bewährt, und bei sehr aktiven Kindern oder Jugendlichen können die Augenbewegungen zwischen 2 an der Wand markierten Punkten oder Modellen erfolgen.

12.3 Kontraindikationen

Neben den bereits genannten Kontraindikationen (Kap. 7.1) gelten für die Arbeit mit Kindern weitere Kontraindikationen. Auf die Arbeit mit EMDR sollte demnach verzichtet werden, wenn keine unterstützende Beziehung zu einer Vertrauensperson des Kindes existiert, ferner bei schwachen Ich-Grenzen des Patienten.

Auch unmittelbar vor Belastungssituationen, insbesondere vor Prüfungen in der Schule, sollte auf den Einsatz von EMDR verzichtet werden. Erlebt der Patient emotionale und kognitive Zustände, die zu einem Misslingen der Prüfung führen, wird dieser Umstand zwangsläufig mit der Therapie in Zusammenhang gebracht, wodurch die Therapie nicht mehr stärkend, sondern als schwächend erlebt und bewertet wird.

Idealerweise ist der Therapiegesamtplan auf die jeweiligen schulischen Prüfungen abgestimmt. Dabei sind die Eltern (und die Lehrer) aufgefordert, den therapeutischen Prozess optimal mit dem Therapeuten abzustimmen. Gegebenenfalls sollte die Therapie direkt vor dem Wochenende stattfinden, sodass das Kind oder der Jugendliche noch Zeit und Raum zur Stabilisierung und Reorganisation hat.

13 EMDR mit Babys

Angesichts diverser Literaturempfehlungen und vieler kursierender „gut gemeinter“ Ratschläge möchte ich an dieser Stelle die EMDR-Arbeit mit Babys realistisch beleuchten und die Grundlagen für einen verantwortungsbewussten Umgang mit dieser Technik schaffen.

Hinweise, man könne mit Babys eine EMDR-Therapie machen und diese auch fortführen, wenn sie dabei anfangen zu schreien, halte ich für extrem unverantwortlich, gefährlich und unsinnig. Ein Baby ist in diesem frühen Stadium aufgrund der neuronalen Entwicklung gar nicht in der Lage, belastende Dinge kognitiv zu verarbeiten und zu neuen Bewertungen zu kommen. Außerdem reagiert es noch extrem sensibel auf äußere Reize. Ein Zuviel davon kann nicht nur überfordern, sondern langfristige Schäden im Gehirn bewirken, die ab einer gewissen Intensität irreparabel sind. Insofern muss die bilaterale Stimulation immer an die Entwicklungsstadien, die ein Baby gerade durchmacht, angepasst werden.

13.1 Entwicklungsstadien des Babys

Im 1.–3. Monat kann das Baby Gegenstände und Gesichter kurz fixieren, klare Umrisse erkennt es dabei in ca. 20–30 cm Entfernung. Zum Ende des 3. Monats reagiert es auf Geräuschquellen; es hat dabei noch kein Sprachverständnis, sondern reagiert auf die Tonlage. Dann ist es ihm möglich, den Kopf der Geräuschquelle zuzuwenden. Motorisch dominiert in dieser Zeit der Greifreflex, und erst zum Ende dieser Zeit zeigen sich die ersten Greifversuche. Das Baby liegt entweder auf dem Bauch oder auf dem Rücken.

Im 4.–6. Monat ist dem Baby schon ein rasches Zuwenden des Kopfes zu einer Geräuschquelle möglich. Gegenstände können mit den Augen verfolgt werden. Die Motorik zeigt sich im Tasten des Körpers, dem bewussten Greifen nach Dingen und dem Betasten von Gegenständen mit dem Mund.

Im 7.–12. Monat kann ein Baby Höhe und Tiefe erkennen, Details können mit dem Zeigefinger untersucht werden. Das Baby lernt, sich umzudrehen, es kann robben und krabbeln, sich an Gegenständen hochziehen, und zum Ende dieser Phase sind vielleicht schon die ersten Schritte möglich.

Erst im Alter von 3 oder 4 Jahren ist beim Menschen das Langzeitgedächtnis entwickelt, und erst in dieser Zeit verbessert sich die Kommunikation zwischen linker und rechter Gehirnhälfte, und das nicht ohne Grund. Denn damit ist die Verknüpfung zwischen der intuitiven und der analytischen Seite des Kindes möglich, sodass es zwischen Fantasie und Realität unterscheiden und sich in unterschiedliche Rollen hineindenken und Motive der Mitmenschen erkennen kann.

Grundsätzlich stellt sich somit die Frage, ob dem Baby überhaupt eine EMDR-Therapie zugemutet werden kann (in den meisten Fällen dürfte es wesentlich mehr Sinn ergeben, die Eltern zu behandeln). Und wenn diese erfolgt, sollte die Art der bilateralen Stimulation immer auf das Entwicklungsstadium des Babys abgestimmt sein.

13.2 Das rechte Maß

Entscheidend für den Einsatz bilateraler Stimulation bei Babys ist somit das rechte Maß.

Dr. Jaime Grutzendler, ein Neurobiologe der Yale-Universität, fand in Experimenten bei Überstimulierung mit Mäusen beeindruckende Erkenntnisse. Eine wiederholte und zu lang anhaltende Stimulation führte bei den Mäusen zu einer geringeren Gefäßdichte, die Blutgefäße im Gehirn verengten sich, und die Areale im Mäusegehirn wurden nicht mehr ausreichend mit Sauerstoff versorgt. Die Arbeit der Neuronen und der Netzwerke wurde auf diese Weise stark behindert – mit der Folge, dass dieser Effekt nach 5 Tagen kaum noch umkehrbar war und nach 3 Wochen gar nicht mehr. Das Ergebnis war eine erhebliche Abnahme der Lernfähigkeit (Blaß, 2014 [3]). Diese Erkenntnisse lassen sich auch auf den Menschen übertragen, und demzufolge ist eine kognitive Überstimulierung genauso gefährlich für das kindliche Gehirn wie eine komplette Vernachlässigung. Das Gehirn wird nicht unter-, sondern extrem überfordert. Die Konsequenz ist eine Beeinflussung der neuronalen Plastizität des Gehirns, es kommt zu regionalen Dysfunktionen und Blockaden der Interaktion verschiedener Gehirnareale. Im Extremfall kann es zu morphologischen Abweichungen im anterioren zingulären Kortex, in der Amygdala und im Hippocampus kommen. Selbst eine vorübergehende Reizüberflutung kann das Gehirn und seine Leistungsfähigkeit auf Dauer verändern – mit möglicherweise langwierigen Folgen für die Gesundheit des Babys.

Die Erkenntnisse von Grutzendler zeigen klare Konsequenzen für den Einsatz bilateraler Stimulation bei Babys auf. Das Gehirn des Babys kann nicht wahllos stimuliert werden, es folgt seinen eigenen Gesetzmäßigkeiten. Der Umgang mit Babys erfordert ein hohes Maß an innerer Entspannung und das Vermögen, dem Baby Zeit zu lassen. Letztendlich geht es darum, den individuellen Lernschritten des Babys zu folgen und von ihm keine Leistung zu fordern, die es nur schwer oder gar nicht erbringen kann. Vielmehr sollten in der Interaktion mit dem Baby seine Interessen erkundet und entsprechend agiert werden. Signale der Überforderung sendet das Baby ganz automatisch: Es dreht sich weg, ist übermüdet, es schreit, es weint oder es findet schlecht in den Schlaf. Bei einer Überreizung kann es sogar Stunden dauern, bis sich das schreiende Baby wieder beruhigt hat.

13.3 Einsatz bilateraler Stimulation beim Baby

Aus dem zuvor Beschriebenen dürfte klar werden, dass es beim Baby nicht darum gehen kann, irgendein Protokoll einzusetzen oder eine Prozessarbeit anzustoßen; vielmehr geht es um den ressourcenvollen und auf die Wahrnehmungsfähigkeit des Babys in seiner entsprechenden Phase abgestimmten Einsatz der bilateralen Stimulation.

Bei dem Einsatz visueller bilateraler Stimulation sollte berücksichtigt werden, dass Babys anders sehen. Insofern ist es sinnvoll, nur mit ganz sanften Bewegungen zu arbeiten und vielleicht auch Objekte einzusetzen, auf die das Baby positiv reagiert.

Der auditive Einsatz bilateraler Stimulation kann durch sanfte, leise EMDR-Musik oder durch die wechselseitigen sanften Stimmen von Vater und Mutter erfolgen. Interessanterweise stärkt ein liebevoller Tonfall den Aufbau neuronaler Netzwerke im Gehirn und sanftes bilaterales, also wechselseitiges Vorlesen von Bezugspersonen fördert die Sprachfähigkeit des Kindes.

Die interessanteste Variante bilateraler Stimulation bieten die taktilen Varianten, denn gerade Berührungen der Haut setzen Lernprozesse in Gang, die Synapsen entstehen lassen und sie verstärken. Dies kann durch sanftes Links-rechts-

Ausstreichen erfolgen, wobei eine Hand immer am Körper bleibt. Es sollte ein gleichmäßiges Tempo gewählt werden, schnelles und schwungvolles Stimulieren kann eher anregend wirken. Extrem wichtig ist dabei, dass der Behandler selbst in einer ruhigen Stimmung ist. Bei Säuglingen lässt sich die Stimulation auch wunderbar spielerisch durchführen, z. B. durch bilaterales Beugen und Strecken der Beine, durch bilaterales Füße- oder HändeKlatschen oder durch das gezielte wechselseitige Auslösen des Babinski-Reflexes. Es können auch sanft die Füße bilateral über den Bauch bis hin zur Brust bewegt werden, und viele Babys reagieren positiv auf eine bilaterale Öl- oder Crememassage. Die meisten Babys, die oft und viel berührt werden und viel Hautkontakt mit ihren Eltern haben, schlafen besser ein und durch. Wichtig jedoch ist, dass jedes Baby individuelle Vorlieben und Abneigungen hat. Nicht jedes Kind mag massiert werden, und es sollte niemals ein „Programm durchgezogen" werden.

Die Dauer und die Häufigkeit der bilateralen Stimulation ist immer von der individuellen Reaktion des Babys abhängig. Letztendlich geht es auch darum, dass die Eltern auf diese Weise ihr Baby besser kennenlernen können, um so einzuschätzen, ob Unmut und Weinen ein Zeichen von Über- oder Unterforderung sind.

13.4 Geburtstraumata und mögliche Folgen

Es gibt ein altes indianisches Sprichwort, das lautet: „Wie die Geburt eines Menschen, so sein Leben – wie das Leben eines Menschen, so sein Tod." In diesem Zitat wird die hochgradig rituelle und prägende Form des Geburtsvorgangs für den gesamten Menschen und seine persönliche Entwicklung deutlich.

Es kann beim EMDR mit Babys nicht darum gehen, in dieser frühen Lebensphase ein Trauma zu verarbeiten, gleichwohl können gerade die Eltern vom ersten Moment an alles tun, um mögliche Auswirkungen einer traumatischen Geburt zu reduzieren oder zu heilen. Insofern kann das Geburtserlebnis grundlegende Bedeutung für die gesamte Entwicklung eines Kindes haben. Hier folgt eine kleine Auswahl beispielhafter Geburtstraumata und deren mögliche Folgen im späteren Leben:

Kaiserschnitt Beim Kaiserschnitt wird das Baby direkt aus dem warmen Mutterleib, in dem es sich selbst auch über den Körperkontakt in der Gebärmutter definieren kann, in Windeseile in den hellen, kalten und sterilen Operationssaal transportiert. Geburt bedeutet in seiner ursprünglichen Form ein enges und eng aufeinander abgestimmtes Zusammenarbeiten von Mutter und Kind. Es ist für beide eine ungeheure Kraftanstrengung – für die Mutter die Schmerzen der Wehen und für das Baby das Hindurchkämpfen durch den Geburtskanal. Dieser außerordentliche Kraftakt des Babys ist quasi seine Eintrittskarte in diese Welt, und bei Kaiserschnittkindern bleibt dieser wichtige Eigenbeitrag aus. Das könnte zur Folge haben, dass im späteren Leben das Gefühl zurückbleibt, dass noch irgendetwas Entscheidendes geschehen müsse. Es könnte aber auch die Angst vor plötzlicher Leere sein. Bei Kaiserschnittkindern kann möglicherweise auch ein „fehlender Biss" festzustellen sein, d. h., dass es diesen Kindern auch später noch schwerer fällt, sich in Herausforderungssituationen und Entwicklungsschritten durchzusetzen.

Im Geburtskanal stecken geblieben/Zangengeburt/Saugglocke Hier kann es sich um eine sehr schmerzhafte Geburt handeln, bei der eine Hilfe von außen oftmals unerlässlich ist (Saugglocke, Zange), die im späteren Leben in Belastungssituation jenes Urgefühl wiederaufleben lassen könnte, es nicht zu schaffen. Die Folge könnten Resignation und Verzweiflung sein. Spätere Stresssituationen könnten entsprechend von einer inneren Haltung gekennzeichnet sein, selbst nichts tun zu können.

Verschlucken von Fruchtwasser/Strangulation durch Nabelschnur Hier findet während der Geburt eine Verankerung des ersten großen Veränderungsschrittes im Leben mit einer möglichen

Todesgefahr statt. Das könnte in späteren Veränderungsprozessen zu Panik und Todesangst führen, die diese jeweiligen Entwicklungsschritte entsprechend schwierig verlaufen lassen. Möglicherweise stellen sich bei späteren Erregungszuständen auch Atemstörungen ein.

Überschreitung des Geburtstermins Ab einer gewissen Zeitdauer wird das bakterielle Klima in der Gebärmutter, das bisher lebensspendend war, für das Baby bedrohlich. Das Milieu kippt. Für das Baby kann genau das, was sein Leben bisher erhalten hat, somit tödlich werden. Die Folge könnte eine Auffälligkeit in späteren Bindungssituationen sein, dazu gehört Angst vor zu engen Bindungen und das vorzeitige Beenden von engen Bindungen.

Steißlage Die Steißlage bedeutet für die Mutter und oftmals auch für das begleitende Personal (Hebammen, Ärzte) entsprechend Stress und Druck. Für das Baby und für die Mutter ist eine Steißgeburt zudem sehr schmerzhaft. Die Folge im späteren Leben könnte Angst vor zu engen Räumen, Resignation und Pessimismus sein.

Frühgeburt Bei einer Frühgeburt hatte das Baby nicht die Zeit, die es brauchte, um gänzlich heranzureifen. Übertragen auf das spätere Leben könnte sich die innere Haltung „Ich bin noch nicht reif, ich bin immer einen Schritt zu früh" einprägen – manchmal auch die Angst, von anderen Menschen getrennt zu werden.

Die geschilderten traumatischen Geburtserlebnisse können zu einem gewissen Teil durch eine bewusste, liebevolle Erziehung und den konstruktiven Umgang mit den entsprechenden sensiblen Punkten durchaus korrigiert werden. Auf der anderen Seite prägen sie jeden Menschen natürlich auch in seiner ureigenen persönlichen Art und Weise. Daher geht es bei EMDR auch nicht darum, in dem frühen Babystadium irgendetwas zu „reparieren", vielmehr ist der Einsatz der bilateralen Stimulation bei Babys auf die Stärkung und Förderung von Ressourcen gerichtet.

Die eigentliche Protokoll- und Prozessarbeit sollte vielleicht eher den Eltern zugutekommen, damit sie in eine gelassene, liebevolle und von Ressourcen geprägte Grundhaltung dem Baby gegenüber kommen.

14 EMDR im Coaching und Mentaltraining

Es erscheint nur logisch, dass eine Methode, die sehr gut im Bereich schwerer Traumatisierungen wirkt, noch besser im Bereich der Lebensbewältigungshilfe im privaten und im beruflichen Kontext wirken dürfte. Insbesondere seien hier die Felder des Coachings und des Mentaltrainings genannt.

14.1 Coaching und Mentaltraining – Definition und Einsatzgebiete

Coaching Hierunter versteht man die Begleitung bei der Entwicklung eigener Lösungen vonseiten des Coachees. Der Coach liefert hierbei keine eigenen Lösungen, sondern agiert als neutraler Gesprächspartner und setzt dabei, abhängig von Ziel und Auftrag, unterschiedliche Methoden aus seinem Portfolio ein.

Mentaltraining Mentaltraining ist ein Training für Geist und Körper. Grundlage ist das Erkennen und Formulieren der eigenen Situation, der eigenen Fähigkeiten und Ziele. Der Mentaltrainer hilft dabei, sich diese klar vor Augen zu führen. Im Rahmen des Trainings wird der Teilnehmer in die Lage versetzt, selbstständig seine Kräfte zu realisieren, zu fokussieren und so sein eigenes Potenzial zu erschließen.

Permanent laufen im menschlichen Geist Prozesse ab, wie sie auch im Mentaltraining und Coaching genutzt werden: Vorstellungen werden zu Bildern, die unser Handeln bestimmen. Über den Einsatz im Sport haben Mentaltraining und Coaching Eingang in nahezu alle Lebensbereiche gefunden. Zu den klassischen Anwendungsgebieten zählen die Bereiche Persönlichkeitsentwicklung, Wirtschaft, Sport, Gesundheitsprävention und Pädagogik.

Methodisch sind Mentaltraining und Coaching in viele Richtungen offen und bedienen sich auch aus Baukästen anderer Verfahren. Das hat den Vorteil einer großen Variabilität und Vielfalt. Im Mentaltraining und Coaching werden Interventionen eingesetzt, die den Klienten dort abholen, wo er steht, um ihn verantwortungsvoll auf dem Weg zu seinem Ziel zu begleiten.

Mentaltraining und Coaching haben Grenzen. Die klarste Grenze bieten die rechtlichen Rahmenbedingungen. Die Diagnose und die Behandlung sowohl psychischer als auch körperlicher Erkrankungen darf nur durch diejenigen erfolgen, die über eine Heilerlaubnis verfügen. Ein gut ausgebildeter Mentaltrainer kennt und respektiert diese Grenzen.

14.2 Einsatz von EMDR im Mentaltraining und Coaching

Je weiter die Hirnforschung voranschreitet, desto mehr werden sich auch das Mentaltraining und Coaching weiterentwickeln müssen. Einen Ansatz bietet die bilaterale Stimulation, d. h. die Stimulation beider Gehirnhälften über Augenbewegungen, durch taktile bilaterale Körperstimulation oder durch auditive Rechts-links-Signale.

Bei mentalen Blockaden hilft die bilaterale Stimulation bei der Reorganisation der Erlebnisinhalte und deren Bewertung. Beide Gehirnhälften werden synchronisiert, wodurch das gesamte Potenzial des Gehirns zur Problemlösung genutzt werden kann. Bilaterale Stimulation aktiviert die Amygdala, unser Bewertungssystem – so können Erfahrungen neu und konstruktiv bewertet werden. Auf neuronaler Ebene verbinden sich Belastungs- mit Ressourcennetzwerken, sodass die Belastung nicht mehr ohne gleichzeitige Aktivierung der Ressource wahrgenommen wird. Gerade diesem bipolaren Prinzip kommt eine herausragende Bedeutung zu.

Mittlerweile gibt es eine Vielzahl moderner technischer Hilfsmittel, die auch im Mentaltraining/Coaching eingesetzt werden können. Zu nennen sind hier Blaulichtbrillen mit integrierter bilateraler Stimulation oder spezifisch entwickelte Musik mit Rechts-links-Stimulation. Mit Apps auf Smartphones oder Tablets kann der Grad der Herzkohärenz und Entspannung überprüft werden.

Modernes Mentaltraining und Coaching sollten sich allerdings nicht allein auf das Kopfhirn beschränken, sondern auch die Vernetzung von Bauch, Herz und Gehirn berücksichtigen. Im Bauchhirn, dem enterischen Nervensystem, gibt es mehr als 100 Mio. Nervenzellen, somit mehr Neuronen als im gesamten Rückenmark. Das Herz hat ebenso ein eigenes Netzwerk aus ca. 20 000 Neuronen. Studienergebnisse, die in der aktuellen Literatur zur Herzratenvariabilität zu finden sind (Childre u. Martin, 2016 [4]; Eller-Berndl, 2015 [10]; Lohninger, 2017 [25]), haben gezeigt, dass Menschen entspannter sind, besser atmen, weniger gestresst sind und emotional besser mit Herausforderungen des Lebens umgehen können, wenn Herz- und Kopfhirn in Balance sind.

14.3 Methodik und Anwendungsformen

Grundsätzlich bietet es sich an, herkömmliche Coaching- und Mentaltrainings-Tools um die bilaterale Stimulation zu erweitern. Auf diese Weise habe ich ca. 50 Tools entwickelt. Indem ich dem simplen Prinzip gefolgt bin, die Tools aus oben genannten Gebieten, aus dem NLP oder aus der Positiven Psychologie möglichst zu vereinfachen und sie dann durch eine Form der bilateralen Stimulation zu ergänzen, entstanden im Laufe der Zeit die sog. **„BiCo-Tools"** (Kap. 16.3). Diese zielen in erster Linie darauf ab, Menschen in ihrer Selbstwirksamkeit zu stärken, sie können aber auch in den klassischen Coaching- und Mentaltrainingskontexten eingesetzt werden.

Daneben ist die klassische Anwendung spezifischer EMDR-Protokolle im Coaching möglich. Insbesondere eignen sich folgende Protokolle:

- **Standardprotokoll:** Dieses Protokoll lässt sich wunderbar dann einsetzen, wenn mit Erinnerungen, Auslösesituationen und Zukunftsängsten nicht traumatischer und nicht pathologischer Art gearbeitet werden soll (Kap. 9.1).
- **Angstprotokoll:** Dieses kann bei ganz normalen Alltags- und Berufsängsten nicht pathologischer Art eingesetzt werden. Der Unterschied zum Standardprotokoll besteht darin, dass anstelle des Durcharbeitens möglicher Zukunftsängste der Future Pace, eine ideale positive Zukunftsvisualisierung, genutzt wird (Kap. 9.2).
- **Verhaltensänderungsprotokoll:** Gerade im Coaching geht es oftmals um das Verändern der Verhaltensweisen, z. B. in Bezug auf Sport, Ernährung, Berufsalltag oder Kommunikationsverhalten. Hier kann gezielt an den einzelnen Parametern des Verhaltens gearbeitet werden, um das gewünschte Verhalten zu etablieren (Kap. 9.7).

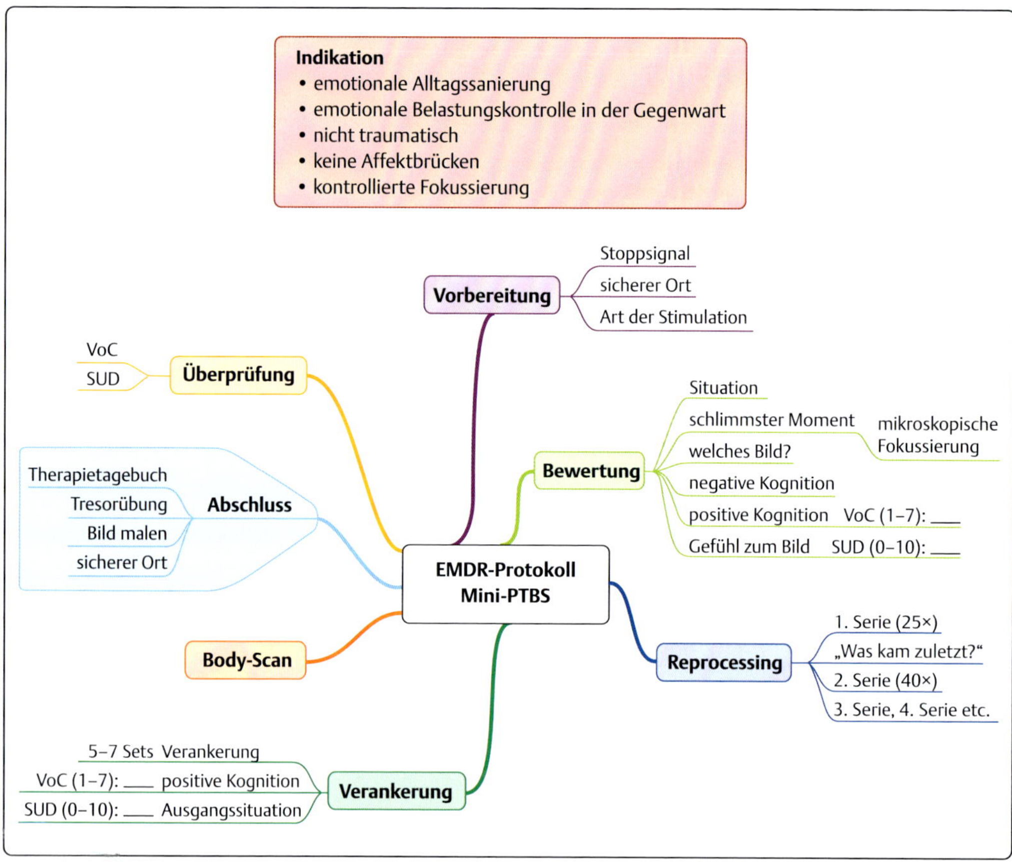

Abb. 14.1 EMDR-Protokoll – Mini-PTBS nach Reinhard Plassmann.

Zudem kann auf ein EMDR-Protokoll zurückgegriffen werden, das den Namen „Mini-PTBS“ trägt (Plassmann, 2010[29]; **Abb. 14.1**). Indikationen für dieses Protokoll sind der Bedarf an „emotionaler Alltagssanierung“ und das Bearbeiten „emotionaler Belastungsknoten der Gegenwart“. Die Inhalte dürfen weder traumatisch sein, noch dürfen Affektbrücken zu anderen traumatischen Inhalten bestehen. Durchgearbeitet werden diese Punkte mit den regulären 8 Schritten des EMDR-Protokolls. Bei dieser Indikation handelt es sich um nichts anderes als Lebensbewältigungshilfe.

15 Kreative Erweiterungen in der EMDR-Arbeit

EMDR bietet durch die Protokolle die Möglichkeit eines sehr gut strukturierten Arbeitens. Durch diese Struktur erhält einerseits der Therapeut eine verlässliche Führung, andererseits wird dem Patienten ein zusätzliches Gefühl von Sicherheit vermittelt. Gleichzeitig – und das ist für mich das Faszinierende und das Inspirierende an der EMDR-Arbeit – zeichnet sich EMDR durch eine hohe Synergie mit nahezu jeder anderen therapeutischen Methode aus.

Aus dem Grundsatz „never change a winning team" lässt sich bezogen auf die Arbeit mit EMDR die Prämisse ableiten, dass, solange ein Prozess gut läuft, nichts weiter unternommen werden muss, um ihn künstlich zu voranzutreiben. Damit ist der Patient deutlich unabhängiger von spezifischen Interventionen des Therapeuten und kann sich so deutlich mehr die eigene Selbstwirksamkeit, also die Kraft des inneren Heilers, bewusst machen.

Es kann jedoch immer wieder bei der Arbeit mit EMDR die Situation auftreten, dass Ressourcen geschaffen oder verstärkt werden müssen oder dass der Prozess einfach nicht weitergehen will. An dieser Stelle bietet sich der Einsatz spezifischer Interventionen anderer therapeutischer Verfahren oftmals an. Dadurch ist EMDR keine Methode, die sich auf das sture Abarbeiten von Protokollen reduziert, sondern vielmehr eine Arbeitsweise, die den nötigen Freiraum lässt, für den Patienten einen therapeutischen „Maßanzug" anzufertigen. Damit wird die Methode dem Menschen gerecht – und nicht umgekehrt der Patient der Methode.

15.1 Wenn der Prozess ins Stocken kommt

Es kann immer wieder während der Arbeit mit EMDR passieren, dass der therapeutische Prozess ins Stocken kommt oder dass sich Störungsmotive einstellen. Nachfolgende Interventionen können für diesen Fall hilfreich sein.

15.1.1 Stimulationsbezogene Interventionen

Falls bei der EMDR-Arbeit ein Prozess ins Stocken gerät, bietet es sich als Erstes an, Veränderungen hinsichtlich der bilateralen Stimulation vorzunehmen.

Veränderung der bilateralen Stimulation

Dass ein Prozess ins Stocken gerät, kann innerhalb einer Sitzung geschehen, aber auch nach mehreren Sitzungen. Hier kann dem Patienten eine andere Art der bilateralen Stimulation angeboten werden. Hat der Patient vorher beispielsweise eine visuelle Stimulation gewählt, kann der Therapeut ihm jetzt eine auditive oder taktile Variante anbieten.

Bei jedem Abweichen von der ursprünglich gewählten Stimulationsart ist es unabdingbar, für diese Abweichung und die neue Stimulation die Erlaubnis des Patienten einzuholen. Dies gebieten die Transparenz, das Arbeiten auf Augenhöhe und das Bedürfnis des Patienten nach Zuverlässigkeit und Sicherheit.

Veränderungen innerhalb der gewählten Stimulationsform

Nach Absprache mit dem Patienten ist es durchaus möglich, die Submodalitäten der vorher festgelegten bilateralen Stimulation zu verändern. Die Veränderung kann sich beziehen auf die Geschwindigkeit, die Bewegungsrichtung (bei visueller Stimulation) und die Intensität (bei taktiler und auditiver Stimulation).

Technik mit einem Auge

Im Bereich der visuellen Stimulation bietet das Arbeiten mit einem Auge eine interessante Alternative.

Dazu wird vom Patienten zunächst gebeten, das linke bzw. das rechte Auge mit der Hand zu verdecken, um dann zu entscheiden, bei welchem offenen Auge die Belastung größer oder kleiner ist. Dann legt er fest, mit welchem Auge er arbeiten möchte, und das andere Auge wird mit einer Augenklappe abgedeckt.

Praxistipp

Aus hygienischen Gründen empfehle ich, dem Patienten eine originalverpackte Augenklappe zu überreichen, von der er weiß, dass er der Einzige ist, der diese Klappe benutzt. Sie verbleibt bei ihm bis zum Ende der Therapie.

Aus dieser Arbeitsweise lassen sich mehrere Varianten ableiten: So kann zunächst mit dem zuerst gewählten Auge gearbeitet werden, dann mit dem anderen Auge und danach mit beiden Augen. Aber auch das entscheidet der Patient.

In diesem Zusammenhang sei noch einmal erwähnt, dass bei Patienten beim Erleben eines Flashbacks eine Minderfunktion der Gehirnhälfte vorliegt, in der das Sprachzentrum sitzt, wobei die andere Gehirnhälfte, in der hauptsächlich das Erleben von inneren Bildern und Emotionen stattfindet, eine überschließende Tendenz aufweist (Kap. 5.2.3). Es scheint dabei so zu sein, dass durch das Verdunkeln des einen Auges die jeweils über Kreuz gegenüberliegende Gehirnhälfte stärker aktiviert wird.

Erfahrungsgemäß wirkt die Technik mit einem Auge sehr gut bei Menschen, die Schwierigkeiten haben, sich zu konzentrieren. Ganz besonders wichtig ist beim Arbeiten mit einem Auge, dass zum Ende der Sitzung noch eine kurze ressourcenvolle Winksequenz mit beiden Augen stattfindet, um die Balance beider Augen wiederherzustellen. Zudem ist das Arbeiten mit einem Auge deutlich anstrengender, daher sollten die Winksequenzen langsamer und kürzer ausfallen.

Augen zwischen zwei Modellen bewegen

Diese Technik hilft besonders bei Konzentrationsstörungen und bietet gleichzeitig die Möglichkeit, subtil Ressourcen in die Prozessarbeit mit einfließen zu lassen. Als Modell kann jeder neutrale oder positiv besetzte Gegenstand fungieren – von Klebepunkten bis hin zu Bildmotiven oder Figuren, wie folgende Fallgeschichten zeigen.

> **Fallgeschichte**
>
> **Einsatz von Tierfiguren**
>
> Eine Patientin erzählte bei der Anamnese, dass ihr persönliches Krafttier ein steigender schwarzer Hengst sei. Bis zur nächsten Sitzung besorgte ich 2 steigende Hengstfiguren, mit denen sie als Modell arbeitete. Sie positionierte die beiden Tierfiguren im Raum und bewegte ihre Augen in einem selbst gewählten Tempo zwischen den Figuren.
>
> Bei einer weiteren Patientin waren die Krafttiere ein Noriker (Pferderasse) und eine Eule. Auch hier besorgte ich die passenden Figuren, und sie arbeitete mit diesen auf oben beschriebene Art und Weise.
>
> In Sitzungen dieser Art fließt bei jedem Augenkontakt zum gewählten Krafttier ganz subtil die damit verbundene Ressource mit in den Prozess ein. Nach erfolgter Therapie bekommen Patienten die Figuren geschenkt, die sie auch in der Zukunft als Ressourcenanker nutzen können.

> **Fallgeschichte**
>
> **Ringe**
>
> Eine meiner Patientinnen bat ich, mir jeweils eine Vergangenheits- und eine Zukunftsressource zu nennen. Die Vergangenheitsressource war der Bernsteinring ihrer Großmutter, mit dem sie sehr viel Positives und Kraftvolles verband. Die Zukunftsressource war ihr Verlobungsring. Hiermit waren liebevolle und freudige Emotionen verknüpft.
>
> Sie positionierte die beiden Ringe im Raum und bewegte ihre Augen zwischen ihnen in einem selbst gewählten Tempo hin und her. Diese Sitzung war von allen Sitzungen, die ich mit dieser Patientin hatte, die kraftvollste und konstruktivste. Hier konnten sehr starke Ressourcen ganz im Hintergrund, aber permanent ihre Wirkung entfalten.

15.1.2 Prozessorientierte Interventionen

Eine weitere Möglichkeit, den EMDR Prozess in Fluss zu bringen, bieten unterschiedliche prozessorientierte Interventionen.

Ausdruck

Manchmal erscheint es notwendig, dem Patienten die Möglichkeit zu geben, bestimmte Emotionen und Bedürfnisse direkt auszudrücken.

In einem meiner Therapieräume befindet sich ein Boxsack. Besteht bei einem Patienten das Bedürfnis, seine Wut herauszulassen, bekommt er von mir einen Bataca-Schläger (Aggressionsschläger) und kann im geschützten und begleiteten Rahmen seine Wut an den Boxsack adressieren. Dies setzt jedoch entsprechende Erfahrung und Angstfreiheit seitens des Therapeuten voraus.

Ebenso kann es zum Ausdruck bestimmter Bedürfnisse des Körpers kommen, denen im Prozess ebenfalls Raum gegeben werden sollte. Das reicht vom Erbrechen bis hin zum Toilettengang.

Instruktionen

An der einen oder anderen Stelle kann es angebracht sein, dass der Therapeut mit sehr klaren Instruktionen interveniert, um den Patienten im Prozess zu halten.

So gleiten z. B. manche Patienten während des Arbeitens in einen altbekannten Dramakreislauf, der zwar begleitet ist von sehr belastenden Emotionen, ihnen aber gleichermaßen bekannt und vertraut ist. Der Einstieg in den Dramakreislauf zeigt sich oft durch die Abfolge spezifischer Körpersignale: Zuerst laufen die Augen voll Wasser, dann geht der Körper nach vorne, zuletzt erfolgt der Lidschluss. Und damit ist der Patient eingetaucht in sein Drama.

Die gegenläufige Instruktion des Therapeuten lautet wie folgt: „Ihr Körper bleibt gerade, die Schultern bleiben hinten und der Kopf bleibt oben. Sie folgen weiterhin mit geöffneten Augen den Bewegungen meiner Finger, und die Tränen dürfen dabei fließen. So bleibt ein Teil Ihrer Aufmerksamkeit weiterhin in Ihrer Innenwelt und ein anderer Teil folgt den Bewegungen meiner Finger im Hier und Jetzt."

Die meisten Patienten melden anschließend zurück, dass es ihnen erstmalig gelungen sei, den altbekannten Dramakreislauf zu durchbrechen, und dass dahinter befreiende, lösende und ressourcenvolle Momente und Erkenntnisse gelegen hätten.

Überprüfung der Kognitionen

Manchmal kommt es zu Irritationen im Prozess, wenn sich die zuvor gewählte positive Kognition während des Arbeitens verändert. Dann gilt es, diese bewusst zu machen und in das Arbeiten zu integrieren. Eine Fallgeschichte hierzu ist in Kap. 8.3.5 zu finden.

Veränderung des Repräsentationssystems (VAKOG)

VAKOG ist ein Akronym für unsere 5 Sinne (Repräsentationssystem), mit denen wir die Welt wahrnehmen:

- V – visuell
- A – auditiv
- K – kinästhetisch
- O – olfaktorisch
- G – gustatorisch

Wenn der Patient mit einer Sinneswahrnehmung startet und der Prozess ins Stocken gerät, kann der Therapeut ihm ein anderes Repräsentationssystem für den weiteren Prozess anbieten.

> Fallgeschichte
>
> **Wechsel des Repräsentationssystems**
>
> So startete einer meiner Patienten seinen Prozess visuell, also mit inneren Bildern, und im weiteren Verlauf stockte der Prozess. Ich bot ihm unterschiedliche Sinneswahrnehmungen an und erst beim olfaktorischen (Geruchssinn) nahm er den süßlichen Geruch von menschlichen Blut wahr, was ihm verhalf, im Prozess weiterzugehen und später von selbst wieder zu inneren Bildern zurückzugelangen.

Zurück im Prozess

Der Therapeut kann jederzeit, falls es im Prozess nicht weitergeht, zu einem früheren Zeitpunkt des Prozesses zurückkehren. Aus diesem Grunde ist es sinnvoll, den Prozessverlauf zu protokollieren. Auf diese Weise erhält der Therapeut eine „Roadmap", die ihm die Orientierung im Prozess erleichtert.

Bei Bedarf kann er zum Ausgangsbild zurückgehen, um von da aus noch einmal neu zu starten. Letztendlich geht es ja darum, über das Startbild einen Zugang zu dem betroffenen assoziativen neuronalen Netzwerk zu erhalten. Für eine meiner Patientinnen schien sogar gerade das relativ häufige Zurückkehren zum Ursprungsbild das entscheidende Wirkprinzip ihrer Therapie zu sein.

Sicherer Ort

Der sichere Ort dient nicht nur der Ressourcenorganisation im Vorbereitungsblock oder der Sicherung beim Abschluss der Arbeit, er kann auch während der Reprocessing-Phase genutzt werden, falls der Prozess nicht weitergeht.

Der sichere Ort bietet einerseits die Möglichkeit, dass der Patient zur Ruhe kommen und Kraft tanken kann. Oder er dient als Metaebene, um von dort aus einen Blick auf das Prozessgeschehen zu werfen und dann mit einer neu gewonnenen Erkenntnis wieder in den Prozess einzusteigen.

Arbeiten mit der Störung

Die EMDR-Arbeit folgt dem Grundsatz, dass alles, was auftaucht, sein darf. Das heißt folgerichtig, dass auch eine Störung, also das Abbrechen des Prozesses, sein darf. Noch einen Schritt weiter gedacht, hat vielleicht genau diese Störung eine positive Absicht.

Diese konsequente Grundhaltung signalisiert nicht nur, dass die Störung erst einmal völlig okay ist, vielmehr weist sie ihr sogar eine positive Absicht zu. Das führt oftmals zum Bewusstwerden eines wichtigen Aspekts eines Prozesses. Dieser kann zu tun haben mit Schutz, dem Setting selbst, der Beziehung zum Therapeuten oder einem anderen wichtigen Merkmal der Therapie. Der Störung wird somit gesagt: „Du bist hier willkommen und darfst hier sein, und wir unterstellen dir auch, dass du etwas Gutes bewirken willst." Durch diese erlaubende Grundhaltung können wichtige Botschaften nach oben kommen und jeglicher Gegendruck, der durch das Ausgrenzen der Störung entstehen könnte, löst sich auf.

Tresor

Der Tresor bietet sich grundsätzlich an, um beim Abschluss der Sitzung noch unbeendetes Material zu sichern, das in der nächsten Sitzung bearbeitet werden soll. Ferner dient er dem Patienten in der Zeit zwischen 2 Sitzungen dazu, mit auftauchendem, belastendem Material umzugehen.

Der Tresor lässt sich aber auch nutzen, um im Prozess optimal voranzukommen. So können im Prozess auftauchende, starke zusätzliche Belastungen in den Tresor verbracht werden, um den Prozessverlauf zu sichern. Ebenso verhält es sich mit ablenkenden Einflussfaktoren.

> **Fallgeschichte**
>
> **Beeinträchtigender Lärm**
>
> So begann ein Nachbar während einer Therapiesitzung mit dem Bau einer Halle, und der Baulärm beeinträchtigte die Sitzung erheblich. Der Patient und ich entschieden uns, den Baulärm in den Tresor zu packen und erst nach der Sitzung wieder herauszulassen.
>
> Nach dem gleichen Prinzip handelte ich in einer früheren Praxis. Aus dem Stockwerk über meiner Praxis drang, bedingt durch Renovierungsarbeiten, extrem lauter Lärm einer Bohrmaschine zu uns. Auch hier verbrachten wir den Lärm in den Tresor, um ihn erst am Ende der Sitzung wieder herauszulassen.
>
> In beiden Fällen war ein störungsfreies Arbeiten in der Therapie möglich.

15.2 Kognitives Einweben

EMDR ist keine Gesprächstherapie, lebt also grundsätzlich davon, dass auch der Therapeut seine Wortbeiträge sehr reduziert. Im fortgeschrittenen Stadium in der Arbeit mit EMDR kann jedoch das gezielte Einstreuen kleiner verbaler Interventionen einen Mehrwert im Prozess stiften. Insbesondere der Einsatz hypnotischer Sprachmuster nach Milton Erickson hat sich in vielen Fällen als sehr wirkungsvoll erwiesen.

Das Einstreuen dieser kurzen verbalen Interventionen wird auch kognitives Einweben genannt. Grundsätzlich lassen sich diese unterteilen in unterstützende und in kognitive Interventionen.

15.2.1 Unterstützende Interventionen

Zu den unterstützenden Interventionen zählen folgende Maßnahmen (mit Beispielen):

Verbale Unterstützung

Ermutigung „Sie schaffen das."

Anerkennung „Wow, das ist großartig."

Beipflichten „Ja, ganz genau."

Erlaubnis geben „Ihre Tränen dürfen fließen."

Spiegeln „Sie spüren Ihre Kraft." (Beim Spiegeln nach Rogers beziehe ich mich ausschließlich auf positive Gefühle und Erkenntnisse, die ich dem Patienten spiegle. Hier dient meine Intervention ausschließlich der Ressourcenverstärkung. Ein Spiegeln negativer Gefühlszustände könnte den Patienten zu stark belasten.)

Hoffnung geben „Lassen Sie sich überraschen, wie Besserung möglich sein wird."

Positive Metaphern „Herr Müller, ein Kerl wie ein Baum.“ (Das Einstreuen einer kurzen Metapher kann bei der Ressourcenorganisation sehr hilfreich sein. Wenn nötig, unterbreche ich an dieser Stelle manchmal den Prozess, um auch komplexere Metaphern einzustreuen. Dies können Lehrgeschichten von Milton Erickson sein, therapeutische Metaphern, eigene Erfahrungen, Erfahrungen meiner Therapiepatienten u. a.)

Verankerung und Verstärkung

Ressourcen verankern Falls während des Prozesses Ressourcen deutlich nach oben kommen und bewusst werden, können diese wahlweise mit Butterfly oder Tapping verankert werden. Ergänzend bietet sich auch das Ankern (Reiz-Reaktions-Verknüpfung) aus dem NLP an.

Verstärken positiver Erfahrungen Wenn in der Reprocessing-Phase der Patient in Kontakt mit seinen Ressourcen ist und kraftvolle Erfahrungen erlebt, biete ich ihm an, sich ganz mit diesem positiven Erleben anzufüllen, es zu verstärken und im Körper auszuweiten, soweit es ihm Hier und Jetzt möglich ist. Ergänzend kann dieser Prozess durch den Einsatz einer kurzen bilateralen Stimulation (Butterfly oder Tapping) verstärkt werden.

15.2.2 Kognitives Einweben im engeren Sinn

Diese Interventionen unterstützen eine kognitive Neuorientierung.

Sokratisches Fragen

Hierbei handelt es sich um eine psychotherapeutische Fragetechnik. Die beiden Fragearten sind einerseits die Entscheidungsfrage, die auf ein klares Ja oder Nein abzielt, und andererseits die Ergänzungsfrage, bei der der Patient sachliche Inhalte selbst einbringt. Nachfolgend sei für jede Fragetechnik ein Beispiel angeführt:

Entscheidungsfrage Patient: „Ich bin der kränkste Mensch der Welt.“ Therapeut: „Ist das so?“ Vermutlich ist das natürlich nicht so, der Patient hat seine eigene Problemsituation generalisiert. Die klare Logik der sokratischen Frage ermöglicht ihm eine kognitive Neuorientierung.

Ergänzungsfrage Patient: „Ich bin ein schlechter Ehemann.“ Therapeut: „Was ist ein schlechter Ehemann?“ Die Ergänzungsfrage des Therapeuten eröffnet über die persönliche Definition, was einen schlechten Ehemann ausmacht, eine Konkretisierung des Themas und bietet damit die Grundlage für eine Neuorientierung und Wendung durch die gemeinsame Suche nach Alternativen und zielführenden Kognitionen.

Reframing

Hier wird ein Sachverhalt umgedeutet oder in einen anderen Rahmen gestellt, damit er bei dem Patienten durch den Perspektivenwechsel auch einen Wechsel im subjektiven Erleben bewirkt. Hier unterscheidet man zwischen einem Bedeutungsreframing, bei dem ein Verhalten oder dessen Auslöser eine neue Bedeutung zugewiesen wird, und dem Kontextreframing, bei dem für eine unangemessene Eigenschaft ein Kontext gefunden wird, in dem genau diese Eigenart sinnvoll oder nützlich wäre.

Bedeutungsreframing Der Patient beschwert sich über die Krümel auf dem Teppichboden und verbindet das mit störender Unordnung (alte negative Bedeutung). Die Krümel auf dem Teppich können aber auch Ausdruck dafür sein, dass die geliebten Kinder anwesend sind und das Familiensystem bereichern (neue positive Bedeutung).

Kontextreframing Der Patient formuliert eine negative Selbstbewertung wie „Ich bin zu perfektionistisch“. Der Therapeut könnte darauf hinweisen, dass Perfektionismus z. B. eine notwendige und optimale Eigenschaft dafür ist, den Beruf eines Gehirnchirurgen auszuüben.

Bereitstellen von Informationen

Hier wird das Weltbild des Patienten dadurch erweitert, dass der Therapeut eine spezifisch passende Information einstreut.

> **Fallgeschichte**
>
> **Bereitstellen von Informationen**
>
> Ein Patient sagte zu Beginn der Therapie: „Das macht alles sowieso keinen Sinn, weil ich mich ohnehin nicht ändern kann." Der Therapeut warf hierzu eine spezifische Information ein: „Wussten Sie eigentlich, dass sich innerhalb eines Jahres die gesamten körperlichen Zellen eines Menschen erneuern?" Auch wenn es hierzu viele unterschiedliche Theorien gibt, hat diese Information bei dem besagten Patienten zu einer interessanten Neuorientierung geführt, die er in dem Satz zusammenfasste: „Aha, wenn das so ist, dann ist ja vielleicht bei mir auch eine Veränderung möglich."

Aufdecken wiederkehrender Themen

Wiederholt sich ein Thema im Laufe der Therapie, so kann der Therapeut gezielt diese Wiederholung ansprechen. Damit lenkt er das Bewusstsein auf das Geschehen und macht es damit transparent und veränderbar.

Bewusstmachen von Paradoxien

Manchmal versuchen Patienten, gegenläufige Strömungen in der Arbeit zu vereinen, die einander ausschließen (z. B. 2 im Widerspruch stehende Ziele). Hier macht der Therapeut die Paradoxie bewusst (Kap. 15.3.3), und der Patient erhält die Möglichkeit, sich für den einen oder den anderen Weg zu entscheiden.

Alternativen anbieten

Während eines Prozesses kann es immer wieder vorkommen, dass ein Patient an der Stelle, an der sich eine Weggabelung auftut und er beispielsweise die Wahl zwischen der Hinwendung zum Schmerz oder der Hinwendung zur Ressource hat, sich wiederholt für den Schmerz entscheidet.

Ich selbst habe im Umgang damit eine recht einfache Strategie, die da lautet: „Einmal kann passieren, das 2. Mal ist kein Zufall und das 3. Mal ist ein Muster." So warte ich in der Regel die 3 Situationen ab und lenke dann das Bewusstsein auf die Möglichkeit der Wahl zwischen den besagten beiden Alternativen. Es liegt dann in der Freiheit des Patienten, sich für eine der Alternativen zu entscheiden, wobei es ab diesem Moment keine unbewusste, sondern eine bewusste Entscheidung ist.

Unterscheidung von Vergangenheit und Gegenwart

Dies spielt insbesondere in der Traumatherapie eine Rolle, da bei dem Betroffenen oftmals die Gegenwart von der traumatischen Vergangenheit überlagert und beeinflusst wird. Insofern kann ein kognitives Einweben mit Formulierungen wie „Die Vergangenheit ist vorbei, hier bei mir sind Sie sicher, Sie haben es überlebt usw." die Neuorientierung im Hier und Jetzt deutlich verstärken.

Arbeit mit blockierenden Schemata

EMDR hat den Grundsatz, dass alles okay ist, was während des Reprocessing auftaucht. Wenn also die Bilder abreißen, alles schwarz wird, sich alles im Kreis dreht oder alles neblig wird, ist es sinnvoll, genau damit im Prozess weiterzugehen. Der Therapeut leitet dies ein mit den Worten: „Dann gehen Sie weiter damit, dass alles schwarz wird, alles neblig ist, sich im Kreis dreht etc." Dies hat den Sinn, dass auch die Blockade eingeladen wird, dass sie sein darf und dass sie nicht weggedrückt wird. Manchmal kommen an dieser Stelle wertvolle Informationen im Prozess, und oftmals geht der Prozess allein durch diese erlaubende Grundhaltung konstruktiv voran.

Falls nicht, kann der Therapeut noch einen Schritt weitergehen und die Intervention folgendermaßen formulieren: „Gehen Sie mit dem Vorteil weiter, dass alles schwarz wird, neblig wird, sich im Kreis dreht etc." Auf diese Weise darf die Blockade nicht nur mit am Tisch sitzen, sondern ihr wird eine positive Intention unterstellt.

Diese offene Grundhaltung führt in der Regel zu wichtigen Informationen, die oftmals auch mit spezifischen Bedürfnissen (Schutz, Stabilität, Rapport etc.) verbunden sind. Dann können im nächsten Schritt – falls möglich – diese Bedürfnisse sichergestellt werden, sodass der Prozess weiter voranschreiten kann.

Vom Allgemeinen zum Spezifischen

In manchen Therapiesitzungen kommt es vor, dass der Patient in der Reprocessing-Phase von einem Thema zum anderen springt, mit der Folge, dass dies den Prozess eher schwächt als fördert.

In diesen Fällen notiere ich die aufgetauchten Themenfelder auf einem Flipchart oder visualisiere sie mittels Karten an einer Metaplanwand, priorisiere sie mit dem Patienten und frage dann: „Womit wollen wir jetzt weitermachen und wobei wollen wir bleiben?“ Der Patient benennt dann das Thema, und wir gehen weiter im Prozess.

Für gewöhnlich reicht diese Übereinkunft aus. Sollte der Patient allerdings erneut anfangen zu springen, reicht normalerweise ein kurzer Fingerzeig auf Flipchart oder Metaplanwand, um den Patienten an seine Selbstverpflichtung zu erinnern.

15.3 Kombination mit anderen Methoden

Die langjährige Erfahrung in der Arbeit mit EMDR hat mir gezeigt, wie kreativ und synergistisch sich diese Arbeitsweise mit nahezu jeder anderen therapeutischen Methodik oder Intervention verknüpfen lässt. Somit ist EMDR wesentlich mehr als eine protokollgesteuerte Technik, und der Behandler kann letztendlich – wenn nötig – seinen gesamten therapeutischen Handwerkskoffer mit einfließen lassen. Dadurch wird er sowohl der Individualität des Patienten gerecht und kann ihn dort abholen, wo er steht, als auch seiner eigenen Individualität, da er durch die Verknüpfung mit seiner therapeutischen und methodischen Kompetenz der Arbeit mit EMDR seine höchst persönliche Note verleiht. Insofern besteht bei der nachfolgenden Beschreibung zum kombinierten Einsatz von EMDR mit anderen therapeutischen Methoden kein Anspruch auf Vollständigkeit. Vielmehr soll diese Darstellung auch der Inspiration dienen und den Behandler anregen, sein therapeutisches Portfolio in die Arbeit mit EMDR einfließen zu lassen.

Dies erfährt aus meiner Sicht jedoch folgende Einschränkungen. Es gibt eine schöne Redewendung, die lautet: „Etwas ist dann perfekt, nicht, wenn man nichts mehr hinzufügen kann, sondern dann wenn man nichts mehr wegnehmen kann.“ Wenn also ein EMDR-Prozess bereits gut verläuft, besteht nicht der geringste Anlass, zusätzlich irgendeine Art von Intervention einzusetzen. Daneben besteht natürlich die Gefahr, dass ein ambitionierter Behandler möglichst viel Input geben will, um den Prozess so gut wie möglich zu gestalten. An dieser Stelle möchte ich an das oberste Wirkprinzip in der Arbeit mit EMDR erinnern, an die innere Instanz bzw. an den inneren Heiler des Patienten. Das Ziel unserer Arbeit sollte immer darin bestehen, den Patienten wachsen und größer werden zu lassen, denn das fördert seine Kompetenzen und Ressourcen, die immer im Mittelpunkt unseres Handelns stehen sollten.

Eine weitere Einschränkung bezieht sich auf die Anfangszeit in der Arbeit mit EMDR. Ich erlebe es oft bei Ausbildungsteilnehmern, dass sie in der Lernphase Abstecher zu Methoden wählen, in denen sie sich sicher und routiniert fühlen. Das wiederum erschwert das Erlernen von EMDR erheblich. Auch hierfür gibt es ein schönes Zitat: „Wenn man etwas lernt, ergibt es Sinn, die Regeln am Anfang genau zu befolgen, um sie später gezielt brechen zu können.“

15.3.1 Imaginationsarbeit

Die Anwendung imaginativer Techniken speist sich aus unterschiedlichen Methoden und kann daher sehr weitreichend eingesetzt werden.

Geleitete Imagination

Zur Ressourcenorientierung und -verstärkung kann zu jedem Zeitpunkt des Prozesses eine geleitete Visualisierung von **Helfergestalten** stattfinden. Das können Engel, Heilige, Helden der griechischen Mythologie, Geistführer oder auch innere Instanzen wie die innere Bibliothek des Wissens, ein Heiliger Garten o. Ä. sein. Der Einsatz dieser Varianten sollte sich immer am Weltbild des Patienten orientieren.

> **Fallgeschichte**
>
> **Glaube an Engel**
>
> So hatte ich einen Patienten, der eine sehr enge Anbindung an Engel hatte, insbesondere an Metatron. Als es in der Sitzung für den Patienten nicht mehr weiterging, leitete ich eine Begegnung mit Metatron ein. Dieser stand fortan hinter dem Patienten und legte ihm die Hand auf die Schulter. Verbunden mit dieser Kraft war ein weiteres ressourcenvolles Voranschreiten im Prozess möglich. Vollkommen gleichgültig ist es dabei, ob ich als Behandler selbst an Engel glaube oder nicht. Im Mittelpunkt steht der Glaube des Patienten.

Dazu gibt es eine schöne Geschichte, die sich vor einigen Jahren zugetragen hat. Anselm Grün wurde von einem Reporter gebeten, ihn doch bitte darüber aufzuklären – denn er sei ja der Experte –, ob es Engel gebe oder nicht. Anselm Grün entgegnete lächelnd: „Für die, die daran glauben, gibt es sie." Ich selbst habe meine Praxis vor Jahren aus einer Großstadt in einen ländlichen katholischen Raum verlegt und bin dort einer sehr engen Anbindung an die vierzehn Nothelfer begegnet.

Kraftorte

Neben der Visualisierung des sicheren Ortes stehen in der Imagination auch andere spezifische Ressourcenorte zur Verfügung wie der Kraftort, der Wohlfühlort, der Ort der Stille, der geborgene Ort, der Ort der Gelassenheit u. a. Die Orte kann ich nutzen, um einen Zugang zu der jeweiligen spezifischen Qualität dieses Platzes zu erhalten oder um von dieser Ebene aus Erkenntnisprozesse in Gang zu setzen.

Positive Ressourcen

Beim Arbeiten mit EMDR kann der Behandler auch die Reprocessing-Phase auch kurz „einfrieren", um mit einer anderen Methode wie NLP eine gezielte Ressourcenorganisation vorzunehmen. Mit dem Bewusstsein für diese Ressource kann der Patient dann wieder in den Prozess einsteigen. Diese Arbeit sollte jedoch nur stattfinden, wenn eine eigenständige Ressourcenorganisation seitens des Patienten ausbleibt. Die Ressourcen, die die innere Instanz des Patienten wählt, sind in der Regel um ein Vielfaches weiser als die seitens des Therapeuten gewählten Interventionen.

Heilende Ressourcen

Auf die Anwendung heilender Ressourcen bin ich durch eine meiner Patientinnen gekommen.

> **Fallgeschichte**
>
> **Wissen über Heilkräuter**
>
> Die Patientin war eine ältere Dame mit einem unglaublich umfassenden Wissen über Heilkräuter. Während ihres eigenen therapeutischen Prozesses fragte sie mich an einer Stelle, an der sich der Prozess sehr schwierig gestaltete, ob sie etwas ausprobieren dürfe – sie wolle in der Imagination ein paar Heilkräuter sammeln, die für ihre momentane Situation (im Prozess) indiziert seien. Ich stimmte dem zu, und so sammelte sie imaginativ diese Kräuter und hielt sie sich im weiteren Verlauf dieses Prozesses imaginär vor ihre Brust. Von da an gestaltete sich die Arbeit sehr bewegend und kraftvoll und führte letztendlich zu einem guten Ergebnis.

Diese Erfahrung inspirierte mich, von nun an gezielt spezifische Kenntnisse und Kompetenzen meiner Patienten abzufragen. Da ich auch viel mit Kollegen aus therapeutischen Berufen arbeite, fließen oft enorme Ressourcen (Bachblüten, homöopathische Globuli etc.) in unsere Arbeit mit ein.

Veränderung der Submodalitäten

Bandler und Grinder fanden in der 1970er-Jahren heraus, dass belastendes Material (wenn es unverarbeitet ist) in der Imagination sehr nah, sehr groß und farbintensiv erscheint. Ist das Material verarbeitet und integriert, dann zeigt es sich eher weit entfernt, klein und farblos. Daraus entwickelten sie seinerzeit das **Swish-Format**, eine NLP-Technik zur Bearbeitung belastender Erlebnisse (Mohl, 2010 [27]).

Dieses Wirkprinzip lässt sich ebenfalls gezielt in der Arbeit mit EMDR einsetzen. Der Patient wird hierzu angehalten – soweit es ihm möglich ist –, das belastende Material in die 3. Dimension zu verschieben, es schrumpfen zu lassen und das Geschehen immer farbloser, ggf. ganz in Schwarz-Weiß zu gestalten.

Distanzierungstechniken

Sollte das auftauchende Material für den Patienten zu belastend sein, können unterschiedliche Varianten zur Distanzierung eingesetzt werden. Oftmals bietet es sich an, den Patienten mit einer **Barriere** zu schützen; das kann eine schützende Mauer, die errichtet wird, oder auch eine Glasscheibe sein, die zwischen dem Geschehen und dem Patienten installiert wird.

Eine sehr effektive Technik ist das Projizieren des Erlebens auf eine interne oder externe Leinwand (**Screen-Technik**). Insofern bietet es sich an, unterschiedliche Projektionsflächen in der Praxis zur Verfügung zu haben. Ich selbst nutze oftmals eine Beamerleinwand, ein schwarzes Flipchart, einen Flatscreen und diverse Bilderrahmen in unterschiedlichen Größen aus unterschiedlichen Materialien. Aus diesem Angebot können meine Patienten frei wählen.

Losgelöst oder auch in Verbindung mit Screen-Techniken kann der Patient zur Distanzierung die handelnden Personen auch durch Schauspieler ersetzen oder ggf. durch Comicfiguren.

Symbol

Symbolik ist der Sprachcode unserer Seele, und viele Menschen haben enge Bindungen an ganz persönliche Symbole. Oftmals zeigen sie das durch besondere Schmuckstücke oder andere von außen wahrnehmbare Hinweise. Daher habe ich mir angewöhnt, bei meinen Patienten auf genau solche Merkmale zu achten, um sie gezielt während des Arbeitens nutzen zu können.

Fallgeschichte

Arbeit mit Symbolen

So hatte ich eine Patientin, die eine auffallend große „Blume des Lebens" als Aufkleber an ihrem Auto hatte. Während des Prozesses benötigten wir eine Ressourcenanbindung, und ich fragte sie, ob sie auf ihre Art und Weise eine Verbindung zu der Blume des Lebens herstellen möchte, um dann mit diesem Ressourcengefühl im Prozess weiterzugehen. Von da an gestaltete sich das weitere Arbeiten enorm kraftvoll.

Ähnliches habe ich auch mit dem Einsatz von Schmuckstücken erlebt. Bei der einen Patientin war es die „Hand der Fatima", bei einer anderen ein individuell angefertigtes Schmuckstück, mit dem sie eine hohe Sinnhaftigkeit verband.

Dem Patienten über die Hürde helfen

In manchen Sitzungen stellt sich das Gefühl ein, dass der Patient eine Hilfestellung braucht, um die nächsten Schritte gehen zu können. Hier haben sich 2 Interventionen aus der Hypnotherapie als enorm hilfreich erwiesen:

Variante 1 Bei dieser Variante wird dem Patienten vorgeschlagen, er brauche den nächsten Schritt gar nicht zu tun, vielmehr solle er einfach nur mal so tun als ob. Das scheint demnächsten Schritt Verbindlichkeit und Konsequenz zu nehmen, der Patient tut ja nur so, und gerade das zeigt ihm in der Imagination, dass ihm genau dieser Schritt möglich ist.

Variante 2 Hierbei soll der Patient – falls er selbst nicht weiß, wie der nächste Schritt geht – einen externen Experten für diese Thematik imaginieren. Dieser soll dann sagen oder zeigen, wie es aus seiner Sicht weitergehen kann. Da dieser imaginierte Experte einem Ich-Anteil des Patienten entstammt, ist er auf diesem kleinen Umweg somit selbst auf eine Lösung gekommen.

Interventionen, die mit direktem Erleben verbunden sind

Hier bieten unterschiedliche Methoden einen entsprechenden Zugang zum Erleben. So kann der Therapeut Techniken aus der Gestaltarbeit nutzen, indem er dem Patienten **unterschiedliche Stühle** für unterschiedliche Erlebniszustände anbietet. Neben dem regulären Arbeitsplatz des Patienten lässt sich so ein „sauberer Ort" installieren, an dem es kein Trauma gibt, oder auch die Position eines objektiven Dritten, der mit dem Geschehen gar nichts zu tun hat. Die unterschiedlichen Stühle ermöglichen oder erleichtern dem Patienten den Zugang zu einem anderen, ressourcenvolleren oder erkenntnisreicheren Erleben.

Eine weitere Variante bietet das **Rollenspiel**. Hier kann der Patient im geschützten Raum wichtige Erfahrungen sammeln, die ihn im weiteren Prozess stärken.

Weiterhin bietet der Ausdruck durch **künstlerisches Gestalten** (Bild malen, Ton modellieren o. Ä.) einen erweiterten Zugang zum inneren Erleben, der sich positiv auf den weiteren Prozess auswirken kann.

15.3.2 Arbeit mit Ich-Zuständen

Menschen lassen sich nicht immer auf eine einzige innere Stimme reduzieren. So gibt es jetzt ganz persönlich einen Teil in mir, der gerne eine Pause machen würde, ein anderer Teil (dessen Stimme im Moment weitaus stärker ist) sagt: „Da geht noch was, eine Pause gibt es in einer halben Stunde." Das ist vermutlich ein Erleben, das jeder kennt.

Im therapeutischen Prozess können wir ganz gezielt diese inneren Stimmen und Instanzen nutzen. Somit geht es um die Veränderung von Ich-Zuständen und das Herstellen des Zugangs zum gewünschten Zustand. An dieser Stellel sämtliche Arbeitsweisen und Techniken aus der Ego-State-Arbeit anzusprechen, würde den Rahmen sprengen und könnte auch der Bedeutung dieser Arbeitsweise nicht gerecht werden. Insofern gebe ich einen Einblick in die Auswahl von Ich-Zuständen, die ich häufig in meiner Arbeit einsetze.

Konferenztisch

Eine sehr effiziente Methode, mit inneren Anteilen zu arbeiten, bietet die Imagination eines Konferenztisches. An diesem Tisch können unterschiedliche Personen Platz haben. Das können die Ich-Anteile aus der Transaktionsanalyse (nährendes Eltern-Ich, kritisches Eltern-Ich, Erwachsenen-Ich, angepasstes Kind-Ich, rebellisches Kind-Ich und freies Kind-Ich) oder „das innere Team" nach Friedmann Schulz von Thun oder die unterschiedlichen Denkhüte nach Edward de Bono sein. Viele Patienten entscheiden sich aber auch für reale Personen wie Vorbilder, bedeutsame Menschen im Leben, beste Freunde etc.

Den Personen am Konferenztisch wird kurz das Problem geschildert, um das es im Moment im Prozess geht, und jeder Konferenzteilnehmer gibt einen entsprechenden Input. So kann der Patient abwägen, welcher Beitrag bei ihm eine kraftvolle Resonanz bewirkt, und dann mit dieser Idee im Prozess weitergehen.

Archetypen

Einen kreativen und kraftvollen Ansatz bieten die archetypischen Ich-Anteile. Das sind

- bei der Frau: das Mädchen, die Geliebte, die Amazone, die Mutter, die Seherin und die weise Alte;
- beim Mann: der Junge, der Geliebte, der Krieger, der Vater, der Alchemist und der weise Alte.

Diese inneren Anteile haben ganz spezielle Fähigkeiten und Aufgaben, und wenn Herausforderungen des Patienten und die Fähigkeiten des Archetyps zusammenpassen, kann sich daraus eine unglaubliche Kraft und Klarheit entwickeln.

Vorbereitend ist es in der Regel hilfreich, die einzelnen Figuren sehr sorgfältig herauszuarbeiten, mit den entsprechenden Submodalitäten und spezifischen Persönlichkeitsmerkmalen.

Als Folge der Arbeit mit diesen inneren Anteilen erlebe ich bei meinen Patienten, dass sie oft auch im realen Leben die Kraft der Archetypen für sich nutzen.

> **Fallgeschichte**
>
> **Kraft der Archetypen**
> So hatte ich einen Patienten, der mir von seinen Archetypen berichtete: Immer wenn er mit seinen Kumpels Ski laufen war, war der innere Junge aktiv, der einfach nur Spaß haben wollte. Andererseits, wenn seine Töchter bedroht oder angegriffen wurden, holte er den inneren Krieger hervor. Und wenn er ein neues Projekt in die Welt setzte, aktivierte er den inneren Vater, der dem Projekt das Leben schenkte und ihm Struktur gab und es nährte, damit es sich erfolgreich entwickeln konnte.

Das innere Kind

Das innere Kind nimmt einen besonderen Platz im Rahmen der Traumatherapie ein. Im Fokus kann einerseits das innere Kind vor der Traumatisierung stehen. Welche Träume hatte es, welche Wünsche, welchen Blick auf das Leben, welche Ressourcen? Wenn wir das traumatisierte innere Kind in den Mittelpunkt stellen, geht es eher um die Frage: Was braucht das innere Kind? Welche Bedürfnisse hat es? Welche Sehnsüchte? In diesem Kontext ist auch das Verbinden von Perspektiven möglich: Was möchte das innere Kind dem Erwachsenen von heute sagen? Was kann der Erwachsenen von heute dem inneren Kind geben? Die Innere-Kind-Arbeit nimmt einen großen und wichtigen Raum innerhalb der Traumatherapie ein. Hier möchte ich insbesondere das Buch *Das innere Kind retten* von Gabriele Kahn (2010) [22] empfehlen (Kap. 21.2).

15.3.3 Humor

Viele Patienten erleben eine Traumatherapie oft sehr schwer. Das mag verständlicherweise an den schwer belastenden Erlebnissen liegen, aber auch an der bedrückenden Grundhaltung mancher Therapeuten.

Humor hat eine enorm heilsame Wirkung in der Psychotherapie. Er beeinflusst die Beziehung zwischen Therapeut und Patient, er bewirkt in der Regel eine Musterunterbrechung, die wiederum zu einer Reorganisation innerhalb der neuronalen Netzwerke führt, und er schafft ein Klima, durch das ein leichterer und schnellerer Zugang zu Ressourcen möglich ist.

Die Grundvoraussetzung für den Einsatz von Humor ist unabdingbar eine gute und tragfähige Beziehung zwischen Therapeut und Patient; ist diese nicht gegeben, kann Humor auch eine verletzende Wirkung haben.

Auch wenn manche Therapeuten humorvolle Naturtalente sind, empfehle ich auch hier eine profunde Ausbildung im provokativen Stil nach Dr. E. Noni Höfner (Kap. 21.1). Die **Provokative Therapie** basiert auf der Arbeit mit Paradoxien. Ein Paradoxon ist eine Intervention, mit der der andere nicht rechnet. Wir überraschen ihn und zwingen ihn damit, ein eingefahrenes Gleis zu verlassen. Er bemerkt, dass hier und jetzt etwas anderes geschieht. Dies führt zu einer Musterunterbrechung, die im Gehirn eine neuronale Reorganisation bewirkt.

15.3.4 Körperarbeit

Körperarbeit nimmt einen sehr hohen Stellenwert im Rahmen der Traumatherapie ein. Oftmals ist der Körper auch „Tatort". Selbst wenn das nicht der Fall sein sollte, erleben Betroffene, dass das Trauma gleichsam „vom Körper festgehalten oder eingefroren wird". Aktuelle Studien der Universität Ulm zeigen auf, dass Traumatisierungen sogar einen erheblichen Einfluss auf den Stoffwechsel haben, was im weiteren Verlauf des Lebens wiederum zu spezifischen Erkrankungen führen kann (Karabatsiakis, 2018 [21]).

EMDR beinhaltet in seinem Protokoll grundsätzlich den Body-Scan als eigenen Arbeitsschritt (Kap. 8.6), trotzdem kann während des Arbeitens ergänzend der Körper mit einbezogen werden. Dabei kann es um das **Wahrnehmen aller Körperempfindungen** gehen, es kann aber auch eine spezifische Körperempfindung in den Fokus gestellt werden. Dabei ist es unerheblich, ob es um belastende oder kraftvolle Körperempfindungen geht. Sie können in jedem Fall als Erinnerungs- oder Wahrnehmungshilfen dienen. Bei kraftvollen Empfindungen bietet es sich an, diese zu verstärken und zu verankern. So habe ich Therapiesitzungen erlebt, in denen wir ausschließlich mit Körperempfindungen gearbeitet haben, weil der Patient auf diese Weise den besten Zugang zu seinem Erleben hatte.

Ferner richte ich während des Arbeitens ein großes Augenmerk auf ein weiteres wichtiges körperliches Signal, den **Atem**. Unser Atem steuert nicht nur unsere Ausdrucks- und Verbalisierungsfähigkeit, vielmehr kann ich über ihn auch Einfluss nehmen auf das unwillkürliche Nervensystem. Oft erlebe ich bei Patienten eine flache kurze Atmung; dann leite ich sie an, bewusst, tief und langsam zu atmen, was sehr schnell zu einer parasympathischen Reaktion führt. Dadurch wird in der Regel auch der Entkonditionierungseffekt in der Arbeit mit EMDR gesteigert (Kap. 5.2.1).

15.3.5 Metaphern

Ich erlebe es immer wieder, dass Patienten gerade kurz vor dem entscheidenden Schritt ihrer Veränderung mit Widerstand reagieren. Für mich ist das in der Regel ein sehr gutes Zeichen, da sich diese Form des Widerstands ja nur äußern muss, wenn die Veränderung, derentwegen der Mensch bei mir ist, greifbar nahe ist.

Abzugrenzen ist dieser Widerstand einerseits vom nonverbalen Stoppsignal, das der Patient braucht, um für Schutz und Sicherheit im Prozess zu sorgen, und andererseits von Ursachen für einen Widerstand, die auf andere Faktoren der Therapie zurückzuführen sind wie ungute Rahmenbedingungen für das Setting, fehlenden Rapport o. Ä. Es geht somit allein um den Widerstand, der den entscheidenden Schritt in der Therapie einleitet und bei dem klar wird, dass eine Veränderung passiert und diese auch einen Preis hat.

In diesen Fällen biete ich meinen Patienten eine der folgenden Metaphern an, um sie zu motivieren, den nächsten Schritt in der Therapie zu gehen:

Tunnelmetapher

Bei dieser Metapher frage ich meinen Patienten, ob er schon jemals durch den Gotthard-Tunnel gefahren sei und ob er in der Mitte des Tunnels, wo die Luft am stickigsten ist, das Auto angehalten und den Zündschlüssel abgezogen habe. In der Regel entwickelt sich folgender Dialog:

- Patient: „Nein, natürlich nicht. Ich bin selbstverständlich durch den Tunnel durchgefahren, um am Ende wieder herauszukommen."
- Ich: „Was sehen Sie denn, wenn Sie weiterfahren?"
- Patient: „Ein Licht am Ende des Tunnels, das immer größer und größer wird."
- Ich: „Und was sehen Sie, wenn Sie aus dem Tunnel rausfahren?"
- Patient: „Berge, Natur, den Himmel, Farben etc."
- Ich: „Genau, und dann wartet irgendwo eine schöne Gaststätte mit einem guten italienischen Espresso und leckeren Panini." (Letzteres ist eine kleine Intervention, die auf das Ressourcenerleben bei erfolgter Therapie verweist.)

Berg-und-Talmetapher

Diese Metapher setze ich sehr gerne bei „Logikern" ein:

- Ich frage: „Wenn Sie sich die Weltkugel verkleinert hier im Raum vorstellen, und Sie gehen in der Imagination mit dem Finger über diesen Globus und Sie befinden sich mit dem Finger im längsten und tiefsten Tal dieser Kugel, was geschieht – egal in welche Richtung –, wenn Sie mit Ihrem Finger weiterfahren?"
- Patient: „Ja, irgendwann kommt ein Berg."

- Ich: „Genau, und jetzt sind Sie im tiefsten Tal Ihres eigenen Prozesses und Sie wollen nicht weiter fortfahren. Ergibt das Sinn?“
- Patient: „Nicht wirklich, ich könnte ja fortfahren, bis es wieder bergauf geht, und den nächsten Berg erklimmen.“
- Ich: „Ja, super, therapeutische Prozesse und persönliche Entwicklungswege durchlaufen oftmals Wellenbewegungen mit Tiefen und Höhen, und wenn wir in einem Tief sind, ist es wichtig, sich daran zu erinnern, dass es schon mal eine Höhe gab und es wieder eine geben wird.“

Zugmetapher

Hierbei handelt es sich um eine sehr komplexe Metapher, bei der unterschiedliche Einflussfaktoren zusammenkommen. Wenn der Patient droht, aus dem Prozess auszusteigen, frage ich ihn nach einer extrem unwirtlichen Gegend, die er kennt, beispielsweise das Industriegebiet von Köln-Wesseling.

- Ich sage ihm: „Das ist jetzt spannend; wir fahren gerade im Zug durch diese extrem unwirtliche und hässliche Gegend, und Sie wollen die Notbremse ziehen, den Zug anhalten und gerade hier aussteigen. Macht es nicht wesentlich mehr Sinn, wenn wir beide hier im Zug weiterfahren (Beziehungsaspekt), unsere Fahrt fortsetzen (Prozessaspekt) und aus dem Fenster schauen auf das unwirtliche Köln-Wesseling, dass an uns vorbeizieht (Einbau einer Dissoziation mittels der Vorstellung, durch die Glasscheibe auf die Belastung zu schauen)? Ist es nicht besser, wenn wir weiterfahren zu unserem Zielbahnhof in Köln (Ansprechen des Therapieziels), wo auf uns der Kölner Dom wartet, der Rhein, ein kühles Kölsch (aktivieren von Ressourcen)?“
- Patient: „Ja, das macht Sinn.“

Filmmetapher

Die Filmmetapher ist ähnlich komplex wie die Zugmetapher. Bei der Auswahl des Filmgenres achte ich explizit darauf, einen Film zu wählen, den der Patient vermutlich auch schon gesehen hat. Bei dem einen Patienten mag das James Bond sein, bei einem anderen eher Rosamunde Pilcher. Dann führe ich durch diese Metapher mit folgendem Dialog:

- Ich: „Haben Sie den letzten James-Bond-Film ‚Skyfall‘ gesehen?“
- Patient: „Ja, habe ich.“
- Ich: „Ah ja, erinnern Sie sich noch an die Szene am Anfang, als James Bond auf dem Zug balancierte, von seiner Kollegin aus Versehen angeschossen wurde, ins Wasser fiel und erst einmal klinisch tot war? Sind Sie da aufgestanden, als die Bedrohung für den Helden am größten war, und haben das Kino verlassen?“
- Patient: „Nein, ich habe den Film zu Ende geguckt.“
- Ich: „Ja genau, und hier in Ihrem eigenen Prozess, wo die Bedrohung für Sie am größten erscheint, wollen Sie aufstehen und gehen? Macht es nicht wesentlich mehr Sinn, wenn wir beide hier im Kino sitzen bleiben (Beziehungsaspekt), uns den weiteren Film auf der Leinwand anschauen (Prozessaspekt und Dissoziation durch die Kinoleinwand) und neugierig bleiben auf das Happy End (Therapieziel und Ressource)?“
- Patient: „Oh ja, da haben Sie recht.“

Gerade bei dieser Metapher erfahre ich im Nachgang der Therapie oftmals ihre intensive Wirkung. Patienten leiten dann häufig E-Mails oder Briefe mit der Sequenz ein: „Herr Zimmermann, der Film ist weitergegangen …“, dann erfolgt in der Regel eine Schilderung positiver sowie negativer Erlebnisse und Lebensphasen. An dieser wird deutlich, dass der Patient zu der Sichtweise gelangt ist, dass es immer wieder Herausforderungen im Leben gibt und geben wird, die wir meistern können, und so prägt sich eine eher episodische Betrachtungsweise des Lebens ein.

16 Weiterentwicklung des EMDR

16.1 Creative Processing EMDR – Verknüpfung von Maltherapie und anderen kreativen Ausdrucksformen mit EMDR

Schon in frühen Zeiten der EMDR-Anwendung wurde das Element der bilateralen Stimulation mit der Wirkungsweise der Maltherapie verknüpft. Daraus entstanden verschiedene Arbeitsformen wie die EMDR-Maltechnik, die 4-Felder-Technik oder auch die Conflict Imagination, Painting and Bilateral Stimulation (CIPBS) nach Christa Diegelmann, 2018 [6]. Gerade CIPBS bietet ein sehr komplexes und kreatives Arbeiten, was über eine reine Maltherapie bei Weitem hinausgeht.

Vor allem die Arbeit von Christa Diegelmann hat mich seinerzeit inspiriert, die Wirkungsweise, die in der Maltherapie deutlich wird, auch auf weitere kreative Methoden der künstlerischen Gestaltung zu übertragen. Diese Arbeitsform trägt seither den Namen Creative Processing EMDR (CP-EMDR) und umfasst folgende Komponenten.

16.1.1 Maltechnik

Die Arbeit mit der Maltechnik gestaltet sich wie folgt:

- Der Patient stimmt sich auf sein Problem oder seine Belastungssituation ein und malt auf dem 1. Blatt Papier das entsprechende Bild dazu.
- Dann dreht er dieses Blatt Papier um, sodass ein neues weißes Blatt oben liegt, und beginnt, sich selbst mit Butterfly oder Tapping so lange bilateral zu stimulieren, bis ein neues, freieres, gelösteres und positiveres Bild auftaucht. Dieses malt er auf ein 2. Blatt Papier und dreht es wieder um, wenn es fertig ist.
- Dann führt er wieder eine Serie bilateraler Stimulation durch, bis erneut ein gelösteres Bild auftaucht, und malt ein weiteres Bild.
- Dieser Prozess setzt sich so lange fort, bis der Patient spürt, dass das letzte Bild, das er gemalt hat, sein Abschlussbild ist.

Anstelle einzelner Blätter im DIN-A4-Format verwende ich in der Regel ein in 6 Felder gefaltetes Flipchart-Blatt. Das bietet den Vorteil, dass der gesamte Prozess in einem großen Verlauf abgebildet wird.

Während des gesamten Malprozesses lasse ich im Hintergrund EMDR-Musik als Dauerstimulation laufen. Erfahrungsgemäß verstärkt das sowohl die Prozessarbeit als auch den Entspannungsfaktor.

Wenn der Patient seine Bildsequenzen beendet hat, sprechen wir noch kurz über das Bild, wobei es extrem wichtig ist, nicht in eine Bildinterpretation einzutauchen. Die Versuchung liegt oftmals nahe, auch initiiert durch das Interesse des Patienten, erfahren zu wollen, welche Bedeutung die einzelnen Symbole haben. Ließen wir uns als Therapeuten darauf ein, bestünde die Gefahr, dass der gesamte Prozess in sich zusammenfiele, und es geht grundsätzlich nicht darum, den erfolgten EMDR-Prozess zu interpretieren oder zu analysieren. Gerade die prozessorientierte Arbeit lebt davon, dass die jeweiligen Prozesse jenseits des sprachlichen Zugriffs für sich wirken können.

Gleichwohl findet in der Regel nach dem Malen der Bilder noch ein kurzes ressourcenfokussiertes Gespräch statt, wobei im dissoziierten Zustand über Veränderung gesprochen wird („Was ist an diesem Bild anders/besser/schlechter als in jenem Bild?“) und im assoziierten Zustand über ressourcenvolle Bildinhalte („Wie fühlt sich das an?“, „Was spüren Sie hier?“).

Viele meiner Patienten nehmen das Abschlussbild mit nach Hause oder fotografieren es ab, um nach der Therapie mit dem Bild einen kraftvollen Ankerzu haben. Bei nahezu 90 % der Patienten werden 5–6 Bilder angefertigt, weniger oder mehr sind die Ausnahme, aber natürlich möglich.

16.1.2 Aufstellungsarbeit

Nachdem ich einige Erfahrungen mit der Malvariante gesammelt hatte, kam mir die Idee, diese Art von Arbeit auch auf andere Gestaltungsformen zu übertragen. Als Erstes probierte ich es mit unterschiedlichen Aufstellungsvarianten.

In der Praxis sieht das so aus, dass ich dem Patienten unterschiedliche Figuren für die Aufstellungsarbeit anbiete. In der Regel handelt es sich um Tierfiguren, eine Sammlung bunter Halbedelsteine, Holzfiguren, Biegemännchen oder eine bunte Sammlung diverser Symbolfiguren, die ich im Laufe der Jahre zusammengetragen habe (u. a. Muscheln, Federn, Playmobil-, Schleich- oder Überraschungsei-Figuren).

Der Patient entscheidet, welche Figuren er für die Sitzung nutzen möchte, und fertigt zunächst, ausgehend von seinem Problem, eine Belastungsaufstellungssequenz an. Dann beginnt eine Phase der bilateralen Stimulation mittels Butterfly oder Tapping, die so lange andauert, bis ein gelösterer Impuls für die Aufstellung auftaucht. Daraufhin nimmt der Patient die Veränderungen innerhalb der Aufstellungssequenz vor, die den gelösteren Aspekt widerspiegeln. Darauf folgt wieder eine Phase der bilateralen Stimulation, und der gesamte Prozess wiederholt sich so lange, bis eine für den Patienten optimale Abschlusssequenz der Aufstellungsarbeit erreicht ist.

Auch hier wird der gesamte Prozess begleitet von auditiver bilateraler Dauerstimulation. Die einzelnen Aufstellungssequenzen werden von mir fotografiert, und der Patient kann wählen, ob er die Bilder aller Sequenzen oder nur das Abschlussbild von mir haben möchte. Auch hier erfolgt, wie in Kap. 16.1.1 beschrieben, ein kurzes Gespräch zum Ende der Sitzung.

16.1.3 Arbeit mit Ton

Auch Ton oder ein Knetmaterial wie FIMO lassen sich wunderbar mit dieser Art von Arbeit verknüpfen. Dabei bieten sich unterschiedliche Varianten an:

Variante 1 Der Patient wählt einen Tonklumpen und formt aus diesem sein Ausgangs- bzw. Belastungssymbol. Dann folgt eine bilaterale Stimulation mittels Tapping oder Butterfly, bis der Impuls für ein freieres und gelösteres Symbol auftaucht. Dann wird dieser Tonklumpen umgeformt in die neue Variante. Auch hier wiederholt sich der Prozess so lange, bis sich ein optimales Abschlusssymbol einstellt.

Variante 2 Während in der oben beschriebenen Variante immer derselbe Tonklumpen für die Arbeit genutzt wird, nutzt der Patient in der 2. Variante für jedes neue Symbol auch einen neuen Tonklumpen, sodass er zum Ende der Arbeit über eine Serie unterschiedlicher Tonfiguren verfügt.

Auch die Arbeit mit Ton oder FIMO wird von mir fotografiert, und auch hierbei erfolgt eine auditive bilaterale Dauerstimulation. Das jeweilige Abschlusssymbol aus Ton kann der Patient mit nach Hause nehmen. Der Vorteil von FIMO ist die Lufttrocknung, Ton kann noch gebrannt werden.

16.1.4 Weitere kreative Ausdrucksformen

Diese Art von Arbeit lässt sich übertragen auf jede andere Form der kreativen Gestaltung und des kreativen Ausdrucks wie Tanz oder Musizieren. Hierbei steht das Erleben und Spüren im Hier und Jetzt im Mittelpunkt, da die einzelnen Arbeitsschritte kaum dokumentiert werden können.

Diese Variante ist besonders für Patienten interessant, die entweder einen sehr guten Zugang zu ihrem Körpergefühl haben, da hier eine unmittelbare Rückkoppelung zur eigenen Wahrnehmung stattfindet, oder auch für Patienten, bei denen die Entwicklung einer Sensibilität für den eigenen Körper im Mittelpunkt steht.

Auf Audio- oder Videoaufnahmen sollte besser verzichtet werden, da diese von der Prozessarbeit ablenken würden.

16.1.5 Gruppenvarianten

Das CP-EMDR bietet auch eine optimale Möglichkeit, EMDR in Gruppen einzusetzen. Das kann auf zweierlei Arten erfolgen:

Variante 1: Jeder arbeitet an seinem Prozess Bei dieser Arbeitsweise ist es möglich, dass eine größere Anzahl von Personen in einem Raum an ihren individuellen Prozessen arbeitet. Jeder arbeitet, wie in Kap. 16.1.1 beschrieben, an seinem eigenen Prozess. Die Bildbesprechung kann anschließend in einer Partnerarbeit oder – bei geringer Gruppengröße – auch einzeln in der Gruppe erfolgen. Bei Gruppengrößen über 12 Personen empfehle ich, mit mehreren Trainern/Therapeuten zu arbeiten.

Variante 2: Alle arbeiten an einem Prozess Diese Art der Arbeit setze ich gerne in Teamentwicklungen oder in Change-Management-Prozessen in Unternehmen ein. Die Arbeit wird dahingehend abgeändert, dass ich eine Papiertischdecke für Biertischgarnituren über eine große Wand spanne und diese in unterschiedliche Segmente einteile. Die Gruppe/das Team beginnt im 1. Segment, das Problembild anzufertigen. Hierfür stelle ich unterschiedliche Materialien zur Verfügung, z. B. Farben, Klebematerial, Zeitschriften für Collage-Elemente. Die Teilnehmer erhalten die Anweisung, dass sie nur nonverbal miteinander kommunizieren dürfen (sehr wichtig!), da der Prozess ansonsten „zerredet" wird. Wenn alle (nonverbal) bereit sind für das nächste Bild, wendet sich die Gruppe dem 2. Segment zu. Auch dieser Prozess wiederholt sich so lange, bis ein für die Gruppe optimales Abschlussbild angefertigt wurde. Auch hier ist es so, dass die Gruppen das Abschlussbild ausschneiden und als Anker mitnehmen. Bei dieser Variante entfällt die taktile bilaterale Stimulation, und es wird nur mit auditiver Dauerstimulation gearbeitet.

16.1.6 CP-EMDR in der Eigenarbeit und im Coaching

Die oben beschriebenen Arbeitsformen ermöglichen es dem Anwender, auch für sich selbst einen EMDR-Prozess zu gestalten. Unbedingte Voraussetzung ist dabei, dass es sich nicht um traumatische Belastungen oder pathologische Themen handelt, da sich die betreffende Person im Prozess nicht die erforderliche Sicherheit geben kann. Insofern eignet sich die Eigenanwendung ausschließlich für Alltagsthemen.

Die einzelnen Varianten des CP-EMDR setze ich zudem sehr gerne im Coaching ein. Damit können einerseits herkömmliche Coachingverläufe kreativ aufgelockert und bereichert werden, andererseits kann ich die kraftvolle Wirkung der bilateralen Stimulation ohne Winkbewegungen vor den Augen nutzen, die für den Coachee befremdlich sein könnten.

16.1.7 Wirkprinzipien des CP-EMDR

In dieser Arbeitsform kommen die Wirkelemente unterschiedlicher Therapieformen zusammen und bilden eine Synergie. Durch die Art und Weise der jeweiligen Variante können die einzelnen Wirkungsbestandteile herkömmlicher EMDR-Arbeit sogar noch verstärkt werden.

Entkonditionierung

Es ist eine fast allgemeingültige Erkenntnis, das Menschen in kreativ gestalterischen Prozessen enorm entspannen; oftmals stellt sich sogar eine leichte Trance ein. Zusätzlich induziert und verstärkt die auditive bilaterale Stimulation den Entspannungsvorgang. Während der Patient mit seinem Belastungsbild und den entsprechenden Gedanken und Gefühlen startet, entspannt er während des Arbeitens mehr und mehr, und dies führt in der Regel zu einer verstärkten Entkonditionierung.

Dissoziation und Aufmerksamkeitsteilung

Während bei der herkömmlichen EMDR-Arbeit die Aufmerksamkeitsteilung dadurch erfolgt, dass ein Teil der Aufmerksamkeit des Patienten bei den Winkbewegungen des Therapeuten bleibt und ein anderer Teil bei den eigenen inneren Vorstellungen, wird dieses Wirkprinzip hier noch dadurch verstärkt, dass der Patient sein Belastungsgeschehen im Außen ausdrückt (Malen, Aufstellen, Formen aus Ton etc.). Das führt zu einer verstärkten Form der Dissoziation, und das Pendeln zwischen innerer Wahrnehmung und äußerem Gestalten verstärkt die Aufmerksamkeitsteilung. Zudem bietet der Gestaltungsvorgang eine Art „Container", in dem das belastende Material kontrolliert und sicher aufgehoben ist.

Neuronale Wirkprinzipien

Neben den in Kap. 5.2.3 beschriebenen Wirkungsweisen bilateraler Stimulation auf neuronaler Ebene kommt beim CP-EMDR ergänzend noch das Prinzip der Doppelstimulation (taktil zwischen den Einzelsequenzen, auditiv als Dauerstimulation) hinzu. Verstärkt wird das konstruktive neuronale Geschehen noch durch die Aktivierung beider Gehirnhälften während der kreativen Prozessarbeit.

Gestaltungsvorgang

Bei allen beschriebenen Varianten betätigt sich der Patient auf gestalterische Art und Weise, bringt sich also aktiv in den Prozess mit ein. Somit unterliegt dieser Prozess unmittelbar seinem gestalterischen Handeln und seiner Kontrolle. Das wiederum verstärkt seine Selbstwirksamkeit im therapeutischen Prozess und fördert die Kompetenz und damit das Wachsen der eigenen Persönlichkeit.

Symbolisierungsvorgang

Symbole sind, wie bereits erwähnt, der Sprachcode unserer Seele, und da die oben beschriebenen Arbeitsformen einen sehr engen Bezug zu Symbolen haben, wirken diese meist unbewusst und subtil, aber gleichzeitig auf einer tiefen und hochwirksamen Ebene. Insofern kommt gerade der Veränderung von Symbolen und den Ressourcensymbolen eine besondere Bedeutung zu.

Abschließend möchte ich hinzufügen, dass sich das Arbeiten mit CP-EMDR wunderbar dazu eignet, therapeutische Prozesse aufzulockern, kreativ anzureichern oder wieder in Fluss zu bringen. Ebenso kann es als alleinige Arbeitsform eingesetzt werden – vielleicht gerade dann, wenn ich um eine kreative Ader meines Patienten weiß.

16.2 Brainlog

Brainlog habe ich gemeinsam mit meiner Frau 2009 entwickelt, inspiriert durch eine Aussag Zitat von Leonardo da Vinci: „Wenn du etwas Neues schaffen willst, dann nimm unterschiedliche Dinge und füge sie zusammen.“ Die unterschiedlichen Dinge, die wir zusammengefügt haben, speisen sich aus unterschiedlichen therapeutischen Methoden und Sichtweisen, die im Folgenden vorgestellt werden.

16.2.1 Das humanistische Weltbild

Als Kern des humanistischen Ansatzes lässt sich wohl die These betrachten, dass in jedem Menschen starke Kräfte in Richtung Selbstheilung wirken. Aufgabe des Therapeuten ist es, dem Patienten zu helfen, diese mächtigen Kräfte auch freizusetzen. Dabei hat jeder Mensch seine eigene Landkarte, die es in der Arbeit zu erkunden und zu nutzen gilt. Unabdingbare Parameter der humanistischen Arbeit sind Kongruenz und Echtheit sowie Akzeptanz, Wertschätzung und Empathie. Der Therapeut interpretiert den Prozess seines Patienten nicht, er manipuliert ihn auch nicht, sondern er hilft dem Patienten, den Weg in sich selbst zu finden und somit die eigene innere Instanz wirken zu lassen. Das impliziert die Annahme, dass Menschen über alle notwendigen Ressourcen, die sie brauchen, um die angestrebten Veränderungen zu erreichen, verfügen.

16.2.2 EMDR

Inspiriert durch die Erfahrung und Arbeit mit EMDR setzen wir das Element der bilateralen Stimulation auch gezielt bei Brainlog ein, hier allerdings überwiegend in der Form der auditiven bilateralen Stimulation.

16.2.3 Brainspotting

Das Brainspotting nach David Grand geht zurück auf Natural Flow EMDR, das einige Ergänzungen und Abweichungen zur herkömmlichen EMDR-Arbeit beinhaltet:

- Es wird weitestgehend auf eine therapeutische Hypothesenbildung verzichtet.
- Alle Antworten sind im System des Patienten zu finden.
- Technisch wird mit bilateraler auditiver Dauerstimulation gearbeitet.
- Dem Lokalisieren und Aktualisieren positiver Körpersensationen kommt eine besondere Bedeutung zu.
- Methodisch fokussiert sich Brainspotting hauptsächlich auf die Arbeit mit Körperreflexen. Über diese Reflexebene wird eine Verbindung zum betroffenen neuronalen Netzwerk hergestellt.

16.2.4 Bipolares Prinzip

Professor Reinhard Plassmann (2010) [29] bezeichnet in seinem Buch *Die Kunst des Lassens* das bipolare Prinzip als das eigentliche Grundprinzip der Heilung. Bei diesem Prinzip werden der negative Pol (Belastung) und der positive Pol (Ressource) miteinander verbunden, wodurch eine aktive Umfokussierung auf die Ressourcen erfolgt. Dies ermöglicht eine Unterbrechung bestehender Muster, und die Ausbreitung emotionaler und kognitiver Belastungsmuster wird durch einen selbstregulatorischen Mechanismus begrenzt. Der Belastungs- und der Ressourcenpol werden im Körper auf der Ebene des reinen Bewusstseins miteinander verbunden. Die regulierende und ressourcenvolle Information kann somit ihre heilende Kraft entfalten. So können auf einer tiefen Ebene Reorganisationsprozesse ausgelöst werden, und zwar körperlich, seelisch und mental.

16.2.5 Positive Psychologie

Die Positive Psychologie verfolgt im Ansatz das Ziel, Belastungen zu eliminieren bzw. zu minimieren und Ressourcen zu stärken und zu schaffen. Dabei stellt sie eine konsequente Fokussierung von Ressourcen in den Mittelpunkt. Neben den methodenspezifischen Wirkprinzipien kommt den Ressourcen eine entscheidende Bedeutung in Bezug auf die Wirkung von EMDR zu. Während in der Arbeit mit EMDR oftmals auf das selbstorganisierte Auftauchen von Ressourcen im Prozess vertraut wird, findet bei Brainlog eine gezielte Ressourcenorganisation statt, die während des gesamten Prozesses aufrechterhalten und verstärkt wird. Die konsequente und weitgefächerte Ressourcenausrichtung der Positiven Psychologie bietet hier nicht nur ein unterstützendes Weltbild, sondern auch eine methodische Ergänzung.

16.2.6 Emotionales Raumgedächtnis

Eric Kandel (2006) [23] hat in Experimenten mit Ratten herausgefunden, dass diese über ein sog. „emotionales Raumgedächtnis“ verfügen. Allein an der neuronalen Aktivität im Gehirn der Ratten ließ sich feststellen, wo sich die Ratte im Raum befand. Aufgrund der hohen Ähnlichkeit des Ratten- und des Menschengehirns lässt sich daraus ableiten, dass das gleiche Prinzip auch bei Menschen gilt. Letztendlich ist diese Erkenntnis das neurobiologische Erklärungsmodell für Feng-Shui, Aufstellungsarbeit oder Bodenankerarbeit aus dem NLP. Insofern haben wir uns auch bei Brainlog die Dreidimensionalität des Raumes zunutze gemacht. Methodisch bedeutet das, dass der Patient im Raum den Belastungs- und den Ressourcenpol ausmacht. Diese jeweiligen Pole werden noch durch den Einsatz spezifischer Symbole (Bilder, Karten, Figuren etc.) verstärkt.

Eingesetzt wird Brainlog sowohl in der Therapie als auch im Coaching, und es kann wunderbar innerhalb eines laufenden Therapieprozesses mit der EMDR-Arbeit verknüpft und in diese integriert werden.

Weitere Informationen finden Sie unter: https://www.brainlog-akademie.de/.

16.3 BiCo-Tools

BiCo ist die Abkürzung für „bilaterales Coaching“. Bei den BiCo-Tools handelt es sich um Ressourcenübungen auf Basis der bilateralen Stimulation.

Hierbei handelt es sich um kraftvolle Übungen aus dem NLP, der Positiven Psychologie, diversen Klopftechniken und der Aufstellungsarbeit, die von mir stark vereinfacht und auf das Notwendige reduziert wurden (ich bin davon überzeugt, dass Menschen Übungen vor allem dann machen, wenn sie einfach sind – alles, was kompliziert ist, bedeutet mehr Aufwand). Diese auf das Wesentliche reduzierten Übungen habe ich mit der bilateralen Stimulation verknüpft, sodass bis heute über 50 BiCo-Tools entstanden sind. In der Regel gebe ich meinen Patienten eine Auswahl von Übungen zur Eigenarbeit und Ressourcenstärkung mit. Einige dieser Tools können allerdings nur mit der Begleitung durch einen Therapeuten/Coach durchgeführt werden.

Gerade bei regelmäßig durchgeführten Übungen in Eigenanwendung können die Ressourcen durch den Prozess der Langzeitpotenzierung deutlich gestärkt werden. Der Prozess der Langzeitpotenzierung entsteht – vereinfacht ausgedrückt – dadurch, dass neuronale Netzwerke regelmäßig genutzt werden und dadurch ein Ausbau der Synapsen stattfindet, die dadurch wiederum leichter und intensiver aktivierbar sind (Kap. 5.2.3).

Der Vorteil beim Einsatz der BiCo-Tools ist, dass die Praktizierenden immer mehr lernen, für sich selbst wirksam sein zu können, denn – frei nach Abraham Lincoln: „Man hilft den Menschen nicht, wenn man für sie etwas tut, was sie selbst tun könnten.“

17 Anforderungen an den Behandler

Die Grundvoraussetzung für den Einsatz von EMDR, gleichgültig ob im Coaching oder in der Therapie, ist eine profunde Ausbildung, begleitet von Supervisionen und umfassender Selbsterfahrung. Der Behandler sollte mit prozessorientierter Arbeit vertraut sein und über ein Grundlagenwissen zum Trauma verfügen. Beim Einsatz von EMDR im Kontext pathologischer Themen muss der Behandler über eine Zulassung zur Psychotherapie verfügen.

18 Ausbildung in EMDR

Wo ein Markt ist, da blühen Angebote. Hier sollten Ausbildungsinteressierte sehr genau überlegen, in wessen Hände sie sich bei ihrer Ausbildung begeben. Eine Ausbildung lege artis wird sich immer an den Kriterien des wissenschaftlichen Fachverbands **EMDRIA Deutschland e. V.** orientieren oder sogar noch darüber hinausgehen. Sie sollte somit mindestens dem zeitlichen Rahmen, der inhaltlichen Fülle und den Aspekten Selbsterfahrung, Supervision und Verbandsanerkennung entsprechen, die sich in der EMDRIA-Ausbildung widerspiegeln.

Sind diese Kriterien nicht erfüllt, setzt der Behandler nicht nur seine Patienten einem hohen Risiko aus, vielmehr schwebt über ihm das Damoklesschwert des Haftungsrisikos. Inwieweit Ausbildungsinstitute in Regress genommen werden können, die eine vielleicht günstige, aber ungenügende Ausbildung anbieten, ist ein anderes Thema.

Folgende Fragen sollte ein Ausbildungsinteressierter seinem Ausbilder in jedem Fall stellen:

- Welche Kompetenz hat der Ausbilder?
- Wann hat er seine Ausbildung in EMDR absolviert?
- Wo hat er seine Ausbildung absolviert (ggf. Nachweis der Zertifikate verlangen)?
- Wie viel Zeit lag zwischen seiner eigenen Ausbildung und seiner Dozententätigkeit? Um genügend Erfahrung sammeln zu können, sollten einige Praxisjahre dazwischenliegen.
- Hat der Ausbilder eine Zulassung zur Psychotherapie? Wenn ja, wie lange? Auch hier sollten einige psychotherapeutische Praxisjahre nachgewiesen werden können.
- Bietet die Ausbildung genügend Raum für Selbsterfahrung mit der Methode?
- Findet in der Ausbildung Supervision statt?

Sollte eine Ausbildung in EMDR im Coaching angestrebt werden, sind zusätzlich folgende Fragen interessant:

- Hat der Ausbilder selbst eine profunde Coachingausbildung absolviert?
- Verfügt er über einen professionellen, mehrjährigen Hintergrund im Business mit entsprechendem Kundenklientel?
- War er selbst in einem spezifischen Marktsegment (Wirtschaft, Sport, Pädagogik etc.) tätig, um auf einen eigenen Erfahrungsschatz zurückgreifen zu können?

Auf alle diese Fragen sollte ein Ausbildungsinteressent schlüssige und nachweisbare Antworten erhalten.

19 Hilfsmittel für die EMDR-Arbeit

19.1 EyEmotion-Glasses und InEars

Bei den **EyEmotion-Glasses** handelt es sich um ein Hilfsmittel zur visuellen bilateralen Stimulation in Gestalt einer Lichtbrille, bei der LEDs im oberen Steg der Brille eingebaut sind, die über ein externes Steuergerät in unterschiedlichen Modi betrieben werden können. Die Programme zur bilateralen Stimulation können zudem in unterschiedlichen Geschwindigkeiten (langsam, mittel und schnell) eingestellt werden. Zusätzlich verfügt das Gerät über einen Dauermodus und eine Gamma-Frequenz.

Die **InEars** sind Lichtstöpsel, die über den Gehörgang ins Ohr und damit in angrenzende Kopfbereiche leuchten. Sie verfügen über die gleichen Modi wie die EyEmotion-Glasses. Weitere Informationen sind zu finden unter https://www.eyemotion-glasses.de/.

19.2 Musik mit bilateraler Stimulation

Im Laufe der Jahre haben wir in unserem Institut 7 CDs mit bilateraler Stimulation, unterlegt von Musik, produziert. Jedes Musikstück hat einen eigenen Charakter, und wir lassen unsere Patienten die jeweiligen Musikstücke für die Arbeit selbst aussuchen.

Zu den jeweiligen Musikstücken existieren auch spezielle Meditationen, die in Verbindung mit bestimmten Körper- und Handhaltungen in tiefe innere Zustände führen können, in denen ein besonderer Zugang zu Entspannung, Kreativität, Innenschau und Regeneration möglich ist. Hörbeispiele finden Sie unter https://www.emdr-akademie.de/, Rubrik „Musik".

19.3 Naturschallwandler

Gerade in der Anwendung auditiver bilateraler Stimulation verwenden wir Naturschallwandler, die einen absolut natürlichen Klang mit einer 360-Grad-Abstrahlung ermöglichen. Der Patient sitzt zwischen 2 Satellitenboxen in einem akustischen Hologramm. Weitere Informationen finden Sie unter http://www.naturschallwandler.com/.

Wem dieses System zu kostspielig ist, der findet z. B. in dem Klangkragen von Bose (Bose SoundWear Companion) ein Lautsprecher-Set, dass für die EMDR-Arbeit in jedem Fall besser geeignet ist als reguläre Stereoboxen oder Kopfhörer.

19.4 Tac/AudioScan

Hierbei handelt es sich um ein Gerät zur taktilen bilateralen Stimulation. Mittels eines Steuergeräts lassen sich die Geschwindigkeit und die Intensität bilateraler Impulse über 2 Vibrationsakkus an den Patienten weitergeben. Dieses Gerät kann insbesondere dann eingesetzt werden, wenn keine Eigenstimulation möglich ist und die Berührung durch einen Therapeuten nicht infrage kommt. Weitere Informationen sind zu finden unter www.neurotekcorp.com.

19.5 Hilfsmittel zum Monitoring von EMDR-Sitzungen

In einzelnen Fällen kann es sinnvoll sein, im Rahmen oder am Ende der EMDR-Sitzung z. B. die Belastung anhand technischer Hilfsmittel widerzuspiegeln. Wir verwenden in unserer Praxis in der Regel Geräte, die die **Herzratenvariabilität** (HRV) wiedergeben. Die einfachste Variante kann über ein Smartphone oder Tablet betrieben werden. Ein Ohrsensor misst die Impulse, und die jeweilige HRV wird über eine Grafik am Bildschirm angezeigt.

Ein weiteres Gerät ist das **emWave 2**. Hierbei handelt es sich um ein tragbares Gerät, mit dem die Herzkohärenz gemessen und trainiert werden kann. Etwas umfangreicher ist das **emWave Pro**. Dies ist ein computergestütztes System zur Stressreduktion, mit dem verschiedene Sitzungen aufgezeichnet und für den jeweiligen Patienten abgespeichert werden können. Weitere Infos zu oben genannten Systemen finden Sie unter https://www.heartmathdeutschland.de/.

Das umfassendste System bietet das computergestützte Programm **CardioScope** in Verbindung mit einem professionellen EKG-Sensor. Dieses Gerät misst nicht nur die HRV, sondern zeigt auch physische Fitness, Schlafqualität und vieles mehr an. Weitere Informationen sind zu finden unter https://www.flammer-med.de/.

Teil 2
Anhang

20 Glossar

4-Felder-Technik Verknüpfung von Maltherapie und EMDR; gemalt wird auf einem Blatt mit 4 Feldern 1. ein aufbauendes Bild, 2. ein Angstbild, 3. ein verändertes Angstbild nach der Intervention, 4. ein Entspannungsbild.

Accelerated Information Process (APS) Prozess der beschleunigten Informationsverarbeitung – entsteht durch das Zusammenwirken von Entkonditionierung, Aufmerksamkeitsteilung und Veränderung synaptischer Potenziale mittels neuronaler Impulse durch bilaterale Stimulation

Affektbrücke Auftreten von anderen, mit dem traumatischen Material zusammenhängenden früheren, meist traumatischen Ereignissen während der Prozessarbeit

Aufmerksamkeitsteilung Prozess bei der bilateralen Stimulation; ein Teil der Aufmerksamkeit des Patienten bleibt auf das belastende Erlebnis gerichtet, der andere Teil seiner Aufmerksamkeit folgt gezielt den Fingerbewegungen des Therapeuten oder der taktilen bzw. der auditiven Stimulation

Belastung Grad der emotionalen Belastung

belastendes Material alle emotionalen, kognitiven und/ oder körperlichen Belastungen, die durch ein traumatisches Erleben hervorgerufen werden

Bewertungsblock 3. Arbeitsabschnitt innerhalb der 8 Schritte des EMDR-Protokolls, in dem die Stimmigkeit der positiven Kognition sowie der Grad der emotionalen Belastung erfasst werden

bilaterale Stimulation wechselseitige Stimulation über einen unserer Sinne: Winkbewegungen, denen der Patient mit seinen Augen folgt; wechselseitige taktile Reize an beiden Körperhälften (z. B. leichtes Tappen oder Klopfen); auditive Reize durch abwechselnde Links-rechts-Töne; z. B. auch yogische Wechselatmung

Body-Scan angeleitete Wahrnehmungsübung zum Auffinden und Bewerten vorhandener Körpersensationen

Brainlog Therapie- und Coachingmethode, entwickelt von Ulrike und Andreas Zimmermann; verbindet das Element der bilateralen Stimulation mit der Symbolarbeit und der Nutzung des emotionalen Raumgedächtnisses unter konstanter Ressourcenanbindung

Brainspotting Therapie- und Coachingmethode, entwickelt von David Grand, die unter Einsatz auditiver bilateraler Stimulation einen sog. „Reflexpunkt“ (zumeist der Augen) fokussiert und so eine Verbindung zu dem betroffenen assoziierten Netzwerk im Gehirn herstellt

Butterfly taktile bilaterale Eigenstimulation durch wechselseitiges Berühren/Klopfen der Oberarme mit den Handflächen

Conflict Imagination, Painting and Bilateral Stimulation (CIPBS) Therapie- und Coachingmethode, entwickelt von Christa Diegelmann, die – ähnlich der 4-Felder-Technik – EMDR mit Maltherapie und Aspekten des Katathymen Bilderlebens nach Hanscarl Leuner verknüpft

Cool-System Synonym für das explizite Gedächtnis

Creative Processing Eye Movement Desensitization and Reprocessing (CP-EMDR) Arbeitsvariante des EMDR, entwickelt von Andreas Zimmermann, die kreative Ausdrucksformen wie Malen, Töpfern, Musizieren mit EMDR verknüpft; beinhaltet außerdem Techniken zur Gruppenarbeit mit bilateraler Stimulation

Emergency Response Protocol (ERP) EMDR-Verfahren zur frühen Krisenintervention, bei dem die bilaterale Stimulation mit positiven Sätzen verknüpft wird, bis der Betroffene wieder in der Lage ist, etwas zu erzählen

Emotional Freedom Techniques (EFT) Methode aus dem Bereich der energetischen Verfahren; verbindet Elemente der Kinesiologie, des NLP und der Meridianlehre, wobei vorzugsweise Energiepunkte beklopft werden

Eye Motion Therapy (EMT) ein frühes Element des NLP-Baukastens; durch scheibenwischerförmige Winkbewegungen werden ressourcenvolle Inhalte verankert

Eye Movement Desensitization (EMD) EMDR-Verfahren zur frühen Krisenintervention, bei dem mithilfe der bilateralen Stimulation eine Desensibilisierung von intrusiven Sinneseindrücken erfolgt, wobei keine Prozessarbeit stattfindet

Eye Movement Desensitization and Reprocessing (EMDR) komplexes psychotherapeutisches Verfahren, das 1987–1991 von Francine Shapiro (USA) entwickelt wurde und erfolgreich in der Traumatherapie eingesetzt wird; gearbeitet wird mit bilateraler Stimulation, primär über die Augen, aber auch zunehmend unter Einbindung des gesamten Körpers (taktil, auditiv, olfaktorisch). Die Anwendung geht heute über den Bereich der Traumatherapie hinaus und umfasst einen weiten Indikationsumfang bis hin zum Coaching.

Eye Movement Integration (EMI) Therapie- und Coachingmethode, im Ursprung entwickelt von Steve und Connirae Andreas, danach verfeinert von Danie Beaulieu, bei der es unter dem Einsatz von 24 Winkbewegungen darum geht, sämtliche Augenmuster/ Repräsentationssysteme zu nutzen, um einerseits den bestmöglichen Zugang zur Thematik zu verschaffen und andererseits die Erfahrung möglichst ganzheitlich zu verarbeiten

Future Pace positive Zukunftsimagination

heilende innere Instanz Selbstheilungskräfte des Körpers und der Seele

Hot-System Synonym für das implizite Gedächtnis

Hyperarousal Übererregung

Hypoarousal emotionale Taubheit

Level of Urge (LOU) Grad des Verlangens, der anhand einer Skala von 0 bis 10 bewertet wird

Material belastende Bilder, Emotionen, Kognitionen oder Körpersensationen, die in der Regel Gegenstand der Verarbeitung sind

Mental Field Therapy (MFT) ähnlich der EFT-Methode aus dem Bereich der energetischen Verfahren; verbindet Elemente der Kinesiologie, des NLP und der Meridianlehre, wobei vorzugsweise Energiefelder beklopft werden

Neurolinguistisches Programmieren (NLP) Therapie- und Coachingmethode aus den USA, die in den 70er-Jahren von Richard Bandler und John Grinder ins Leben gerufen und von Robert Dilts maßgeblich weiterentwickelt wurde

Place of Opposite bezeichnet das Gegenteil vom Problembefinden, z. B. bei Unsicherheit – sicherer Ort, bei Stress – Ort der Entspannung, bei Kraftlosigkeit – Ort der Kraft; diese Ressource wird mit dem Patienten erarbeitet und verankert

Protokoll Behandlungsablauf einer EMDR-Therapie, aber auch Bezeichnung für die unterschiedlichen EMDR-Arbeitsweisen bei den verschiedenen spezifischen Indikationen

Pygmalion-Effekt s. Rosenthal-Effekt

Reprocessing 4. Phase innerhalb des EMDR-Protokolls, in der der Patient – begleitet von bilateraler Stimulation – in die eigentliche Prozessarbeit einsteigt

Resent Traumatic Episode Protocol (R-TEP) EMDR-Verfahren zur frühen Krisenintervention, bei dem die Traumageschichte unter Begleitung bilateraler Stimulation erzählt wird

Ressource Stärke, Mittel, Fähigkeit, Eigenschaft, Gegebenheit, d. h. jede Kraftquelle, die dem Patienten hilft, Herausforderungen zu meistern und Ziele zu erreichen

Rosenthal-Effekt bezeichnet den Verzerrungseffekt von Studienergebnissen, bei dem die Erwartungshaltung eines Versuchsleiters das Ergebnis des Versuchs beeinflusst

schlimmster Moment der Moment, der für den Patienten in der Erinnerung an den Ablauf des traumatischen Geschehens am belastendsten ist

Serie Abfolge von mehreren Sets

Set eine wechselseitige bilaterale Stimulation – links/ rechts

sicherer Ort innerer visualisierter Ort, an dem der Patient das maximale Gefühl von Sicherheit hat

Subjective Units of Disturbance subjektiver Grad der Beeinträchtigung, der anhand einer Skala von 0 bis 10 bewertet wird

Submodalität(en) entstammt im psychologischen Kontext dem NLP und meint die qualitative Untergliederung der Wahrnehmung mit unseren 5 Sinnen; Beispiele: Helligkeit, Kontrast, Größe, Form, Farbe, Temperatur, aber auch: assoziiert/dissoziiert oder körperlich lokal/ganzheitlich

Tapping taktile bilaterale Eigenstimulation durch wechselseitiges Klopfen mit den Händen auf den Oberschenkel

Trauma griech. = „Wunde“; eine seelische Verletzung, die zu einer Überforderung der Schutzmechanismen führt; in der Folge kann es zur Ausbildung einer spezifischen Traumasymptomatik bis hin zu körperlichen Beeinträchtigungen und Veränderungen des Gehirns und der DNA kommen

Trigger Auslöser

Validity of Cognition (VoC) Stimmigkeit der Kognition, die anhand einer Skala von 1 bis 7 bewertet wird

Window of Tolerance entwickelt von Dr. Dan Siegel; das Toleranzfenster beschreibt den Bereich der emotionalen Erregung, in der ein Mensch am effektivsten reagieren kann – solange sich eine Person innerhalb dieses Fensters befindet, kann sie in der Regel Reize angemessen und gut verarbeiten. In extremen Stresssituationen hingegen verlässt der Mensch diesen Toleranzbereich und es kommt zu Notfallreaktionen wie Kampf, Flucht oder Erstarrung. Psychotherapeutische Verarbeitung mit EMDR sollte innerhalb des Toleranzfensters stattfinden.

21 Weiterführende Informationen und Bezugsquellen

21.1 Internetlinks

- **DEMDRG e. V.** (Deutsche EMDR Gesellschaft), ein Verein zur Qualitätssicherung, Forschung und Unterstützung Betroffener insbesondere für Heilpraktiker und Coaches: https://demdrg.de/
- **Therapeutennetzwerk** der EMDR-Therapeuten und -Coaches, Anlaufstelle für Betroffene: https://www.emdr-akademie.de/, Rubrik „Therapeutenliste ABC“
- **Ausbildung in EMDR**, EMDR-Akademie, Andreas Zimmermann, Innauenstr. 5, 94060 Pocking: https://www.emdr-akademie.de/
- spezielle Informationen zur **Tinnitustherapie**, Low-Level-Lasertherapie von Dr. Lutz Wilden: http://www.dr-wilden.de/
- **AVEM** – Test Arbeitsbezogenes Verhaltens- und Erlebensmuster im Einsatz der Burnout-Behandlung, Hogrefe Verlag: https://www.testzentrale.de/
- **Ausbildung für Burn-out-Behandlung**: http://www.burnout-bayern.de/
- Ausbildung für mentales Training mit bilateraler Stimulation: http://www.papb.de/
- **Deutsches Institut für Provokative Therapie** – nach Frank Farrelly: https://provokativ.com/
- kostenloser, von der Universität Zürich evaluierter **Stärkentest VIA (Values in Action)**: https://www.charakterstaerken.org/
- **Lebenskarten** – Karten, die Mut zum Leben machen: https://www.lebenskarten.de/
- **Spannungsregler** – Regler zur Skalierung von Belastungen: https://www.kikt-thema.de/
- Arbeitsmaterialien für die **EMDR-Arbeit mit Kindern** des KTI – Kinder Trauma Instituts: https://www.kindertraumainstitut.de/, Rubrik „Materialien“
- Portal zum Bereich der **Gehirnforschung**: https://www.dasgehirn.info/

21.2 Bücher zur spezifischen Vertiefung

- *EMDR Grundlagen und Praxis* von Francine Shapiro: Hierbei handelt es sich um das Standardwerk zu EMDR. Wer diese Methode lernt, sollte sich mit dem Denkstil von Francine Shapiro befassen. Zudem verweist die Autorin in diesem Buch auf sehr viele Studien rund um EMDR.
- *EMDR mit Kindern und Jugendlichen* von Thomas Hensel: Aus meiner Sicht ist dies das beste Buch zur EMDR-Arbeit mit Kindern und Jugendlichen. Allerdings ersetzt es keine profunde Ausbildung in diesem Bereich.
- *Die Kunst des Lassens* von Prof. Dr. Reinhard Plassmann: In diesem ganz besonderen EMDR-Buch erklärt Plassmann auf Basis des wissenschaftlichem Ansatzes das bipolare Prinzip – hochinteressant!

- *Schmerzen behandeln mit EMDR* von Jonas Tesarz, Günter H. Seidler und Wolfgang Eich: gute Einführung in die Schmerzbehandlung mit EMDR auf Basis der klassischen EMDR-Arbeit
- *Trauma und die Folgen* und *Wege der Traumabehandlung* von Michaela Huber: Standardwerke zur Traumabehandlung – umfassend, didaktisch gut aufgebaut und aus Erfahrung geschrieben – sehr empfehlenswert!
- *Der innere Ausstieg* von Michaela Huber: das derzeit beste Buch zum transgenerativen Traumata
- *Das Innere-Kinder-Retten* von Gabriele Kahn: sehr gutes Buch für die Arbeit mit dem inneren Kind, mit vielen Praxisanregungen
- *Trauma und Krise bewältigen* von Christa Diegelmann: Einführung in die Maltherapie mit EMDR, mit vielen Praxisbeispielen
- *Ressourcenorientierte Psychoonkologie* von Christa Diegelmann und Margarete Isermann: umfassendes Buch zur Ressourcenarbeit, nicht nur in der Psychoonkologie
- *Neuropsychotherapie* von Klaus Grawe: ein Grundlagenbuch zur Verknüpfung von Psychotherapie und Gehirnforschung – das Standardwerk
- *Ressourcenarbeit mit EMDR* von Christine Rost: praxisnahes Buch zur Ressourcenarbeit mit einer Fülle von Übungen und Anregungen
- *Die neue Medizin der Emotionen* von David Servan-Schreiber: Dies ist ein Buch, dass der Therapeut sehr gut seinen Patienten empfehlen kann, um sich über EMDR zu informieren. Es ist sehr anschaulich geschrieben, und das Kapitel über EMDR ist leicht zu lesen.
- *Retten Sie Ihre Ohren!* von Dr. Lutz Wilden: interessantes und informatives Buch zum Tinnitus und zur Tinnitustherapie – lesenswert für Betroffene und Therapeuten, insbesondere die Beschreibung der Wirkung von Licht in den Mitochondrien

Literatur

[1] Alvarez-Saavedra M, De Repentigny Y, Yang D et al. Voluntary Running Triggers VGF-Mediated Oligodendrogenesis to Prolong the Lifespan of Snf2h-Null Ataxic Mice. Cell Rep 2016; 17: 862–875

[2] American Psychiatric Association (APA). Diagnostic and Statistical Manual of Mental Disorders. 5. Aufl. Arlington, VA, USA: American Psychiatric Association; 2013

[3] Blaß S. Gehirnentwicklung: Zu viel Förderung schadet dem kindlichen Gehirn. Artikel vom 17.11.2014. Im Internet: https://www.t-online.de/leben/familie/baby/id_68270756/gehirnentwicklung-zu-viel-foerderung-schadet-babys.html. Stand: 27.01.2020

[4] Childre D, Martin H. Die HerzIntelligenz(R)-Methode: Gesundheit stärken, Probleme meistern – mit der Kraft des Herzens. Kirchzarten: VAK; 2016

[5] Deutsches Institut für Medizinische Dokumentation und Information (DIMDI). ICD-10-GM, Version 2020. Systematisches Verzeichnis Internationale statistische Klassifikation der Krankheiten und verwandter Gesundheitsprobleme, 10. Revision – German Modification. F43. – Reaktionen auf schwere Belastungen und Anpassungsstörungen. Im Internet: https://www.icd-code.de/icd/code/F43.1.html. Stand: 27.01.2020

[6] Diegelmann C. Trauma und Krise bewältigen: Psychotherapie mit TRUST. 3. Aufl. Stuttgart: Klett-Cotta; 2018

[7] Diegelmann C, Isermann M, Hrsg. Ressourcenorientierte Psychoonkologie: Psyche und Körper ermutigen. 3. Aufl. Stuttgart: Kohlhammer; 2016

[8] Dilts R, Hallbom T, Smith S. Identität, Glaubenssysteme und Gesundheit: höhere Ebenen der NLP-Veränderungsarbeit. 7. Aufl. Paderborn: Junfermann; 2015

[9] Duncan B, Miller SD, Sparks JA. The heroic client: A revolutionary way to improve effectiveness through client-directed, outcome-informed therapy. San Francisco, CA: Jossey-Bass; 2004

[10] Eller-Berndl D. Herzratenvariabilität. 2. Aufl. Wien: VdÄ; 2015

[11] European Society for Traumatic Stress Studies (ESTSS). DSM5 proposed revision: Posttraumatic Stress Disorder. Im Internet: https://estss.org/learn-about-trauma/learn-about-trauma-dsm5-proposed-revision/. Stand: 27.01.2020

[12] Grawe K. Neuropsychotherapie. Göttingen: Hogrefe; 2004

[13] Hartmann T. Nimm dein Problem und geh los! Walking your blues away. Kirchzarten bei Freiburg: VAK; 2007

[14] Hensel T. EMDR mit Kindern und Jugendlichen: Ein Handbuch. Göttingen: Hogrefe; 2007

[15] Hofmann A. EMDR: Praxishandbuch zur Behandlung traumatisierter Menschen. 5. Aufl. Stuttgart: Thieme; 2014

[16] Hubble MA, Duncan BL, Miller SD. So wirkt Psychotherapie: Empirische Ergebnisse und praktische Folgerungen. Dortmund: Verlag Modernes Lernen; 2001

[17] Huber M. Trauma und die Folgen: Trauma und Traumabehandlung, Teil 1. 4. Aufl. Paderborn: Junfermann; 2003a

[18] Huber M. Wege der Traumabehandlung: Trauma und Traumabehandlung, Teil 2. 5. Aufl. Paderborn: Junfermann; 2003b

[19] Huber M. Der innere Ausstieg: Transgenerationale Gewalt überwinden. Norderstedt: BoD; 2018

[20] Jacobs S. Neurowissenschaften und Traumatherapie: Grundlagen und Behandlungskonzepte. Göttingen: Universitätsverlag Göttingen; 2009

[21] Karabatsiakis A. Wunden aus der Kindheit – Biochemischer Fingerabdruck weist auf belastende Erfahrungen hin. Mitteilung der Universität Ulm vom 12.04.2018. Im Internet: https://www.magazin-auswege.de/data/2018/04/PM_Uni-Ulm_Wunden_aus_der_Kindheit-Biochemischer_Fingerabdruck_2018–03–12.pdf. Stand: 27.01.2020

[22] Kahn G. Das Innere-Kinder-Retten: Sanfte Traumaverarbeitung bei Komplextraumatisierung. Gießen: Psychosozial-Verlag; 2010

[23] Kandel E. Auf der Suche nach dem Gedächtnis: Die Entstehung einer neuen Wissenschaft des Geistes. 3. Aufl. München: Siedler; 2006

[24] Korte M. Hirngeflüster: Wie wir lernen, unser Gedächtnis effektiv zu nutzen. München: Europa; 2019

[25] Lohninger A. Herzratenvariabilität: Das HRV-Praxis-Lehrbuch. Wien: Facultas; 2017

[26] Lourenco MV, Frozza RL, de Freitas GB et al. Exercise-linked FNDC 5/irisin rescues synaptic plasticity and memory defects in Alzheimer's models. Nature Medicine 2019; 25: 165–175

[27] Mohl M. Der Zauberlehrling – das NLP Lern- und Übungsbuch. 9. Aufl. Paderborn: Junfermann; 2010

[28] Morath J, Moreno-Villanueva M, Hamuni G. Effects of psychotherapy on DNA strand break accumulation originating from traumatic stress. Psychother Psychosom 2014; 83: 289–297

[29] Plassmann R. Die Kunst des Lassens: Psychotherapie mit EMDR für Erwachsene und Kinder. 2. Aufl. Gießen: Psychosozial-Verlag; 2010

[30] Rost C. Ressourcenarbeit mit EMDR: Vom Überleben zum Leben. Bewährte Techniken im Überblick. 2. Aufl. Paderborn: Junfermann; 2014

[31] Schubbe O. Traumatherapie mit EMDR: Ein Handbuch für die Ausbildung. 5. Aufl. Göttingen: Vandenhoeck & Ruprecht; 2016

[32] Servan-Schreiber D. Die neue Medizin der Emotionen: Stress, Angst, Depression – Gesund werden ohne Medikamente. 4. Aufl. München: Goldmann; 2006

[33] Shalev A, Ankri Y, Israeli-Shalev Y et al. Prevention of posttraumatic stress disorder by early treatment. Arch Gen Psychiatry 2012; 69: 166–176

[34] Shapiro F. EMDR – Grundlagen und Praxis. 3. Aufl. Paderborn: Junfermann; 2012

[35] Spengler FB, Scheele D, Kaiser S et al. A protective mechanism against illusory perceptions is amygdala-dependent. J Neurosci 2019; 39: 3301–3308

[36] Tesarz J, Seidler GH, Eich W. Schmerzen behandeln mit EMDR: Das Praxishandbuch. 3. Aufl. Stuttgart: Klett-Cotta; 2018

[37] Wilden L. Retten Sie Ihre Ohren! Selbsthilfe bei Tinnitus, Hyperakusis, Dysakusis, Druck im Ohr, Hörsturz, Schwerhörigkeit, Schwindel und Morbus Menière und einige kritische Bemerkungen zur Tinnitus-Retraining-Therapie (TRT). Bad Füssing: Eigenverlag; 2006

Sachverzeichnis